老年护理康复技术

著　王颖

吉林科学技术出版社

图书在版编目（CIP）数据

老年护理康复技术 / 王颖著. -- 长春 : 吉林科学
技术出版社, 2022.8
ISBN 978-7-5578-9556-3

Ⅰ. ①老… Ⅱ. ①王… Ⅲ. ①老年病学 – 康复医学 –
护理学 Ⅳ. ①R473.59

中国版本图书馆CIP数据核字(2022)第135877号

老年护理康复技术

著	王　颖
出 版 人	宛　霞
责任编辑	孟　盟
封面设计	潍坊高新区行人广告设计中心
制　版	山东道克图文快印有限公司
幅面尺寸	185mm×260mm
字　数	600 千字
印　张	14.5
印　数	1-1500 册
版　次	2022年8月第1版
印　次	2023年3月第1次印刷

出　版	吉林科学技术出版社
发　行	吉林科学技术出版社
地　址	长春市福祉大路5788号
邮　编	130118
发行部电话/传真	0431-81629529 81629530 81629531
	81629532 81629533 81629534
储运部电话	0431-86059116
编辑部电话	0431-81629518
印　刷	三河市嵩川印刷有限公司

书　号	ISBN 978-7-5578-9556-3
定　价	128.00元

编 委 会

主　编　王　颖

副主编　张　敏

目 录

第一章　绪论

进入21世纪，人口老龄化已成为全球面临的重要公共卫生问题和重大社会问题。老年人的医疗保健问题日益受到世界各国的重视，研究老年人的健康问题，满足老年人的健康需求，提供优质的老年患者护理，提高老年人的生活质量，维护和促进老年人的身心健康，实现健康老龄化的战略目标，已成为护理领域的重要课题。

第一节　老年人与人口老龄化

每个人都会经历童年、青年、中年和老年，在不同的年龄阶段，人体会发生一系列的生理和心理改变。人体从出生到成熟期后，随着年龄的增长，在形态和功能上发生进行性、衰退性变化，称为老化。

一、人的寿命和老年人的年龄划分

（一）人的寿命

衡量人类寿命主要有两种指标：一是平均寿命或预期寿命，它代表一个国家或地区人口的平均存活年龄；二是最大或最高寿命，也就是在没有外因干扰的条件下，从遗传学角度来看人类可能存活的最大年龄。

1. 平均期望寿命（average life expectancy）。简称平均寿命，是指通过回顾性死因统计和其他统计学方法，计算出一定年龄组的人群能生存的平均年数。

一般常用出生时的平均预期寿命，作为衡量人口老化程度的重要指标。平均寿命是以死亡作为终点。

2004年，我国居民平均期望寿命达到72岁，比世界平均水平约高5岁。这不但反映了我国人民生活水平和生活质量的提高，也反映了我国疾病预防、控制、治疗水平的提高。

2. 最高寿命（maximum life span of human）。现代科学家们用各种方法来推测人的最高寿命，例如按性成熟期（14～15岁）的8～10倍，生长期（20～25年）的5～7倍，细胞分裂次数（40～60次）的2.4倍等方法推算，人的最高寿命应该是110～175岁。由于受到疾病和生存环境的影响，目前人类寿命与最高寿命的差距仍然较大，但随着科学的发展，人类的平均寿命将逐渐接近或达到最高寿命。

3. 健康期望寿命（active life expectancy）。其是指去除残疾和残障后所得到的人类生存曲线，即个人在良好状态下的平均生存年数，也就是老年人能够维持良好的日常生活活动功能的年限。健康期望寿命的终点是日常生活自理能力的丧失，即进入寿终前的依赖期。因此，平均期望寿命是健康期望寿命和寿终前依赖期的总和。

测定健康期望寿命的方法与日常生活能力量表（activity of daily living scale，ADL）的指标结合起来，广泛用来计算和评定各年龄组的健康期望寿命。健康期望寿命约占平均期望寿命的80%～90%。2000年，我国人均健康寿命仅62.3岁，位居世界第81位，而日本位居世界第一，高达74.5岁。

（二）老年人的年龄划分

人体衰老是一个渐进的过程。影响衰老的因素很多，而且人体各器官的衰老进度不一，个体差异很大。因此，"老年"只能是个概括的含义，很难准确界定个体进入老年的时间。为科学研究和医疗护理工作的方便，常以大多数人的变化时期为标准。

世界卫生组织（WHO）对老年人年龄的划分有两个标准：在发达国家65岁以上的人群定义为老年人，而在发展中国家（特别是亚太地区）则将60岁以上的人群定义为老年人。

老年期是生命周期中的最后一个阶段，事实上老年期还可以再划分为不同阶段。世界卫生组织根据现代人生理、心理结构上的变化，将人的年龄界限又做了新的划分：44岁以下为青年人；45～59岁为中年人；60～74岁为年轻老人（the young old）；75～89岁为老老年人（the old old）；90岁以上为非常老的老年人（the very old）或长寿老年人（the longevous）。

我国民间常以"年过半百"为进入老年，并习惯以六十花甲、七十古稀、八十为耋、九十为耄代表老年不同的时期，中华医学会老年医学学会于1982年建议：我国以60岁以上为老年人，老年分期按45～59岁为老年前期（中老年人），60～89岁为老年期（老年人），90岁以上为长寿期（长寿老人）。

二、人口老龄化

（一）人口老龄化

人口老龄化（aging of population）简称人口老化，是人口年龄结构的老龄化。它是指老年人口占总人口的比例不断上升的一种动态过程。出生率和死亡率的下降、平均预期寿命的延长是世界人口趋向老龄化的直接原因。

（二）老龄化社会

世界卫生组织对老龄化社会的划分有两个标准（表1-1）。

表1-1　老龄化社会的划分标准

	发达国家	发展中国家
老年人年龄界限	65岁	60岁
青年型（老年人口系数）	<4%	<8%
成年型（老年人口系数）	4%~7%	8%~10%
老年型（老年人口系数）	>7%	>10%

1. 发达国家的标准。65岁以上人口占总人口比例的7%以上，定义为老龄化社会（老龄化国家或地区）。

2. 发展中国家的标准。60岁以上人口占总人口的10%以上，定义为老龄化社会（老龄化国家或地区）。

（三）人口老龄化的现状与趋势

人口老龄化是世界人口发展的普遍趋势，是科学与经济不断进步的标志。

1. 世界人口老龄化的趋势与特点

（1）人口老龄化的速度加快：1950年全世界大约有2.0亿老年人，1990年则为4.8亿，2002年已达6.29亿，占全世界人口总数的10%。预计到2050年，老年人数量将猛增到19.64亿，占世界总人口的21%，平均每年增长9000万。

（2）老年人口重心从发达国家向发展中国家转移：1950~2050年的100年间，发达国家的老年人口将增加3.8倍，发展中国家的老年人口将增加14.7倍，因而世界老年人口日趋集中在发展中国家。1950年到1975年，老年人口比较均匀地分布在发展中国家和发达国家，2000年发展中国家的老年人口数约占全球老年人总数的60%。预计2050年，世界老年人口约有82%的老年人，即16.1亿人将生活在发展中国家，3.6亿老年人将生活在发达国家。

（3）人口平均预期寿命不断延长：近半个世纪以来，世界各国的平均寿命都有不同程度的增加。19世纪许多国家的平均寿命只有40岁左右，20世纪末则达到60至70岁，且一些国家已经超过80岁。2002年世界平均寿命为66.7岁，日本平均寿命接近82岁，至今保持着世界第一长寿国的地位。

（4）高龄老年人（80岁以上老年人）增长速度快：高龄老年人是老年人口中增长最快的群体。1950~2050年，80岁以上人口以平均每年38%的速度增长，大大超过60岁以上人口的平均增长速度（2.6%）。2000年，全球高龄老年人达0.69亿，大约占老年总人口的1/3。预计至2050年，高岭老年人约3.8亿，占老年人总数的1/5。

（5）老年妇女是老年人口中的多数：多数国家老年人口中女性超过男性。一般而言，老年男性死亡率高于女性。性别间的死亡差异使女性老年人成为老年人中的绝大多数。比如美国女性老年人的平均预期寿命比男性老年人高6.9岁，日本为5.9岁，法国为

8.4岁，中国为3.8岁。

2. 我国人口老龄化的趋势与特点。全国老龄工作委员会办公室2006年2月23日发布的《中国人口老龄化发展趋势预测研究报告》指出，中国1999年进入了老龄社会，目前是世界上老年人口最多的国家，占全球老年人口总量的1/5。与其他国家相比，中国的人口老龄化具有以下主要特征：

（1）老年人口规模巨大：2004年年底，中国60岁及以上老年人为1.43亿，占总人口的1%；2014年将达到2亿，2026年将达到3亿，2037年超过4亿，2051年达到最大值，之后一直维持在3亿～4亿的规模。根据联合国预测，21世纪上半叶，中国一直是世界上老年人口最多的国家，占世界老年人口总量的1/5。21世纪下半叶，中国还是仅次于印度的第二老年人口大国。

（2）老龄化发展迅速：65岁以上老年人占总人口的比例从7%提升到14%，发达国家大多用了45年以上的时间，而中国只用27年就可以完成这个历程，并且将长时期保持很高的递增速度，属于老龄化速度最快国家之列。

（3）地区发展不平衡：中国各地区经济文化发展不平衡，导致人口老龄化的程度有较大的差异，东部沿海经济发达地区明显快于西部经济欠发达地区。上海在1979年最早进入人口老年型行列，和最迟2012年进入人口老年型行列的宁夏比较，时间跨度长达33年。

（4）城乡倒置显著：我国农村老年人口为8557万人，占老年人口总数的65.82%，农村的老龄化水平高于城镇1.24个百分点，这种城乡倒置的状况将直持续到2040年。到21世纪后半叶，城镇的老龄化水平才将超过农村，并逐渐拉开差距。这是中国人口老龄化不同于发达国家的重要特征之一。

（5）女性老年人口数量多于男性：目前，老年人口中女性比男性多出464万人，2049年将达到峰值，多出2645万人。21世纪下半叶，多出的女性老年人口基本稳定在1700万～1900万人。多出的女性老年人口中50%～70%都是高龄老年人。

（6）老龄化超前于现代化：发达国家是在基本实现现代化的条件下进入老龄社会的，属于先富后老或富老同步，而中国则是在尚未实现现代化，经济尚不发达的情况下提前进入老龄社会的，属于未富先老。发达国家进入老龄社会时人均国内生产总值一般都在5000～10000美元以上，而中国目前人均国内生产总值才刚刚超过1000美元，仍属于中等偏低收入国家行列，应对人口老龄化的经济实力还比较薄弱。

《中国人口老龄化发展趋势预测研究报告》还认为，从2001年至2100年，中国的人口老龄化可以分为三个阶段：从2001年到2020年是快速老龄化阶段，到2020年，老年人口将达到2.48亿；从2021年到2050年是加速老龄化阶段，到2050年，老年人口总量将超过4亿；从2051年到2100年是稳定的重度老龄化阶段，老年人口规模将稳定在3亿～4亿。由此，可概括结论为：人口老龄化将伴随21世纪始终；2030年到2050年是中国人口老龄化最严峻的时期；重度人口老化和高龄化将日益突出；中国将面临人口老龄化和人口总量过多的双重压力。

（四）人口老龄化的影响

社会人口老龄化所带来的问题，不仅是老年人自身的问题，它还牵涉到政治、经济、文化和社会发展诸多方面，带来一系列的问题。

1. 社会负担加重。老年人口负担系数（60岁以上人口／15～59岁人口的比例）1999年为1∶8.2，2000年为1∶6，据联合国统计预测，2030年为1∶2.2，即2个劳动人口就要供养1个老年人。另外，国家支付退休金也逐年增加。

2. 社会文化福利事业的发展与人口老龄化不适应。国家在经济不发达的基础上，社会福利及社会保障体系尚不完善，远远不能满足老龄化社会中老年人日益增长的需求。

3. 家庭养老功能减弱。随着人口老龄化、高龄化、家庭少子化，传统的家庭养老功能日趋削弱，养老负担越来越多地依赖于社会，能否解决好老年人口问题关系到整个社会的发展与稳定。

4. 老年人对医疗保健、生活服务的需求突出。老年人发病率高、生活不能自理的比重高，老年病又多为肿瘤、心脑血管病、糖尿病、老年精神障碍等慢性病，花费大，消耗卫生资源多。对国家社会和家庭构成极大的负担，医疗保健护理系统首当其冲地迎接了挑战。

预计不久的将来，医务人员约有一半的时间用于老年人的医疗、护理、康复及照顾上。为了适应人口老龄化的发展，目前，许多国家和地区都在积极探索和制定相应的对策，全社会都在为老年事业积极地努力。

三、人口老龄化的对策

人口老龄化是世界人口发展所面临的共同问题，尽管我国还处在老龄化的初期，但是解决老龄化问题必须具有战略性和超前性。在充分借鉴国外经验的基础上，从我国的实际出发，探索出具有我国特色的解决人口老龄化问题的途径。

（一）推动经济快速发展

从现在起到2020年左右，是我国劳动年龄人口比重较大，总供养系数不高，国家负担较轻的"人口红利"黄金时期。因此，要充分利用这个经济发展的"黄金时期"，发挥我国劳动力资源极为丰富的优势，加快经济发展的步伐，为迎接老龄化高峰的到来奠定坚实的物质基础。

（二）完善养老福利政策和社会保障制度

到2005年我国公共养老保障体系的覆盖面只占人口总数的15%，低于世界劳工组织确定的20%的国际最低标准。作为世界上人口最多的发展中国家，让更多的人"老有所养"是中国养老保障制度改革的目标。国家要尽快完善有关政策，各级政府要出台优惠政策，广泛动员社会各方面的力量，多渠道筹措资金，发展养老福利事业，大力举办养老福利服务机构，不断健全社会养老机制，加快社会养老服务的法制化进程，建立适合我国国情及经济发展水平的社会保障制度，从而提高老年人的经济保障能力，使老年人能够共享社会发展成果。

（三）健全老年人医疗保健防护体系

医疗保健是老年人众多需求中最为突出和重要的需求，但目前老年人"看病难，住院难"的问题十分突出。因此，应加快深化医疗卫生改革，加强人口老化的医疗保健与护理服务，构建医疗保健防护体系，健全社区卫生服务体系和组织，为老年人提供方便、快捷的综合性社区卫生服务，同时建立和发展多种形式的医疗保障制度，以缓解老年人患病后对家庭和个人造成的经济压力，妥善解决看病就医的费用问题。

（四）创建健康老龄化和积极老龄化

健康老龄化是世界卫生组织提出并在全世界积极推行的老年人健康生活目标。它是指老年人在晚年能够保持躯体、心理和社会生活的完好状态，将疾病或生活不能自理推迟到生命的最后阶段。联合国提出，将健康老龄化作为全球解决老龄化问题的奋斗目标。积极老龄化是在健康老龄化基础上提出的新观念，它强调老年群体和老年人不仅在机体、社会、心理方面保持良好的状态，而且要积极地面对晚年生活，作为家庭和社会的重要资源，继续为社会做出有益的贡献。各级政府和全社会各行各业要根据老年人的需要、愿望和能力，充分发挥他们的余热，使他们活得有价值、有意义。

老年人不只是被关怀照顾的对象，也是社会发展的参与者和创造者；健康老龄化也不只是我们的终极目标，让老龄化迅速迸发出积极的政治、经济和文化的影响力，进一步增强社会可持续发展的能力，使老年人成为社会发展的建设性力量，才是解决老龄化问题的重要途径。

第二节　衰老与老年病

一、衰老及衰老机制

衰老(senility)是一种自然规律，因此，我们不可能违背这个规律。但是，当人们采用良好的生活习惯和保健措施，就可以有效地延缓衰老，提高生活质量。

中医理论认为，人体的生长、发育、衰老与脏腑功能和经络气血的盛衰关系密切。当机体气血不足，经络之气运行不畅，脏腑功能减退，阴阳失去平衡，均会导致和加快衰老，其表现为精神不振、健忘、形寒肢冷、纳差少眠、腰膝无力、发脱齿摇、气短乏力等。

（一）衰老学说

自19世纪末应用实验方法研究衰老以来，先后提出的学说不下20余种，有些学说已被否定，近年来的学说可归纳为以下几类。

1. 中医的精气亏耗学说。我国中医认为精气虚衰导致机体衰老。《素问·金匮真言论》有记载："夫精者，身之本也。"《灵枢·本神》篇记载："故生之来谓之精"《灵枢·平人绝古》篇记载："故神者，水谷之精气也。"朱丹溪在《格致余论》中列举了老人各种衰老征象，认为原因在于精血俱耗。宋陈直认为老人气血渐衰，真阳气少，精血耗竭，神气浮弱。

古代医家认为身体本身活力称为精，精气是人体维持其器官功能正常运行的动力所在。精气分先天之精与后天之精，前者禀受于父母，形成人生命的原始动力，后者来源于饮食水谷。先天精气与生俱来，继承于父母，不能得到继续补充，是有限的；而后天精气是源于饮食和一些其他活动，可以不断得到补充。按此推理衰老的本质原因是因为先天之精匮乏。

中医的精气亏耗学说所提到的一些宏观运行机制对现代医学的抗衰老理论的研究有一定启发和积极的帮助作用，但是较为抽象且缺乏细胞分子水平的根据。

2. 自由基学说。自由基是在新陈代谢过程中由细胞线粒体释放出的分子，能够破坏和氧化器官组织细胞，降低免疫力，还能够使蛋白质、核酸等大分子交联，影响其正常功能。衰老的自由基学说是 Denham Harman在1956年提出的，它是在现代分子生物学基础上提出这个重要的衰老机制，认为衰老过程中的退行性变化是由于细胞正常代谢过程中产生的自由基的有害作用造成的。生物体的衰老过程是机体的组织细胞不断产生的自由基积累结果，自由基可以引起DNA损伤从而导致突变，诱发肿瘤形成。

支持该学说的证据主要来自一些体内实验和体外实验。体内实验包括种间比较、饮食限制、与年龄相关的氧化压力现象测定、给予动物抗氧化饮食和药物处理；体外实验主要包括对体外二倍体成纤维细胞氧压力与代谢作用的观察、氧压力与倍增能力及抗氧化剂对细胞寿命的影响等。该学说的观点可以对一些实验现象加以解释，如自由基抑制剂及抗氧化剂可以延长细胞和动物的寿命。体内自由基防御能力随年龄的增长而减弱。脊椎动物寿命长的，体内的氧自由基产率低。但是，自由基学说尚未提出自由基氧化反应及其产物是引发衰老直接原因的实验依据，也没有说明什么因子导致老年人自由基清除能力下降，为什么转化细胞可以不衰老，生殖细胞何以能世代相传维持种系存在这些问题；而且，自由基是新陈代谢的次级产物，不大可能是衰老的原发性原因。

3. 微量元素学说。该学说认为衰老与体内微量元素含量异常或代谢失常、非必需微量元素或有害微量元素过量有关。各种微量元素是通过消化道及呼吸道进入体内，而机体对每一种微量元素都具备有效的平衡机制，因此健康人体内微量元素在组织内含量保持恒定。随着年龄的增长，这种平衡机制减弱，有害微量元素增多，导致衰老的发生。

4. 交联学说。该学说由 Bjorksten 于1963年提出的，认为人体组织中存在着大量的发生交联反应的成分，容易发生交联反应，机体中蛋白质、核酸等大分子可以通过共价交叉结合，形成巨大分子。这些巨大分子难以酶解，堆积在细胞内，干扰细胞的正常功能。这种交联反应可发生于细胞核DNA上，也可以发生在细胞外的蛋白胶原纤维中。目前有一些证据支持交联学说。皮肤胶原的可提取性以及胶原酶对其消化作用随增龄降低，而其热稳定性和抗张强度则随年龄的增高而增强了；大鼠尾腱上的条纹数目及所具备的热收缩力随年龄的增高而增加，溶解度却随年龄增高而降低。这些结果表明，在年老时胶原的多肽链发生了交联，并日益增多。该学说与自由基学说有类似之处，也不能说明衰老发生的根本机制。

5. 其他学说。有关衰老的机制还有很多，如DNA修复缺陷说、错误灾难说、免疫机能退化说、程序衰老说等，他们通过不同的实验数据进行分析，使人们对衰老的认识更加深刻，但衰老是个复杂的过程，可能不是靠单一的学说可以全面解释的。

二、衰老与老年病

由于老年人各种细胞、器官、组织的结构与功能随着年龄的增长逐年老化，因而适应力减退，抵抗力下降，发病率增加，我国老年人易患的疾病依次为肿瘤、高血压与冠心病、慢性支气管炎与肺炎、胆囊病、前列腺肥大、股骨骨折与糖尿病等，而病死率依次为肺炎、脑出血、肺癌、胃癌、心肌梗死等。

老年人无论在机体的组织形态、病理改变、生理功能，还是疾病诊断、治疗和预防等方面，都有其特殊性。老年病的范围大致分为以下几类。

1. 老年人特有的疾病。指人体在老化的过程中，由于机体形态和功能逐渐衰退而发生的疾病，如前列腺增生等。

2. 常见于老年期的疾病。这类疾病不是老年人特有的，其他年龄段的人也可以发生，只是随着年龄的增长，该类疾病的发病率及死亡率明显增高，如高血压、动脉粥样硬化等。

3. 任何年龄都可发生的疾病。没有明显的年龄差异，如哮喘、感冒等，不同的是，同样一种病发生在老年人和青壮年身上，其临床表现又不一样，青壮年一般恢复快，而老年人因体质衰弱，疾病恢复缓慢。

第三节　老年病特点与健康评估

一、老年病特点

随着年龄的增长，老年人各系统器官的组织结构及生理功能呈进行性和不可逆的退化，因此，老年人疾病的发生、发展及预后与青壮年有很大的差异，老年人同青壮年人患同一种疾病，虽然疾病的本质相同，但老年病由于发生在衰老的机体，因此在疾病诊断和治疗等方面必须区别对待。

（一）临床特点

1. 一人多病。多种疾病同时存在于一个老年患者的情况非常常见，包括多个系统疾病并存、同一系统多种病变及同一脏器多种病变。当老年人多种疾病同时存在时，大多无典型症状，常共同表现为食欲减退、呃逆、恶心和体重减轻等，对疾病的正确诊断更加困难。由于个人患多种疾病，他们之间相互影响，可使病情加重、复杂，症状又可相互掩盖。多种疾病并存时，常有以下几种情况。

（1）一种疾病可以掩盖甚至改变另种疾病的临床表现，这种情况较常见，如慢性阻塞性肺疾病合并周围动脉血管疾病时，由于活动时呼吸困难加重，迫使老年人尽量减少活动，这样就掩盖了间歇性跛行等一些周围动脉血管疾病的症状。

（2）由于有些疾病的临床表现相似，多种疾病同时存在时，鉴别诊断很困难，如冠心病症状与消化性溃疡症状类似。

（3）各系统及器官联系紧密，一系统发生疾病，另一个或两个系统随之发生异常。

2. 起病缓慢，临床表现不典型。老年病多为慢性病，起病隐匿，病程长，可在相当长时间内无症状，无法确定其发病时间长短，即使有症状也由于不明显而被忽略。比如老年人糖尿病多属2型，多无明显的"三多一少"症状，由于老年人肾糖耐量值常增高，尿糖检查也呈阴性。

3. 疗效差、病程长、恢复慢。老年病多呈慢性、进行性，一旦患病，很难彻底治愈，往往需要终身治疗，如糖尿病、高血压、慢性支气管炎等。由于老年人体质较弱，机体调节功能明显减退，即使是患上如感冒、肺炎等急性病，恢复期比年轻人也要长。

（二）治疗学特点

1. 依从性差。依从性是指患者对医嘱执行的程度。一般用依从指数来判断，依从指数＝已服用片数／处方所开的片数×100%，＞90%为依从性好，70%～90%为依从性中，＜70%为依从性差。由于老年人记忆力减退，行动不便，缺乏护理人员，再加上药物不良反应等原因，导致大部分老年人不能按医嘱服药，这给治疗带来一定的困难。

所以，应尽量简化疗程、减少用药种类，以提高患者依从性。

2. 容易出现药物不良反应。老年人肝、肾功能减退，肝脏对药物的排泄减退。因此，药物的半衰期延长。比如老年人服用地高辛特别容易中毒，这就要求老年人服用此类药物时要相应减量，否则容易出现药物蓄积中毒。老年人胃肠功能减退，口服药物容易引起胃肠反应，如口服抗生素很容易引起食欲不振、恶心等不良反应。另外，老年人由于患多种疾病，服药种类较多，药物之间的相互作用，也容易增加药物不良反应的发生率。

3. 对治疗反应差。随着年龄增长，老年人机体内环境变化使药物在机体内吸收、分布、代谢、排泄等方面发生变化。同样的药物，老年人较青壮年耐受性差。

二、老年病诊断与健康评估

（一）老年病诊断

由于老年人的疾病在许多方面有别于青年人，因此，在诊断过程中要充分考虑老年人患病的特点，对病史和体格检查及检验结果做出正确的判断。

1. 病史采集。为了合理评估老年患者机体状况，除需要一般病史采集内容外，还应补充能够反映老年患者全身状况的有关内容，包括营养状况、精神状态、日常生活功能、社交状况。由于老年人起病急、隐匿，临床表现不典型、病程长、感觉减退甚至消失、失语等妨碍病史的叙述等原因，使老年人病史的采集比较困难，需要医护人员的耐心和技巧。

2. 体格检查。老年人基础体温和最高体温都较年轻人低，若午后体温比清晨高1℃以上，应视为发热。老年人常见高血压和直立性低血压，检查时不仅测定卧位血压，还应测定直立位血压。比如直立时收缩压降低≥3.99kPa（30mmHg）和舒张压降低≥2.00kPa（15mmHg）称为直立性低血压。老年人肱动脉硬化，有时水银柱式血压计难以获得准确的血压值，因为血压计气囊难以阻断血流，此时测得的血压较真实值高，即"假性高血压"。这种情况可用Osler试验加以鉴别：将袖套充气，使压力超过患者收缩压2.66kPa（20mmHg）以上，如此时仍能明显摸到桡动脉搏动，即Osler试验阳性，提示"假性高血压"。老年人常有听力视力减退，检查听力视力为常规检查项目。颈部检查包括活动范围、颈静脉充盈程度及血管杂音、甲状腺等。40～60岁女性应每年进行一次乳腺癌检查。老年人舒张期心脏杂音总是异常的，这主要是老年人主动脉瓣硬化所致，多无血流动力学意义。消瘦的老年人腹壁变薄松弛，部分腹膜炎患者无腹壁紧张，而肠梗阻时很快出现腹部膨胀。老年女性定期做妇科检查，注意有无子宫脱垂等病变。四肢检查应包括关节及其活动范围、浮肿及动脉搏动情况等。

3. 诊断标准。由于老年人机体各组织器官的老化，导致老年人某些诊断标准不同于年轻人。比如青年人的少尿标准是小于400～500ml／d，而老年男性标准为小于926ml／d、女性标准为小于708ml／d。这是因为老年人肾脏排泄功能降低，需要更多的尿量才能排除一定的废物。

（二）老年人健康评估

中华医学会老年医学学会在1982年提出健康老年人的选择标准，指主要脏器应无器质性病理改变，检查时要注意：躯干无明显畸形，无明显驼背等不良体型；神经系统基本正常，无偏瘫、老年性痴呆及其他神经系统疾病；心脏基本正常，无高血压、冠心病（无明显心绞痛、冠状动脉供血不足、陈旧性心肌梗死）及其他器质性心脏病；无明显肺功能不全及慢性肺部疾病；无肝硬化、心脏病及恶性肿瘤等。对老年人健康评估主要包括躯体健康、心理健康、社会健康等。

1. 躯体健康。躯体的健康可从健康的自我评价、临床症状、慢性病的患病状况、体力活动是否受限、卧床情况以及医疗服务的利用等方面来考虑。通常根据形体、功能、疾病综合评定：

（1）形体健康：具有标准的体格指数，躯体无显著驼背或其他异常畸形，五官端正。

（2）功能正常：有一定体力，肢体灵活，步态稳健，声音洪亮，具有一定的视听能力；心、脑、肺、肝、肾等功能正常。

（3）没有疾病：经常规的物理检查、实验室检查、仪器测定等未发现病理性改变，没有被确诊的严重器质性疾病。

2. 心理健康。符合心理健康的10条标准：

（1）有充分的安全感。

（2）对自己的能力有恰如其分的评价。

（3）生活目标切合实际，能现实地对待和处理周围所发生的问题。

（4）能与周围环境保持良好的接触，并能经常保持兴趣。

（5）能保持自己人格的完整与和谐。

（6）具有从经验中学习的能力。

（7）情绪豁达与控制适度。

（8）能保持良好的和适度的个性发挥。

（9）能在身体允许范围内做出适度的个性发挥。

（10）能在社会规范之内对个人基本需求做出恰如其分的满足。

3. 社会健康。社会健康是指个体人际关系的数量和质量及参与社会的程度，包括有一定的社会适应能力；能应付一定的紧张压力；有一定的社会结交能力；能与周围环境保持良好的接触，并能保持一定的兴趣；有和谐的人际关系；生活目标切合实际，能现实地处理周围发生的问题；能在社会规范之内对个人基本需求做出恰如其分的满足。

4. 经济状况。老年人的经济状况对其物质生活和精神生活有着密切而广泛的影响，绝对贫困和相对贫困都可影响其健康水平。老年人健康的新概念还包括子女赡养、敬老、爱老等社会美德。

第四节　老年护理学概述

老年护理学源于老年学，是一门跨学科、多领域，同时具有其独特性的综合性学科，与老年学老年医学关系密切。

一、老年护理学及其相关概念

（一）老年学

老年学是一门研究老年及相关问题的学科，是包括自然科学和社会科学的新兴综合性交叉学科，是老年生物学、老年医学、老年社会学、老年心理学、老年护理学的总称。

（二）老年医学

老年医学是研究人类衰老的机制、人体老年性变化、老年人卫生保健和老年病防治的科学，是医学中的一个分支，也是老年学的主要组成部分。它包括老年基础医学、老年临床医学、老年康复医学、老年流行病学、老年预防保健医学、老年社会医学等内容。

（三）老年护理学

老年护理学是研究、诊断和处理老年人对自身现存的和潜在的健康问题的反应的学科。它是护理学的一个分支，与社会科学、自然科学相互渗透。

老年护理学起源于现有的护理理论和社会学、生物学、心理学、健康政策等学科理论。美国护士协会（American Nurses Association，ANA）1987年提出用"老年护理学（gerontological nursing）"概念代替"老年病护理（geriatric nursing）"概念，因为老年护理学涉及的护理范畴更广泛。其包括评估老年人的健康和功能状态，制订护理计划，提供有效护理和其他卫生保健服务，并评价照顾效果。老年护理学强调恢复、保持和促进健康，预防和控制由急、慢性疾病引起的残疾，发挥老年人的日常生活能力，实现老年肌体的最佳功能，保持人生的尊严和舒适生活直至死亡。

老年护理学研究的重点在于从老年人生理、心理、社会文化以及发展的角度出发，研究自然、社会、文化教育和生理、心理因素对老年人健康的影响，探讨用护理手段或措施解决老年人的健康问题。

二、老年护理的目标与原则

每个人进入老年期象征一种成就，但随着年龄的增加，他们的心身功能会逐渐走向衰亡。尽管老年人面临多种老年期变化和慢性疾病的折磨，但老年护理的最终目标是提高他们的生活质量，保持最佳功能。

（一）老年护理的目标

1. 增强自我照顾能力。面对老年人的虚弱和需求，医护人员常常寻求其他社会资源的协助，而很少考虑老年人自身的资源，老年人在许多时候都以被动的形式生活在依赖、无价值、丧失权利的感受中，自我照顾意识淡化，久而久之将会丧失生活自理能力。因此，要善于运用老年人自身资源，以健康教育为干预手段，采取不同的措施，尽量维持老年人的自我照顾能力，巩固和强化其自我护理能力，避免过分依赖他人护理，从而增强老年人生活的信心，保持老年人的自尊。

2. 延缓恶化及衰退。广泛开展健康教育，提高老年人的自我保护意识，改变不良的生活方式和行为，增进健康。通过三级预防策略，对老年人进行管理。避免和减少健康危险因素的危害，做到早发现、早诊断、早治疗、积极康复，对疾病进行干预，防止病情恶化，预防并发症的发生，防止伤残。

3. 提高生活质量。护理的目标不仅是疾病的转归和寿命的延长，而应促进老年人在生理、心理和社会适应方面的完美状态，提高生活质量，体现生命的意义和价值。老年人要在健康基础上长寿，做到年高不老，寿高不衰，更好地为社会服务，而不是单纯满足人们长寿的愿望，让老年人抱病余生。

4. 做好临终关怀。对待临终老年人，护理工作者应从生理、心理和社会全方位为他们服务。对其进行综合评估分析，识别、预测并满足其需求，以确保老年人能够无痛、舒适地度过生命的最后时光。不再做延长死亡的"抢救"，让老年人走得平静，生命终末阶段有陪伴照料。给家属以安慰，并让他们感受到医务人员对患者的关心和帮助。

（二）老年护理的原则

老年护理工作有其特殊的规律和专业的要求，为了实现护理目标，在护理实践中还应遵循相关的护理原则。现代护理学基本理论揭示了实现护理活动目标的合理途径和形式，为护理实践活动提供总的方向和方法论指导。系统理论、需要理论、自护理论等对护理工作无不具有积极的指导意见。这些理论可作为制定老年护理原则的依据。

1. 满足需求。人的需要满足程度与健康成正比。因此，首先应基于满足老年人的多种需求。护理人员应当增强对老化过程的认识，将正常和病态老化过程及老年人独特的心理社会特性与一般的护理知识相结合，及时发现老年人现存的和潜在的健康问题和各种需求，使护理活动能提供满足老年人的各种需求和照顾的内容，真正有助于其健康发展。

2. 社会护理。老年护理对象不仅是老年患者，还包括健康的老年人、老年人的家庭成员。因此老年护理必须兼顾到医院、家庭和人群，护理工作不仅是在病房，而且应包括社区和全社会，从某种意义上讲，家庭和社会护理更有其重要性，因为不但本人受益，还可在很大程度上减轻家庭和社会的负担。

3. 整体护理。由于老年人在心理、生理、社会适应能力等方面与其他人群有不同之处，尤其是老年患者往往有多种疾病共存，疾病之间彼此交错和影响。因此，护理人员必须树立整体护理的理念，研究多种因素对老年人健康的影响，提供多层次、全方位的护理。一方面要求护理人员对患者全面负责，在护理工作中注重患者身心健康的统一，解决患者的整体健康问题；另一方面要求护理业务、护理管理、护理制度、护理科研和护理教育各个环节的整体配合，共同保证护理水平的整体提高。

4. 个体化护理。衰老是全身性的、多方面的、复杂的退化过程，老化程度因人而异；影响衰老和健康的因素也错综复杂，特别是出现病理性改变后，老年个体的状况差别很大，加上患者性别、病情、家庭、经济等各方面情况不同，因此，既要遵循一般性护理原则，又要注意因人施护，执行个体化护理的原则，做到针对性护理和实效性护理。

5. 早期防护。衰老起于何时，尚无定论。又由于一些老年病发病演变时间长，如高脂血症、动脉粥样硬化、高血压、糖尿病、骨质疏松症等一般均起病于中青年时期，因此，一级预防应该及早进行，老年护理的实施应从中青年时期开始入手，进入老年期更加关注。要了解老年人常见病的病因、危险因素和护理因素，采取有效的预防措施，防止老年疾病的发生和发展。对于慢性病患者、残疾老年人，根据情况实施康复医疗和护理的开始时间也越早越好。

6. 持之以恒。随着衰老，加上老年疾病病程长、并发症多，后遗症多，多数老年患者的生活自理能力下降，有的甚至出现严重的生理功能障碍，对护理工作有较大的依赖性，老年人需要连续性照顾，如医院外的预防性照顾、精神护理、家庭护理等。因此，开展长期护理是必要的。对各年龄段健康老年人、患病老年人均应做好细致、耐心、持之以恒的护理，减轻老年人因疾病和残疾所遭受的痛苦，缩短临终依赖期，对生命的最后阶段提供系统的护理和社会支持。

三、老年护理的道德准则和执业标准

护理从本质上说就是尊重人的生命，尊重人的尊严和权利。因此，护理是极其神圣、要求道德水准较高的职业。护理人员必须严格履行职业道德准则和执业标准。

（一）老年护理道德准则

老年人是一个庞大的弱势群体，由于他们生理、心理、社会的特殊性，使他们处于可能发生不良后果的较大危险之中，因而老年护理是一种更具社会意义和人道主义精神的工作，对护理人员的道德修养提出了更严格的要求。

1. 尊老爱老，扶病解困。中华民族历来奉行尊老、养老的美德，这种优良传统成为我国文化传统的主要内容之一，并著称于世界。1982年联合国大会批准《维也纳老龄问题国际行动计划》时，秘书长瓦尔德海姆就提出以中国为代表的亚洲方式，是全世界解决老年问题的榜样。

老年人尤其是高龄老年人有着特殊的需求，特别是对于日常生活照料、精神安慰和医疗保健三个基本方面的服务需求将变得更加迫切。广大护理工作者应倾心于此、尽力于此，不管是在医院、社区、家庭或在中间老年服务机构，都应将尊老、敬老、助老的工作落到实处。为老年人分忧解难，扶病解困。老年人生操劳，对社会做出了很大贡献，理应受到社会的尊重和敬爱，医护人员也必须为他们争取各种伦理和法律权利。

2. 热忱服务，一视同仁。热忱服务是护理人员满足患者需要的具体体现。在护理工作中注意老年人病情和感情的变化，始终贯穿着诚心、爱心、细心、耐心的原则，尽量满足要求，保证他们的安全和舒适；对患者应一视同仁，无论职位高低、病情轻重、贫富如何、远近亲疏、自我护理能力强弱，都要以诚相待，尊重人格，体现公平、公正的原则，并能提供个性化护理。设身处地体谅患者因患病的痛苦、看病的艰难和治疗的麻烦而引起的烦躁和焦虑，杜绝"脸难看，话难听"的现象，始终给患者一种亲切温和、热情可信的感觉。

3. 高度负责，技术求精。老年人反应不敏感，容易掩盖很多疾病的体征，加之老年人病情发展迅速，不善于表达自己的感受，很容易延误病情。这要求护理人员具有较高的专科护理知识水平，更重要的是要具有强烈的责任心，在工作中要做到仔细、审慎、周密，千方百计地减轻和避免后遗症、并发症。绝不能因为工作中的疏忽而贻误了老年患者的治疗。尤其是对待感觉迟钝、反应不灵敏和昏迷的老年患者，在独自进行护理时，要认真恪守"慎独精神"，在任何情况下都应忠实于患者的健康利益，不做有损于患者健康的事。

精湛的护理技术是护理效果的重要保证。只有刻苦钻研护理业务，不断扩展和完善知识结构，熟练掌握各项护理技术操作，才能及时准确地发现和判断病情变化，谨慎、周密地处理各项复杂的问题，也才能在操作中做到快捷、高效，最大限度地减轻患者的痛苦。

（二）老年护理执业标准

护理人员必须通过学校教育、在职教育、继续教育和岗前培训等增加老年护理的知识和技能。我国尚无老年护理执业标准，目前主要参照美国的老年护理执业标准，该标准是1967年由美国护理协会提出，1987年修改而成的。它是根据护理程序制定的，强调增加老年人的独立性及维持其最大限度的健康状态。

第五节　老年护理学的发展

老年护理学的发展起步较晚，它伴随着老年医学而发展，是相对年轻的科学。其发展大致经历了四个阶段。理论前期（1900～1955年）：在这一阶段，没有任何的理论作为指导护理实践的基础；理论初期阶段（1955～1965年）：随着护理专业的理论和科学研究的发展，老年护理的理论也开始发展和研究，第一本老年护理教材问世；推行老年人医疗保险福利制度后期（1965～1981年）：在这一阶段，老年护理的专业活动与社会活动相结合；1985年至今是全面完善和发展的时期。

一、我国老年护理学的发展

（一）发展历程

我国老年护理学长期以来被归为成人护理学范围，加上高等护理教育的一度停滞和"十年动乱"，严重影响了老年护理学的发展。

随着中华老年医学会的成立和老年医学的发展，尤其是20世纪80年代以来，我国政府对老龄事业十分关注，在加强领导、政策指引、机构发展、国内外交流、人才培养和科研等方面，原卫健委、民政部、国家科委以及各级政府都给予了关心和支持，先后发布了《关于加强老龄工作的决定》《中国老龄事业发展"十五"计划纲要（2001～2005年）》等，有力地促进了老龄事业的发展；建立了老年学和老年医学研究机构，与之相适应的老年护理学也作为一门新兴学科受到重视和发展。我国老年护理体系的雏形是医院的老年患者的护理，如综合医院成立老年病科，开设老年门诊与病房，按专科收治和管理患者；很多大城市均建立了老年病专科医院，按病情不同阶段，提供不同的医疗护理。同时，老年护理医院的成立，对适应城市人口老龄化的需要发挥了积极的作用，其主要工作包括医疗护理、生活护理、心理护理和临终关怀。有的城市还成立了老年护理中心、护理院，为社区内的高龄病残、孤寡老年人提供上门医疗服务和家庭护理；对老年重病患者建立档案，定期巡回医疗咨询，老年人可优先接受入院治疗、护理服务和临终关怀服务。

20世纪90年代，我国高等护理教育发展迅速，老年护理学陆续被全国多所护理高等院校列为必修课程，继曾熙媛主编的《老年护理学》之后，有关老年护理的专著、教材、科普读物相继出版。各种杂志关于老年护理的论著、经验总结文章陆续发表，有关老年护理的研究开始起步。例如1995～2002年7年间，解放军总医院护理人员在老年心脑血管疾病护理康复，围手术期护理等方面的研究取得了初步成效，获得5项军队科技进步奖。至今，有少数护理院校正酝酿开设老年护理专业，护理研究生教育中也设立了老年护理研究方向。此外，国内外老年护理方面的学术交流逐步开展，有的院校与国外护理同行建立了科研合作关系，如共同开展了中日老年健康社区干预效果对照研究，以及欧盟国际助老会资助的老年人健康教育项目等。

（二）面临的问题和对策

当前，老年护理面临着严峻的挑战。人口老龄化带给我们最大的难题是日益增多的老年人口的抚养和照料问题，特别是迅速增长的"空巢"、高龄和带病老年人的服务需求，寿命延长与"寿而不康"造成的医疗卫生和护理的压力。据统计，全国老年人群慢性疾病患病率达51.8％，高龄老年人是增长最快的一个群体，又是老年人口中的脆弱群体，他们带病生存甚至卧床不起的概率最高。老年群体渴望老有所医，希望得到保健护理、生活照料、精神呵护，然而，我国护理事业的发展与老龄化的需要、与国际标准水平相比还存在较大的差距。截至2005年年底，全国共有135.0万名护士，每千人口护士数为1.05人。早在1998年世界大多数国家每千人口护士比已经达到3％以上，国际上医护平均比例即为1：2.7，而我医护比例至2003年仅为1：0.68；就护士与病床的比例而言，许多国家都基本保持在1：1以上，我国2005年年底医疗机构病房护士与床位比是0.4：1。因此，护士成为紧缺型人才。特别是老年护理教育明显滞后，老年护理专科护士的培养几乎是一项空白。显然，这种现状难以满足我国老龄人口的就医保健需求，对于做好适合老年人医疗保健特点的防治工作，对于服务于我国不断增长的老年人口来说，都十分不适应。

因此，我们应借鉴国外的先进经验，积极营造健康老龄化的条件和环境。要扩大护理教育规模，缓解护理人力紧张状况；开设老年护理专业，加强老年护理教育，加快专业护理人才培养，适应老年护理市场的需求；加强老年人常见疾病的防治护理研究，解决好老年人口的就医保健问题；开拓专业护理保健市场，发展老年服务产业；逐步建立以"居家养老为基础、社区服务为依托、机构养老为补充"的养老服务体系；开发老年护理设备、器材，为社区护理和家庭护理提供良好的基础条件；真正满足老年群体在日常生活照顾、精神慰藉、临终关怀、紧急救助等方面日益增长的需求。广大医护人员要努力探索、研究和建立我国老年护理的理论和技术，构建有中国特色的老年护理理论和实践体系，不断推进我国老年护理事业的发展。

二、国外老年护理学的发展

世界各国老年护理发展状况不尽相同，各有特点，这与人口老龄化程度、国家经济水平、社会制度、护理教育发展等有关。老年护理作为一门学科最早出现于美国，美国老年护理的发展对世界各国老年护理的发展起到了积极的推动作用，故以美国为例简要介绍如下。

1900年，老年护理作为一个独立的专业需要被确定下来，至20世纪60年代，美国已经形成了较为成熟的老年护理专业。1961年美国护理协会设立老年护理专科小组，1966年晋升为"老年病护理分会"，确立了老年护理专科委员会，使老年护理真正成为护理学中一个独立的分支。从此，老年护理专业开始有较快的发展：1970年首次正式公布老年病护理执业标准，1975年开始颁发老年护理专科证书，同年《老年护理杂志》诞生，老年病护理分会更名为"老年护理分会"，服务范围也由老年患者扩大至老年人群。1976年美国护理学会提出发展老年护理学，关注老年人对现存的和潜在的健康问题的反应，从护理的角度和范畴执行业务活动。至此，老年护理显示出其完整的专业化发展历程。

自20世纪70年代以来，美国老年护理教育开始发展，特别是开展了老年护理实践的高等教育和训练，培养高级执业护士，具备熟练的专业知识技能和研究生学历，经过认证，能够以整体的方式处理老年人的复杂的照顾问题。高级执业护士包括老年病开业护士、老年病学临床护理专家。老年开业护士在多种场所为老年人提供初级保健，老年社区卫生服务主要由开业护士来管理。老年病学护理专家具有对患者及其家庭方面丰富的临床经验，具有设计卫生和社会政策的专业知识，多数护理专家在医院内工作，作为多科医疗协作组的咨询顾问，并协助在职护士在医院、养老院或社区卫生代理机构之间建立联系。目前，在老年病护理专业训练中增加了老年精神病护理，老年精神病护理专家一般在医院、精神卫生中心和门诊部工作。

美国早期有关老年护理的研究侧重描述老年人及其健康需求，以及老年护理人员的特征、教育与态度。目前更多研究具有临床意义的课题，例如：在约束与跌倒、压疮、失禁、谵妄与痴呆、疼痛等研究领域取得了满意的效果。此外，老年护理场所的创新实践模式、长期护理照顾、家庭护理等问题也受到重视。近年来，由政府资助成立了老年教育中心或老年护理研究院，以改进老年护理实践质量。某些护理学院拥有附属的老年人院，便于教学、研究，以及学生实习。美国护理协会每年为成千上万名护理人员颁发老年护理专科证书。

在美国老年护理发展的影响下，许多国家的护理院校设置了老年护理课程，并有老年护理学硕士和博士项目。

第二章 老年病护理特点

第一节 老年患者的护理特点

由于器官组织的功能随增龄而逐渐衰退，机体的防御能力和反应性也会随之下降。老年患者在临床症状和体征、疾病进展、康复与预后等方面有着和青年患者不同的特点。老年人患病的特点及护理分述如下。

一、病史采集困难且参考价值小

老年患者由于听力下降，近记忆减退，语言表达能力降低，理解和思维能力迟缓，因而采集病史较困难；又因为老年患者对疾病的敏感性降低，不能准确全面地反映疾病的状况，所以病史的参考价值较小，影响疾病的早期诊断、治疗、护理。护理人员应全面观察病情，配合医生做好各种检查，耐心倾听，以获取准确的有关疾病的信息。

二、临床表现不典型

由于老年患者的感受性降低，往往疾病已经较为严重，却无明显的不适症状，临床表现不典型。有些老年疾病不出现该病应有的症状，而出现其他非特异性症状。据统计，有35％～80％的老年人发生心肌梗死时也仅仅出现低热、食欲差，无疼痛感。老年人肺炎可无寒战高热，咳嗽轻微，白细胞不升高。有的老年患者出现无痛性骨折、无热性败血症、无腹肌紧张的内脏穿孔，容易被漏诊和误诊。故护理人员要多加观察，细致入微，及时发现问题所在，准确评估老年患者的状况，为尽早明确诊断提供依据，否则会延误治疗。

三、多种疾病同时存在

老年人患病常常一个器官上有几种病理改变，而在一个人身上有可能同时存在多器官、多种疾病。约有60％～70％的老年人同时患有2种或2种以上疾病而且各种症状的累积效应也随着年龄的增大而增加，因而病情变得错综复杂。故护理老年患者应考虑周全，制订全面周详的护理计划，实施多种护理措施来满足老年患者的需要，否则会造成顾此失彼。

四、病程长、恢复慢、并发症多

老年人免疫力低下，抗病与组织修复能力差，导致病程长、恢复慢。由于各器官功能代偿能力低，且长期卧床，因而容易出现意识障碍、水电解质紊乱、多器官功能衰竭、出血倾向、挛缩、骨质疏松等多种并发症，从而加重病情。故护理老年患者要有耐心，不可操之过急，多进行有关疾病护理及预防并发症的健康教育，同时，应鼓励老年患者尽早进行适当活动，提高抗病能力。加强对疾病的观察，切不可因老年人无明显的临床表现而掉以轻心。不断增强老年患者战胜疾病的信心，促使疾病早日痊愈。

五、易引起药物的不良反应

由于老化使机体的肝、肾功能减退，使药物在体内的代谢和排泄速度迟缓，又由于老年人对药物的敏感性和耐受性差，故老年患者应用药物常会引起药物的不良反应。因此，对老年患者用药应审慎，向患者及主要照顾者讲清药物的用法和剂量，密切观察病情，防止不良反应的发生。

第二节　老年患者日常生活护理的特点

一、环境的调节及安排

（一）室内环境

要注意室内温度、湿度、采光、通风等方面，让患者感受到安全与舒适。

1. 老年人的体温调节能力降低，室内温度应以22~24℃较为适宜；室内合适的湿度则为50%±10%。

2. 老年人视力下降，因此应注意室内采光适当，尤其要注意老年人的暗适应力低下，一定要保持适当的夜视照明，如保证走廊和厕所的灯光，在不妨碍睡眠的情况下可安装地灯等。

3. 居室要经常通风以保证室内空气新鲜，特别是老年人不能去厕所而在室内排便或失禁时，易导致房间内有异味。有些老年人嗅觉迟钝而对自己的气味多不注意，但对周围的人会造成不良影响。应及时迅速清理排泄物及被污染的衣物，并打开门窗通风，有条件时可适当应用空气清新剂来去除异味。

（二）室内设备

老年人居室内的陈设不要太多，一般有床、柜、桌、椅即可，且家具的转角处应尽量用弧形，以免碰伤老年人。对卧床老年人进行各项护理活动时，较高的床较为合适。对于一些能离床活动的老年人来说，床的高度应便于老年人上下床及活动，其高度应使老年人膝关节成直角坐在床沿时两脚足底全部着地，一般以从床褥上面至地面为50cm为宜。床上方应设有床头灯和呼唤铃，床的两边均应有活动的护栏。

（三）厕所、浴室

厕所应设在居室附近，从卧室至厕所之间的地面不要有台阶，并应设扶手以防跌倒。老年人身体的平衡感下降，因此浴室周围应设有扶手，地面铺防滑砖。对于不能站立的老年人也可用沐浴椅。沐浴时浴室温度应保持在24～26℃，并设有排风扇以便蒸汽排出，免得温度过高而影响老年人的呼吸。

二、皮肤的清洁与衣着卫生

（一）皮肤的一般护理

老年人在日常生活中要注意保持皮肤卫生，特别是皱褶部分如腋下、肛门、外阴等。

1. 建议冬季每周沐浴2次，夏季则可每天温水洗浴。

2. 建议沐浴的室内温度调节在24～26℃，水温则以40℃左右为宜。

3. 沐浴时间以10～15分钟为宜，时间过长易发生胸闷、晕厥等意外。

4. 洗浴时应注意避免碱性肥皂的刺激，宜选择弱碱性的硼酸皂、羊脂香皂，以保持皮肤pH在5.5左右。

5. 沐浴用的毛巾应柔软，洗时轻擦，以防损伤角质层。

6. 可预防性地在晚间热水泡脚后涂护脚霜，避免足部的皲裂。

7. 应定期洗头，干性头发每周清洗一次，油性头发每周清洗2次。

（二）衣着卫生

对老年人衣着的选择，要注意以下事项。

1. 关心其衣着的社会性，在尊重老年人习惯的基础上，注意衣服的款式要适合老年人参与社会活动的心理。

2. 选择质地优良的布料做老年人服装，一般选择柔软、有吸水性、不刺激皮肤、可调节体温、耐洗的布料，以棉制品作为首选。

3. 选择适合老年人个性的服饰打扮，衣服款式要符合容易穿脱、不妨碍活动、宽松、便于变换体位的特点。

4. 衣着色彩要柔和、不变色、容易观察到是否弄脏的色调。

5. 注意衣着的安全性和舒适，如衣服大小要适中，衣服过小影响血液循环，过大又容易绊倒或做饭时有着火的危险。

6. 注意对自理能力的促进，衣着设计应考虑便于老年人自己穿脱。

三、老年人的活动与安全

（一）老年人的活动原则

1. 正确的选择。老年人可以根据自己的年龄、体质状况、场地条件，选择运动项目，控制适当的运动。

2. 循序渐进。机体对运动有一个逐步适应的过程。所以，运动量要由小到大，动作由简单到复杂，不要急躁冒进，急于求成。

3. 持之以恒。一般要坚持数周、数月，甚至数年才能取得效果。在取得疗效以后，仍需坚持锻炼，才能保持和加强效果，所以运动锻炼一定要坚持进行，持之以恒。

4. 运动时间。老年人运动的时间以每天1～2次，每次30分钟左右，一天运动总时间不超过2小时为宜。运动时间最好选择在早上起床后，下午或晚上活动时间最好安排在下午5：00～8：00为宜。

5. 运动场地的选择。运动场地尽可能选择空气新鲜、安静清幽的公园、树林、操场、庭院、海滨、湖畔、疗养院（所）等地。

6. 运动强度的自我监护。在运动中出现严重的胸、气喘、心绞痛或心率反而减慢、心律失常等症状应立即停止运动，并给予治疗。如果运动后感到很疲乏、头晕、胸闷、气促、心悸、食欲减退、睡眠不良，说明运动量大，应减少运动量。

7. 身体锻炼的注意事项

（1）饭后不宜立即运动，因为运动可减少对消化系统的血液供应，兴奋交感神经而抑制消化器官功能活动，从而影响消化吸收，甚至导致发生消化系统疾病。

（2）注意气候变化。

（3）年老体弱、患有多种慢性病或平时有气喘、心慌、胸闷或全身不适者，应请医生检查，并根据医嘱实施运动，以免发生意外。

8. 体力劳动不能完全取代运动锻炼。由于体力劳动往往局限于身体某些部位，不能使身体各部分得到均衡活动，所以体力劳动不能完全代替运动锻炼。

9. 注意防止跌倒。

（二）老年人常见安全问题的护理

老年人常见的安全问题有：跌倒、噎、呛、坠床、烫伤、服错药、交叉感染、心理伤害等，护理人员应意识到其重要性，采取有效措施，保证老年人的安全。

1. 防呛防噎。食物少而精，软而易消化，进食体位要合适，尽量采取坐位或半卧位，要求老人注意力集中，吃干粮易发噎者，进食时准备水或饮料，每日食物不宜过多，喝稀食易呛者，应把食物加工成糊状。夜间睡眠以侧卧位为好。

2. 防坠床。意识障碍的老人应加床栏，睡眠中翻身幅度较大或身材高大的老人，应在床旁边用椅子及护栏，如果发现老人睡近床边缘时，把老人推向床中央，以防老人坠床摔伤。

3. 注意安全用药。老年人常用药一定要放在固定位置，标签要清楚醒目，最好将每日需服药品按次数分好。

4. 防止交叉感染。老年人免疫功能低下，对疾病的抵抗力弱，应预防感染上新的疾患。所以不宜过多会客，必要时可"谢绝会客"，患发热的老人更不应串门。

5. 注意保护性医疗。

四、老年人的休息与睡眠

（一）老年人的睡眠时间

人类每日需要睡眠的时间随着年龄的增长而逐渐减少。老年人因为新陈代谢减慢及体力活动减少，所需睡眠时间相对少些。一般认为，60～70岁的老年人平均每日睡8小时，70岁以上的老年人每日睡9小时，90岁以上高龄老年人每日睡10～12小时。睡眠的好坏并不全在于"量"，还在于"质"。正常睡眠应以精神和体力的恢复为标准，如果睡后疲劳消失，头脑清晰，精力充沛，无论时间的长短都属于正常睡眠。

（二）老年人睡眠的特点

1. 睡眠量和时间。改变睡眠量和睡眠时间会随着年龄而改变。老年人趋向于早睡早醒并且在睡眠觉醒周期转换的适应能力降低，老年人的睡眠时间一般为6～8小时。

2. 失眠的发生率高。失眠成了困扰老年人生活的难题。老年人睡眠障碍，主要表现在入睡时间延长、睡眠不安定、易醒、觉醒次数增加，使睡眠呈现阶段化，深睡时间减少。

3. 睡眠节律紊乱。以睡眠觉醒与周围环境不同步为特征，60岁以上的老年人比年轻人更容易出现睡眠节律紊乱，并且需要较长时间才能恢复。老年人的发病率增高表明人对睡眠节律控制的丧失与年龄相关。

（三）促进睡眠的一般措施

1. 生活规律。

2. 适宜的睡眠环境。睡眠环境应安静、空气新鲜，温度及湿度适宜，光线暗淡适合。

3. 合理的饮食时间。晚餐时间最好在睡前2小时，晚餐清淡少量，以避免消化器官负担过重，既影响消化，又影响睡眠。

4. 睡前温水洗脚。一方面促进全身的血液循环，使足部血管缓慢扩张，血流增加，从而减少供给头部的血流，使大脑皮质的兴奋性降低，起到催眠作用。另一方面可以保持脚的清洁卫生，减少脚病，减轻下肢浮肿，还会使全身感到舒适，睡得安稳。

5. 正确的睡眠姿势。睡眠的姿势应以自然、舒适、放松、不影响睡眠为原则。良好的睡眠姿势应取右侧卧位，上下肢呈半屈曲状。

6. 舒适的睡眠用具。选择合适的床，睡床应软硬适中，如在木板床上面铺上柔软并有适当厚度的褥子或床垫等。选择适宜的枕头，高度一般以8～15cm为宜，稍低于肩膀同侧颈部的距离。枕头以木棉、棉花为好。选择舒适、清洁的床单和被褥，可减少和避免对皮肤的刺激有利于促进睡眠。

五、老年人的饮食

（一）饮食原则

平衡膳食足够营养；多样化并合理搭配；老年人食物的多样化与合理搭配，可发挥各营养素的互补作用而提高其营养价值。

1. 荤素菜的合理搭配。荤菜即动物性食物，所含的蛋白质多为优质的，含钙、维生素A和D较多，而脂肪却多为饱和脂肪酸。素菜即蔬菜、瓜果类，除豆类外，其蛋白质价值不高、人体必需的氨基酸含量而不齐全，但却含有大量的膳食纤维。可多食海带、紫菜等海生植物，对预防动脉粥样硬化、减少脑血管意外有一定作用。老年人以素菜为主，荤菜与素菜的比例为1：2。

2. 粗粮和细粮的合理搭配。粗粮即杂粮，如玉米、小米、高粱、荞麦、燕麦等。细粮即精米、白面。老年人饮食以细粮为主，适当混食粗粮，以调节胃口、增进食欲、预防便秘、提高食物的营养价值，粗粮与细粮的比例为1：2。

3. 养成良好饮食习惯

（1）食不宜饱：饮食过饱使血液集中于肠胃，而心脏等重要器官则相应缺血缺氧，易诱发或加重心绞痛、心肌梗死或脑血管疾病等。故老年人进食七八分饱即可。

（2）少食多餐：老年人因糖储备减少，对低血糖的耐受性降低，容易饥饿，故应少食多餐，5次／天，即3次主餐不可偏废，间隔4～5小时，主餐之间加2次零食或杂粮。

（3）食量合理：3次主餐的食量合理分配，即早吃好、中吃饱、晚吃少。

（4）科学进食：食前讲究卫生，严防病从口入，食中细嚼慢咽，以利消化吸收，进食定时定量、不暴饮暴食，愉快进餐，进食易缓，专心致志，食后漱口，忌立即洗澡、剧烈运动、吃水果。

4. 食物符合老年人要求。

（1）清淡易消化：老年人应注意克服食物过甜、过油和过咸，清淡对健康有利。老年人的咀嚼能力下降，因而食物易消化，多食入口即化的软食，忌油腻、过黏、辛辣的食物，食物的烹饪加工讲究细、软、松。

（2）温度适宜：老年人消化道对食物的温度较敏感，食物宜温偏热，以增加温暖，最好冷热适当，忌过冷、过热食物。

（3）新鲜味美：食物调味得当而鲜美，不掩盖本味，食物原料新鲜，以防中毒，现做现吃，不吃剩饭菜，以防肠胃炎。

（二）增进食欲和促进消化的技巧

1. 讲究食物的色香味形及营养。

2. 合理搭配粮与菜，使饭菜品种花样多、勤更换，选择肉、鱼、蔬菜、水果时，多选择柔嫩的部位和种类，并顾其所好。

3. 烹调方法既科学，又照顾老人的喜好，使食物细、软、松，即切碎煮烂，特别是瘦肉，须将包膜、筋膜和血管剔去，切成末或肉馅。多采取烩、蒸、煮、炖等方式，少应用煎、炸的方式，以利于老年人的食欲、消化和吸收。

4. 进餐环境和谐、情绪好。合家同桌进餐食物品种多，家庭的天伦之乐有助于进餐的和谐气氛，可促使老年人愉快进餐，增加老年人的食欲，更利于老年人的消化和吸收功能。

5. 创造条件，鼓励老年人自己进餐。有自理能力的老人自己进餐，进餐困难时，家人可自制餐具、桌椅，尽量维持老人自己进餐的能力。

6. 餐后1小时缓慢散步，有利于食物的消化与吸收。

（三）进餐时的护理

1. 进餐准备。进餐环境应保持整洁，空气新鲜，必要时通风换气，排除异味，进餐前应询问老人是否有便意，以避免进餐时排便，提醒老人餐前洗手，采取合适的体位进餐，尽量取坐位或半坐位。

2. 上肢障碍者的护理。老年人患有麻痹、挛缩、变形、肌力低下、震颤等上肢障碍时，自己摄入食物易出现困难，但是有些老年人还是愿意自行进餐，可以自制或提供各种特殊的餐具。可将普通勺把用纱布或者布条缠上其柄以便于握持。有些老年人的口张不大，可选用婴儿用的小勺加以改造，用弹性绳子将两根筷子连在一起以防脱落。

3. 视力障碍者的护理。对于视力障碍的老年人，照顾者首先向老年人说明餐桌上食物的种类和位置并帮助其用手触摸以便确认。要注意保证安全，热汤、茶水等易引起烫伤的食物要提醒注意，鱼刺等要剔除干净。视力障碍的老年人可能因看不清食物而引起食欲减退，因此食物的味道和香味更加重要。或者让老年人与家属或其他老人一起进餐，制造良好的进餐气氛以增进食欲。

4. 吞咽能力低下者的护理。吞咽能力低下的老年人很容易将食物误入气管。尤其是卧床老年人，舌控制食物的能力减弱，更易引起误咽。因此进餐时老年人一般采取坐位或半坐位比较安全，偏瘫的老年人可采取侧卧位，最好是卧于健侧。进食过程中应有照顾者在旁观察，以防发生事故。进餐前应先喝水湿润口腔。

第三节　老年人的心理特点与心理卫生

一、老年人的心理特点

老年人的心理变化是指心理能力和心理特征的改变，老年人的心理变化特点主要表现在以下几个方面。

（一）智力的变化

智力是学习能力或实践经验获得的能力。老年人在限定时间内加快学习速度比年轻人难，老年人学习新东西、新事物不如年轻人，其学习也易受干扰。

（二）记忆的变化

随年龄增长，老年人记忆能力变慢、下降，有意识记忆为主，无意识记忆为辅，再认能力尚好，回忆能力较差，表现在能认识熟人但叫不出名字。老年人意义记忆完好，但机械记忆不如年轻人。另外，老年人在规定时间内速度记忆衰退。

（三）思维的变化

由于老年人记忆力的减退，无论在概念的形成，解决问题的思维过程，还是创造性思维和逻辑思维推理方面都受到影响，而且个体差异很大。

（四）人格的变化

人到了老年期，人格（人的特性或个性，包括性格、兴趣、爱好、倾向性、价值观、才能和特长等）也相应有些变化，如对健康和经济的过分关注与担心所产生的不安和焦虑，保守、孤独、任性，把握不住现状而产生的怀旧和发牢骚等。

（五）情感与意志的变化

老化过程中情感活动是相对稳定的，即使有变化也是生活条件、社会地位的变化所决定的。

二、老年人常见的心理问题

（一）失落感

老年人因为年事高，阅历丰富，无形中便有一种尊严，但退休后与社会联系渐少，经济收入减少，社会地位改变等，终日"无所事事"而产生"有劲无处使""英雄无用武之地"的失魂落魄之感，觉得自己成为无用之人，被社会抛弃、遗忘的人，因此心情沉重，有一种莫名的悲凄之感，即自我价值感的丧失，往往表现出两种情绪：一是沉默寡言、忧心忡忡、焦虑不安、郁郁寡欢；二是性情烦躁易怒，总感到在生活中找不到自我而落寞寡欢。

（二）孤独感和隔绝感

老年人常由于退离工作岗位，远离社会生活，儿女独立成家，忙于工作，无暇顾及老人。老人自己身体状态欠佳而活动减少，降低了与亲朋好友来往的频率，特别是配偶、亲人、知己朋友的相继离世，这些主客观的原因，使老年人人际交往的范围逐渐缩小，接收的信息也减少，更由于感知觉功能的减退，视、听方面的反应也迟钝，所以导致老人自我封闭，对外界持一种冷漠的态度，容易感到孤独和寂寞。孤独可使人的思考能力和判断能力麻痹，反应迟钝，加速衰老，容易发展成老年痴呆。

（三）忧虑和恐惧感

老年人因体能衰退而表现出对健康的自信力下降，往往会产生衰老感，身体稍有不适或患病便会惶恐不安，过高估量疾病的严重程度，表现出对疾病的极其敏感，加之行动不便，就医困难，有的老年人甚至担心夜里睡觉会不会一觉就醒不过来了，从而产生强烈的焦虑与恐惧心理。尤其是生病以后，容易出现以下几个方面的担心：

（1）担忧经济的承受能力。

（2）由生病引起的日常生活不便，将请谁来照顾。

（3）生病会给亲人及周围的人带来麻烦。

（4）担心疾病会导致死亡。因而心情郁闷不安，甚至产生恼怒的情绪。

（四）多疑心理

疑病心理是老年人常见的典型的多疑心理。这类老年人如果身体上发生了某种微小的变化，出现轻微的不适感，就会把它与癌症等不治之症联系起来，从而焦虑不安，忧心忡忡，甚至发生心身病症。

（五）退行性心理

退行性心理是指老年人表现出的与自己年龄不相称的幼稚的心理和行为，即童年时期的一些思维习惯和行为方式。比如有的老年人在自己的要求得不到满足或遭受挫折时，便大哭大闹，无病呻吟，小病大养像儿童依赖父母那样依赖别人。

（六）焦虑症

老年人慢性焦虑表现为较平时敏感，易激怒，生活中稍有不如意的事就心烦意乱，注意力不集中，有时则生闷气、发脾气。

（七）离退休综合征

离退休综合征是指老年人在离退休以后出现的适应性障碍。离退休以后由于社会地位改变、收入减少、人际关系以及几十年形成的生活秩序、生活内容、生活环境和生活愿望的取向，都将立即发生变动，使老年人在一定时期内难以适应，常出现失落感、自卑感、孤独感以及一些偏离常态的行为，甚至由此引起其他疾病的发生或发作，严重地影响了健康。

（八）空巢综合征

"空巢"是指无子女或子女成家立业后从父母家庭中相继分离出去，只剩下老年人独自生活的家庭，特别是老年人单身家庭，由于独居又缺乏交往，产生被分离、舍弃的感觉，出现孤独、空虚、寂寞、伤感、精神萎靡、情绪低落等一系列心理失调症状，老年人陷入无趣、无欲、无望、无助的状态，甚至有自杀的想法和行为。

三、老年人心理健康的维护和促进措施

（一）帮助老年人树立正确的健康观、生死观

老年人对自己的健康往往有两种态度，一种是不服老，意识不到自己年龄已经大了，仍像年轻时那样生活，不太注意自己的身体，不重视防治疾病；另一种则是对自己的健康状况持消极评价，对疾病过分忧虑，常常怀疑自己得了什么不治之症，甚至生病

后还会产生濒死的恐怖感。生活中持后一种态度的人较多。如果过度担心自己的疾病和不适，会导致神经性疑病症、焦虑、抑郁等心理精神问题，加重疾病和躯体不适，对健康十分不利。因此，应当帮助老年人树立正确的健康观、生死观，正视现实，正确认识衰老和对待疾病，克服对人生的生与死的恐怖，采取适当的求医行为，保持乐观、豁达的心境，养成良好的生活方式，注意身心保健。只有这样才能防病治病，战胜疾病，延缓衰老。

（二）指导老年人做好离退休的心理调节

老年人到了一定的年龄由于职业功能的下降而从工作岗位上退下来，这是一个自然的、正常的、不可避免的过程。离退休必然会带来社会角色、地位、人际关系等一系列的变动，对此，老年人应有足够的心理准备，正确看待退休。退休之前积极做好各种准备，如经济上的收支、生活上的安排。根据自己的体力、精力及兴趣，制订自己的活动时间，或寻求一份轻松的工作，使自己退而不闲。探亲访友或旅游，将有利于老年人的心理平衡。

（三）帮助老年人树立"老有所为、老有所用"的新观念

年老并不等于无为、无用。老年人阅历丰富、知识广博，是社会宝贵的资源，充分发挥老年人的作用，实现其"老有所为、老有所用"的理想，获得心理的满足和平衡。

（四）妥善处理家庭关系

良好和睦的家庭气氛能使老年人精神放松，有利于健康长寿。

1. 处理好代际关系

（1）老年人要改变观念，不要把子女看成是自己的私有财产、自己的附属物，而要求子女对父母绝对服从。要调整行为方式和态度，做到：理解——要多看青年一代的优点和主流；尊重——要尊重年轻人的权利和选择；谦让——在处理问题时要表现出一种宽容和高姿态。

（2）家庭成员应多关心和体谅老年人，遇事主动与老年人商量，对于不同意见，要耐心听取，礼让三分，维护老年人的自尊。

2. 努力营造平等融洽的家庭气氛

（1）为老年人提供表达情感的机会，要为老年人的衣、食、住、行、学、乐创造条件，不要勉强改变和制止他们无害的生活习惯和特殊爱好，尽量满足其各种有益的兴趣和合理的要求，共同建立良好的亲情。

（2）老年夫妻要互相尊敬、互相爱慕、互相信任、互相帮助、互相宽慰、互相勉励、互相体谅、互相谦让。

（3）空巢家庭中，老年人应善于利用现代通信工具与子女沟通，子女则应经常看望或联系父母，让父母得到心理上的慰藉。

（4）支持丧偶老年人再婚：一方面是老年人自身要冲破习俗观念，大胆追求；另一方面子女要理解、支持老年人再婚，使老年人晚年不再孤寂。

（五）注重日常生活中的心理健康

1. 培养广泛的兴趣爱好。培养广泛的兴趣爱好不仅能开阔视野，丰富生活，陶冶性情，而且能有效地摆脱失落、孤独等不良情绪，促进身心健康。老年人要量力而行，积极地休闲，有意识地培养多种兴趣爱好，如琴棋书画、上老年大学，用以调节情绪，充实和发展自己，让晚年生活丰富多彩，在自得其乐中充分地享受人生乐趣。

2. 建立良好的生活方式。注意合理的饮食和营养，克服不利于健康的嗜好和行为，起居有常，劳逸结合，修饰外表，装饰环境，美化生活，适量锻炼和运动。

3. 学会心理调适

（1）加强德行修养，提高心理承受能力。

（2）合理宣泄：将积聚在心里的愤怒、痛苦忧愁、委屈等情绪发泄出来，方法有倾诉、移物法等。

（3）情趣转移：是指遇到不愉快的人和事时，有意识将注意力转移到自己平时感兴趣的事情上去的方法。

（4）适度让步：有限度的让步，可以使自己在心理上获得摆脱，缓解紧张关系，减轻精神压力和心理负担。

（5）自觉遗忘：努力忘记不愉快的人和事，较快地从负性情绪中解脱出来。

（6）克制欲望：不与他人比享受、比待遇，使自己有一个合理的期望值，从而心安理得，活得自在和洒脱。

4. 注意科学合理用脑。鼓励老年人多用脑、勤思考，对于延缓脑的衰老和脑功能的退化非常重要。

（六）营造良好的社会支持系统

1. 大力弘扬尊老敬老的社会风气。每个人都有青年、壮年，每个人也都会迈入老年。尊重和爱戴老年人，也是尊重和爱戴自己。应加强宣传教育，继续大力倡导养老敬老，促进健康老龄化，促进社会和谐稳定发展。

2. 尽快完善相关立法。尽快完善相关法律，为增强老年人安全感、解除后顾之忧、安度晚年提供社会保障。

3. 为老年人办好事、办实事。政府及一些社会团体应为老年人提供休息、学习、娱乐、休养的服务场所和福利设施，提供社会保险和良好的医疗服务。社会和社区应为老人建立老年人活动中心、老年公寓、老年心理诊所等。

第四节　老年人的安全用药与护理

随着年龄的增长，老年人各器官的组织结构和生理功能逐渐出现退行性改变，影响机体对药物的吸收、分布、代谢和排泄。药代动力学的改变，又直接影响着组织特别是靶器官中有效药物浓度维持的时间，影响了药物的疗效。此外，老年人常同时患有多种疾病，治疗中用药物品种较多，发生药物不良反应的概率相应增高。因此，老年人的安全用药与护理显得日益重要。

一、老年人常见药物不良反应

（一）老年人常见药物不良反应

药物不良反应是指在正常用量情况下，由于药物或药物相互作用而发生意外、与防治目的无关的不利或有害反应，包括药物不良反应、毒性作用、变态反应、继发反应和特异性遗传素质等。老年人常见的药物不良反应如下。

1. 精神症状。老年人中枢神经系统对某些药物的敏感性增高，可引起精神错乱、抑郁和痴呆等。如吩噻嗪类、洋地黄、降压药和吲哚美辛等可引起老年抑郁症；中枢抗胆碱药苯海索，可致精神错乱。老年痴呆患者使用中枢抗胆碱药、左旋多巴或金刚烷胺，可加重痴呆症状。

2. 直立性低血压。直立性低血压又称为体位性低血压，老年人血管运动中枢的调节功能没有年轻人灵敏，压力感受器发生功能障碍，即使没有药物的影响，也会因为体位的突然改变而产生头晕。使用降压药、三环抗抑郁药、利尿剂、血管扩张药时，尤其易发生直立性低血压，因此，在使用这些药时应特别注意。

3. 耳毒性。老年人由于内耳毛细胞数目减少，听力有所下降，易受药物的影响，而产生前庭症状和听力下降。年老体弱者应用氨基糖苷类抗生素和多粘菌素可致第八对脑神经损害。前庭损害的主要症状有眩晕、头痛、恶心和共济失调。耳蜗损害的症状有耳鸣、耳聋。由于毛细胞损害后难以再生，故可产生永久性耳聋，所以老年人使用氨基糖苷类抗生素时应减量，最好避免使用此类抗生素和其他影响内耳功能的药物。

4. 尿潴留。三环抗抑郁药和抗帕金森病药有副交感神经阻滞作用，老年人使用这类药物可引起尿潴留，而伴有前列腺增生及膀胱颈纤维病变的老年人尤易发生，所以在使用三环抗抑郁药时，开始应以小剂量分次服用，然后逐渐加量。患有前列腺增生的老年人，使用呋塞米、依他尼酸等强效利尿剂也可引起尿潴留，在使用时应加以注意。

5. 药物中毒。老年人各个重要器官的生理功能减退，60岁以上老年人的肾脏排泄毒物的功能比25岁时下降20%，70~80岁时下降40%~50%。肝脏血流60岁以上老年人比年轻时下降40%，解毒功能也相应降低。因此，老年人用药容易中毒。

（二）老年人药物不良反应发生率高的原因

老年人由于药物代谢动力学的改变，各系统、器官功能及代偿能力逐渐衰退，机体耐受性降低，患病率上升，对药物的敏感性发生变化，药物不良反应发生率增高。据统计表明，50~60岁患者的药物不良反应发生率为14.14%，61~70岁为15.17%，71~81岁为18.13%，80岁以上为24.10%。老年人药物不良反应发生率高的原因如下。

1. 同时接受多种药物治疗。老年人常患多种疾病，接受多种药物治疗，易产生药物的相互作用。现已确认，老年人药物不良反应的发生率与用药品种呈正相关。据统计，同时用药5种以下者，药物不良反应发生率为6%～8%，同时用6～10种时升至40%，同时用15～20种以上时，发生率升至70%～80%。

2. 药动学和药效改变。老年药物代谢和排泄能力减弱、肾功能减退，使具有药理活性的代谢产物蓄积，易引起药物不良反应。老年人所用药物在血液和组织内的浓度发生改变，导致药物作用增强或减弱，在药效欠佳时，临床医师常加大剂量，使老年人药物不良反应发生率增高。此外，老年人机体内环境稳定性减退，中枢神经系统对某些药物特别敏感，镇静药易引起中枢过度抑制；老年人免疫功能下降，使药物变态反应发生率增加。

3. 滥用非处方药。有些老年人常因缺乏医药知识，擅自服用、滥用滋补药、保健药、抗衰老药和维生素，用药的次数和剂量不当，易产生药物不良反应。

二、老年人的用药原则

1985年，WHO在肯尼亚首都内罗毕召开了合理用药专家会议，并将合理用药定义为："合理用药要求患者接受的药物适合其临床的需要，药物剂量应符合患者的个体化要求，疗程适当，药物对患者及其社区最为低廉。"一般认为，合理用药包含三个基本要素：安全、有效和经济。老年人由于各器官贮备功能及身体内环境稳定性随年龄而衰退，因此，对药物的耐受程度及安全幅度均明显下降。蹇在金教授推荐老年人用药五大原则可作为临床合理用药的指南。

（一）受益原则

受益原则首先要求老年人用药要有明确的适应证。其次，要求用药的受益风险比值＞1。只有治疗好处＞风险的情况下才可用药，有适应证而用药的受益风险比值者，不用药，同时选择疗效确切而不良反应小的药物。例如：无危险因素的非瓣膜性心房纤颤的成年人，若用抗凝治疗并发出血危险每年约1.3%，而未采用抗凝治疗每年发生脑卒中仅0.6%，因此，对这类患者不需抗凝治疗。又如：对于老年人的心律失常，如果既无器质性心脏病，又无血流动力学障碍时，长期用抗心律失常药可使死亡率增加，因此，应尽可能不用或少用抗心律失常药。选择药物时要考虑既往疾病及各器官的功能情况，对有些病症可以不用药物治疗则不要急于用药，如失眠、多梦的老年人，可通过避免晚间过度兴奋的因素包括抽烟、喝浓茶等来改善。

（二）5种药物原则

许多老年人多病共存，老年人平均患有6种疾病，常常多药合用，平均9.1种，多者达36种。过多使用药物不仅增加经济负担，减少依从性，而且还增加药物相互作用。有资料表明2种药合用可使药物相互作用增加6%，5种药增加50%，8种药增加100%。并非所有药物的相互作用都能引起药物不良反应，但无疑会增加潜在的危险性。40%非卧床老年人处于药物相互作用的危险之中，其中27％老年人处于严重危险。联合用药品种意多，药物不良反应发生的可能性意高。用药品种要少，最好5种以下，治疗时分轻重缓急。执行5种药物原则时要注意以下几点。

1. 了解药物的局限性，许多老年性疾病无相应有效的药物治疗，若用药过多，ADR的危害反而大于疾病本身。

2. 抓主要矛盾，选主要药物治疗。凡疗效不明显、耐受差、未按医嘱服用药物应考虑终止，病情不稳定可适当放宽，病情稳定后要遵守5种药物原则。

3. 选用具有兼顾治疗作用的药物：如高血压合并心绞痛者，可选用β受体阻滞剂及钙拮抗剂。高血压合并前列腺肥大者，可用α受体阻滞剂。

4. 重视非药物治疗。

5. 减少和控制服用补药。老年人并非所有自觉症状、慢性病都需药物治疗。比如轻度消化不良、睡眠欠佳等，只要注意饮食卫生，避免情绪波动均可避免用药。治疗过程中若病情好转、治愈或达到疗程时应及时减量或停药。

（三）小剂量原则

老年人用药量在中国药典规定为成人量的3／4，一般开始用成人量的1／4～1／3，然后根据临床反应调整剂量，直至出现满意疗效而无药物不良反应为止。剂量要准确适宜，老年人用药要遵循从小剂量开始逐渐达到适宜于个体的最佳剂量。有学者提出，从50岁开始，每增加1岁，剂量应比成人药量减少1％，60～80岁应为成人量的3／4，80岁以上为成人量的2／3即可。只有把药量掌握在最低有效量，才是老年人的最佳用药剂量。老年人用药剂量的确定，要遵守剂量个体化原则，主要根据老年人的年龄、健康状况、体重、肝肾功能、临床情况、治疗反应等进行综合考虑。

（四）择时原则

择时原则即选择最佳时间服药。根据时间生物学和时间药理学的原理，选择最合适的用药时间进行治疗。以提高疗效和减少不良反应。因为许多疾病的发作、加重与缓解都具有昼夜节律的变化，例如夜间容易发生变异性心绞痛、脑血栓和哮喘，类风湿性关节炎常在清晨出现关节僵硬等；药代动力学也有昼夜节律的变化。因此，进行择时治疗时，主要根据疾病的发作、药代动力学和药效学的昼夜节律变化来确定最佳用药时间。

（五）暂停用药原则

老年人在用药期间，应密切观察，一旦出现新的症状，应考虑为药物的不良反应或是病情进展。前者应停药，后者则应加药。对于用药的老年人出现新的症状，停药受益可能多于加药受益。因此，暂停用药是现代老年病学中最简单、有效的干预措施之一。

三、老年人安全用药的护理

随着年龄的增长，老年人记忆力减退，学习新事物的能力下降，对药物的治疗目的、服药时间、服药方法常不能正确理解，影响用药安全和药物治疗的效果。因此，指导老年人正确用药是护理人员的一项重要服务。

（一）全面评估老年人用药情况

1. 用药史。详细评估老年人的用药史，建立完整的用药记录，包括既往和现在的用药记录、药物的过敏史、引起不良反应的药物，以及老年人对药物的了解情况。

2. 各系统老化程度。仔细评估老年各脏器的功能情况，如肝肾功能的生化指标。

3. 服药能力和作息时间。包括视力、听力、阅读能力、理解能力、记忆力、吞咽能力、获取药物的能力、发现不良反应的能力和作息时间。

4. 心理-社会状况。了解老年人的文化程度、饮食习惯、家庭经济状况，对当前治疗方案和护理计划的了解、认识程度和满意度，家庭的支持情况，对药物有无依赖、期望、恐惧等心理。

（二）密切观察和预防药物不良反应

老年人药物不良反应发生率高，护理人员要密切观察和预防药物的不良反应，提高老年人的用药安全。

1. 密切观察药物不良反应。要注意观察老年人用药后可能出现的不良反应，及时处理。如对使用降压药的老年患者，要注意提醒其直立、起床时动作要缓慢，避免直立性低血压。

2. 注意观察药物矛盾反应。老年人在用药后容易出现药物矛盾反应，即用药后出现与用药治疗效果相反的特殊不良反应。比如用硝苯地平治疗心绞痛反而加重心绞痛，甚至诱发心律失常，所以用药后要细心观察，一旦出现不良反应应及时停药、就诊，根据医嘱改服其他药物，保留剩药。

3. 用药从小剂量开始。用药一般从成年人剂量的1／4开始，逐渐增大至1／3→1／2→2／3→3／4，同时要注意个体差异，治疗过程中要求连续性的观察，一旦发现不良反应，及时协助医生处理。

4. 选用便于老年人服用的药物剂型。对吞咽困难的老年人不宜选用片剂、胶囊制剂，宜选用液体剂型，如冲剂、口服液等，必要时也可选用注射给药。胃肠功能不稳定的老年人不宜服用缓释剂，因为胃肠功能的改变影响缓释药物的吸收。

5. 规定适当的服药时间和服药间隔。根据老年人的服药能力、生活习惯，给药方式尽可能简单，当口服药物与注射药物疗效相似时，则采用口服给药。由于许多食物和药物同时服用会导致彼此的相互作用而干扰药物的吸收。比如含钠基或碳酸钙的制酸剂不可与牛奶或其他富含维生素D的食物一起服用，以免刺激胃液过度分泌或造成血钙或血磷过高。此外，如果给药间隔过长达不到治疗效果，而频繁的给药又容易引起药物中毒。因此，在安排服药时间和服药间隔时，既要考虑老年人的作息时间又应保证有效的血浓度。

6. 其他预防药物不良反应的措施。由于老年人用药依从性较差，当药物未能取得预期疗效时，更要仔细询问患者是否按医嘱服药。对长期服用某一种药物的老年人，要特别注意监测血药浓度。对老年人所用的药物要进行认真的记录并注意保存。

（三）提高老年人服药依从性

老年慢性病患者治疗效果不满意，除与病因、发病机制不明，缺乏有效的治疗药物外，还有一个不容忽视的问题，就是患者服药的依从性差。老年人由于记忆力减退，容易忘记服药或错服药；经济收入减少，生活相对拮据；担心药物不良反应；家庭社会的支持不够等原因，导致服药依从性差。提高老年人服药依从性的护理措施如下。

1. 加强药物护理

（1）对住院的老年人，护理人员应严格执行给药操作规程，按时将早晨空腹服、食前服、食时服、食后服、睡前服的药物分别送到患者床前，并照顾其服下。

（2）对出院带药的老年人，护理人员要通过口头和书面的形式，向老年人解释药物名称、用量、作用、不良反应和用药时间。用字体较大的标签注明用药的剂量和时间，便于老年人记忆。此外，社区护士定期到老年人家中清点其剩余药片的数目，也有助于提高老年人的服药依从性。

（3）对空巢、独居的老年人则需加强社区护理干预。可将老年人每天需要服用的药物放置在专用的塑料盒内，盒子有四个小格，每个小格标明服药的时间，并将药品放置在醒目的位置，促使老年患者养成按时服药的习惯。

（4）对于精神异常或不配合治疗的老年人，护理人员需协助和督促患者服药，并确定其是否将药物服下。患者若在家中，应要求家属配合做好协助督促工作，可通过电话追踪，确定患者的服药情况。

（5）对吞咽障碍与神志不清的老年人，一般通过鼻饲管给药。对神志清楚但有吞咽障碍的老年人，可将药物加工制作成糊状物后再给予。

（6）对于外用药物，护理人员应详细说明，并在盒子上外贴红色标签，注明外用药不可口服，并告知家属。

2. 开展健康教育。护理人员可通过借助宣传媒介，采取专题讲座、小组讨论、发宣传材料、个别指导等综合性教育方法，通过门诊教育、住院教育和社区教育三个环节紧密相扣的全程健康教育计划的实施，反复强化老年人循序渐进学习疾病相关知识，提高患者的自我管理能力，促进其服药依从性。

3. 建立合作性护患关系。护理人员要鼓励老年人参与治疗方案与护理计划的制订，请老年人谈对病情的看法和感受，让老年人知道每种药物在整个治疗方案中的轻重关系，倾听老年人的治疗意愿。注意老年人是否非常关注费用。与老年人建立合作性护患关系，使老人对治疗充满信心，形成良好的治疗意向，可促进患者的服药依从性。

4. 行为的治疗措施

（1）行为监测：要求老年人记服药日记、病情自我观察记录等。

（2）刺激与控制：将老年人的服药行为与日常生活习惯联系起来，如设置闹钟提醒服药时间。

（3）强化行为：当老年人服药依从性好时及时给予肯定，依从性差时当即给予批评。

5. 帮助老年人保管药品，定期整理药柜，保留常用药和正在服用的药物，弃除过期变质的药品。

（四）加强药物治疗的健康指导

1. 加强老年人用药的解释工作。护理人员要以老年人能够接受的方式，向其解释药物的种类、名称、用药方式、药物剂量、药物作用、不良反应和期限等，必要时，以书面的方式，在药袋上用醒目的颜色标明用药的注意事项。此外，要反复强调正确服药的方法和意义。

2. 鼓励老年人首选非药物性措施。指导老年人果能以其他方式缓解症状的，暂时不要用药，如失眠、便秘和疼痛等，应先采用非药物性的措施解决问题，将药物中毒的危险性降至最低。

3. 指导老年人不随意购买及服用药物。一般健康老年人不需要服用滋补药、保健药、抗衰老药和维生素等。只要注意调节好日常饮食，注意营养，科学安排生活，保持平衡的心态，就可达到健康长寿的目的。对体弱多病的老年人，要在医生的指导下，辨证施治，适当服用滋补药物。

4. 加强家属的安全用药知识教育。对老年人进行健康指导的同时，还要重视对其家属进行有关安全用药知识的教育，使他们学会正确协助和督促老年人用药，防止发生用药不当造成的意外。

第三章 老年患者常见问题与护理

第一节 跌倒

跌倒（fall）是指无论可否避免，在平地行走或从稍高处摔倒在地并造成伤害，是老年人最常见的问题之一。据报道，65岁以上的老年人每年有三分之一跌倒，并且跌倒的发生率有随年龄增长而增加的趋势。老年人跌倒易造成骨折，老年人在髋关节、骨盆及前臂等部位的骨折中有90%由跌倒引起，老年人骨折不仅要遭受手术治疗带来的创伤，骨折带来的痛苦，更重要的是很多老年人被迫长期卧床，发生压疮、肺炎、肌萎缩、下肢静脉血栓等并发症，甚至因此而死亡。跌倒不仅对老年人的身体产生伤害，而且给其心理带来负面影响，所以应引起我们足够的重视。

一、针对老年人跌倒常见的内在因素而采取的护理措施

（一）预防视觉系统功能减退而引起的跌倒

老年人的居室照明充足，指导老年人看电视、阅读时间不可过长，避免用眼过度引起视觉疲劳。不要在光线昏暗的房间内久留，外出活动最好在白天进行。视力、听力差的老年人外出一定要有人陪同，遇到危险及时提醒。白内障、青光眼者应及时进行治疗，每年接受一次视、听力检查，注意检查老年人有无耳垢堆积。

（二）预防组织灌注不足所致的跌倒

对高血压、心律失常、血糖不稳定、直立性低血压所致的头晕、目眩，要帮助老年人分析和了解可能的危险因素和发病的前驱症状，掌握发病规律，积极防治可导致跌倒的疾病，如有效控制血压和血糖。老年人一旦出现不适应症状马上扶其就近坐下或搀扶上床休息。指导患者由卧位转为坐位，坐位转为立位时，速度要缓慢。改变体位后先休息1~2分钟。

（三）预防老年人肢体协调功能减弱引起的跌倒

对平衡功能差的老年人应加强看护，借助合适的器械能部分降低跌倒的危险。指导老年人行走时步伐要稳、慢，鞋子大小要适合，鞋底要防滑。对住院的老年人，还应了解跌倒史和是否存在跌倒的危险因素，在其床尾和护理病历上做醒目的标记，建立跌倒预防记录单。

（四）预防因脑血管意外及神经系统功能减退而致的跌倒

对患脑梗死后遗症、帕金森病、内耳眩晕症及小脑功能不全等平衡功能障碍的患者，评估其步态及平衡能力，进行必要的功能训练。对于高危患者，日常活动如起步、散步、上厕所及洗澡等应随时有人照顾，以防跌倒。

二、针对老年人跌倒常见的外在因素而采取的护理措施

1. 照明。开关方便老年人触及，室内光线充足且分布均匀、不闪烁，尤其是浴室、卧室和楼梯处要保证有足够的照明。

2. 布局。房间布局简洁，一般有床、柜、桌、椅即可，家具稳定、摆放合理，家具的转角处应尽量用弧形，以免碰伤老年人。电话机或呼唤器应方便易取。

3. 地面。地面平坦、干燥、不滑且不随意堆积障碍物；卫生间洗脸盆、浴缸、坐厕周围及厨房水池附近铺防滑垫。

4. 通道。通道地板要平整，不要有障碍物；楼梯设置扶手。

5. 扶手。浴室、洗手间应有结实的扶手，方便进出。

6. 卫生间。装设高度适宜的坐便器，周围装有扶手。

7. 睡床。床的高度应使老年人膝关节成直角坐在床沿时两脚足底全部着地，一般以从床褥上面到地面为50cm为宜，床的上方设有床头灯和呼唤铃，对意识障碍的老年人应加床档。睡觉中翻身幅度较大或身材高大的老年人，应在床旁用椅子作为护档；床的长宽要适宜。

三、衣着

避免穿衣摆过长会绊脚的长裤、睡袍。走动时应穿合脚的防滑鞋。穿脱袜子、鞋和裤时应坐着进行防止跌倒。

四、行动与活动

告知老年人了解自身的健康状况和活动能力，克服不服老，不愿麻烦别人的心理，走动前先站稳再起步。小步态的老年人，起步时腿要抬高一些，步子要大些。变换体位时（如便后起身、上下床、低头弯腰捡物、转身或上下楼梯）动作要慢，日常生活起居做到"3个30秒"，即醒后30秒再起床，起床后30秒再站立，站立30秒再行走。睡前床旁放置便器。告诫老年人早晨未完全清醒时不要下床活动。避免从事重体力劳动和危险性活动（如站在椅子上取高处物品）。

五、合理用药

避免药物因素引起的跌倒对服用镇静、安眠药的老年人，指导其上床后服用。应用降糖、降压及利尿药物的老年患者，注意观察用药后的反应。

六、运动锻炼

规律的运动锻炼（特别是平衡训练）可减少10％的跌倒发生率。指导老年人选择

适合的运动形式，如散步、慢跑、太极拳、平衡操等。

七、跌倒后的护理

（一）自我处置与救助

有不少老年人独自在家时发生跌倒。跌倒后躺在地上起不来，时间超过1小时，称为"长躺"。长躺对于老年人很危险，它能导致虚弱、疾病，还可能导致死亡。对跌倒的恐惧、肌肉损伤、全身疼痛、脱水和体温过低等都可能导致老年人跌倒后的"长躺"。因此要教会老年人，在无人帮助的情况下，安全起身。如果是背部先着地，就应弯曲双腿，挪动臀部到铺有毯子或垫子的椅子或床铺旁，然后使自己躺在较舒适的地上，盖好毯子，保持体温，并按铃向他人寻求帮助。如果找不到他人帮助，在休息片刻、体力有所恢复后，尽力使自己向椅子方向翻转身体，变成俯卧位。双手支撑地面，抬臀，弯膝；然后尽力使自己面向椅子跪立，双手扶住椅面，以椅子为支撑尽力站起来，再休息片刻，然后打电话寻求帮助。

（二）病情观察

监测头部受伤老年人的生命体征和意识状态，协助医生进行全身检查，确定有无损伤、损伤的类型及程度。

（三）针对损伤给予相应的护理

保持患者呼吸道通畅，保持受伤肢体固定，避免在搬运中出现二次损伤。

八、心理护理

对老年人进行安慰，疏导，帮助其克服恐惧心理。

九、健康指导

1. 向患者、家属及照顾者讲授跌倒的危险因素不良后果及防治措施。
2. 指导患者定期体检，及时治疗相关疾病，不乱用药物，少饮酒。
3. 指导家属及照顾者给予患者充足的时间进行日常活动，不要催促。

第二节　压疮

压疮（pressure sores）是身体局部组织长时间受压，血液循环障碍，造成皮肤及皮下组织持续缺血、缺氧、营养缺乏而致的软组织破损和坏死。老年人是发生压疮的高危人群。

一、老年患者压疮的特点

（一）愈合困难

老年患者由于营养不良、皮肤老化、组织修复能力差及并发慢性疾病等原因，一旦发生压疮，很难愈合。

（二）易继发感染

老年患者由于感觉减退、反应迟钝、痴呆及营养不良等原因，压疮局部及其周围组织易继发感染，严重者可并发全身感染而危及生命。

二、增进老年患者营养

营养不良既是导致发生压疮的内因之一，也是直接影响压疮愈合的因素。良好的睡眠是改善老年患者营养状况的重要方法。根据老年患者病情给予高蛋白、高热量和高维生素且易消化的饮食；去除引起营养缺乏的原因。必要时给予全身支持疗法，如输血液制品及静脉滴注高营养物质等，以增强抵抗力及组织修复能力，促进创面愈合。

三、评估出现压疮的危险因素

可使用诺顿皮肤量表协助对危险因素的确认。

四、落实压疮的预防措施

（一）避免局部组织长期受压

1. 长期卧床的患者要使用翻身表定时翻身，一般白天2小时翻身一次，夜晚4小时翻身一次。长久坐姿的患者，每小时要更换一次姿势。

2. 保护骨隆突处，使用海绵垫褥、气垫褥、翻身枕、气圈等。

3. 正确使用石膏、绷带及固定夹板，适当调节松紧，注意观察皮肤颜色和温度变化。

（二）避免局部潮湿等不良刺激

对大小便失禁，出汗的患者应使用温水及时清洁皮肤，洗净、擦干，局部皮肤涂凡士林软膏或爽身粉等。保持床铺和衣服清洁干燥，一旦潮湿应及时更换。

（三）避免摩擦力和剪切力的作用

协助患者翻身，换床单切忌用力拉、拖、推患者。使用便盆时应协助患者抬高臀部，不可硬拉、硬塞。患者半卧位时，床头抬高高度不超过30°，防止身体下滑。

（四）促进局部血液循环

对长期卧床的患者，每日应进行全身的关节活动，温水擦洗全身，促进肢体血液循环，按摩受压部位，对已经压红的软组织，不主张按摩。

五、压疮的护理措施

（一）第一期

第一期为淤血红润期，表现为受压局部暂时性的血液循环障碍，出现红、肿、热、痛或麻木，护理措施主要是增加翻身次数，防止局部受压，不做局部按摩，按摩会加重损伤。

（二）第二期

第二期为炎性浸润期，表现为局部由红变紫，皮下出现硬结、水肿和疼痛，形成水泡，此期对未破的小水泡要减少摩擦，防止破裂，促进其自行吸收防止感染。

（三）第三期

第三期为浅度溃疡期，表现为水泡扩大，表皮破溃，露出红润创面，有黄色渗液，伴有感染时出现脓性分泌物并有疼痛，此期对于大的水泡用注射器抽出泡内液体后用无菌纱布包扎，浅表创面可用纤维蛋白膜、溃疡贴膜等贴于表面。

（四）第四期

第四期为坏死溃疡期，表现为溃疡向深部组织和周围扩展，脓性分泌物增多，有臭味，坏死组织发黑，溃疡可深达骨骼，此期应先去除坏死组织，保持引流通畅、促进创面愈合。

（五）遵医嘱

遵医嘱给予全身和局部敏感抗生素应用。

六、健康指导

指导患者及其护理者，积极参与自我护理，学会如何完成翻身动作，如何正确使用防压用具，如何观察皮肤的变化及保持皮肤、衣物干净。选择日光充足居室居住。

第三节　便秘

便秘（constipation）是指排便困难，排便次数减少（每周少于3次）且粪便干硬，便后无舒畅感。便秘是老年人的常见症状。便秘不仅影响老年人的生理功能，还影响生活质量。临床上常见到便秘导致心脑血管病患者的病情加重，甚至猝死。

一、调整饮食结构

1. 多摄取可促进排便的食物，如蔬菜、水果、粗粮等高纤维食品。多食核桃仁粥、黑芝麻粥、松子粥、银耳粥等具有滋补和润肠排便作用的食物。

2. 增加饮水，病情许可时每日饮水量在2000～2500ml，每天清晨喝一杯温开水或淡盐开水，每餐前饮用温开水、柠檬汁等饮料，促进肠蠕动。可常饮用蜂蜜水，以利排便。忌饮咖啡、浓茶，忌吃辛辣食物。

二、鼓励患者适当运动

根据个人身体情况从事适宜老年人的活动，如散步、慢跑、打太极拳等，每天有30~60分钟活动和锻炼，在促进肠蠕动的同时，也可改善情绪。卧床或坐轮椅的患者可通过转动身体、挥动手臂、被动活动等方式进行锻炼。

三、养成良好的排便习惯

1. 排便有规律，定时排便，最佳时间是饭后。最好固定时间。
2. 排便时不阅读报纸、杂志或听广播，集中精力，避免排便时间过久。
3. 排便时最好采取蹲姿，增加腹肌张力，促进肠蠕动。
4. 长时间卧床患者应按时给予便器，刺激排便，最好取坐姿或适当抬高床头，以增加腹内压力易于排便。

四、提供适当排便环境

房间内居住两人以上者，可在床单位间设置屏风或窗帘，便于老年人的排便等需要。照顾老年人排便时，只协助其无力完成部分，不要一直在旁陪伴，以免老年人紧张而影响排便，更不要催促，使老年人精神紧张，不愿麻烦照顾者而憋便，导致便秘或失禁。

五、腹部自我按摩

在清晨和晚间排尿后，取卧位用双手食指、中指和无名指相对，沿结肠走向，自右下腹向上到右上腹，横行至左上腹再向下至左下腹，沿耻骨上回到右下腹作腹部按摩，促进肠蠕动。轻重速度以自觉舒适为宜，开始每次按摩10圈，以后逐步增加，在按摩同时可做肛门收缩动作。还可用手指轻压肛门后端，也可做腹式呼吸锻炼法、肛门会阴锻炼法等。

六、采用药物干预

由原发病引起的便秘应积极治疗原发病，对于饮食和行为调整无效的慢性便秘，应用药物治疗。

（一）开塞露法

使用前先将开塞露瓶的头部封口剪去，注意头端光滑，以免损伤黏膜，先挤出少许液体润滑开口处，然后取左侧卧位，放松肛门并做深呼吸，将开塞露头端轻轻插入肛门后，将药物挤入直肠，忍耐5~10分钟后排便。

（二）肥皂栓法

将肥皂削成圆柱体（长3~4cm，底部直径约1cm），将肥皂栓蘸取热水后轻轻插入肛门。对于有肛门黏膜破裂、损伤、肛门剧烈疼痛者，不宜使用此法通便。

（三）口服腹泻剂

蜂蜜10~20ml，温开水溶化，晨服。甘油、石蜡或香油10~20ml，睡前服用，番泻叶、果导片等药应遵医嘱使用。

七、灌肠

老年人采用灌肠时需根据便秘的严重程度和全身情况来选择和配制灌肠液。常见灌肠液有生理盐水、甘油，液状石蜡、"1.2.3"灌肠液（50％硫酸镁30ml，甘油60ml，温开水90ml）。

八、取粪结石法

当老年人持续便秘，粪便干结或形成粪石，粪石较大，需戴手套帮助患者从直肠内取出粪石。

九、健康教育

1. 帮助患者重建良好的排便习惯。与患者共同制订按时排便的时间表，安排有足够的时间排便，避免他人干扰，防止意识性的抑制排便。

2. 提供良好的排便环境。尽量避免患者受厕所及外界因素的影响。便器应清洁而温暖。体质虚弱的老年人可使用便器椅，提供排便坐姿的依托，减轻排便不适感，保证安全。指导老年人在坐位时把脚踩在小凳子上，身体微倾，心情放松，先深呼吸，后闭住声门，向肛门部位用力排便。

3. 选用有助润肠通便的食物。晨起可服一杯淡盐水，上午和傍晚各饮一杯温热的蜂蜜水以助通便。水果中香蕉、李子、西瓜的润肠通便效果良好，可根据季节适量食用。

4. 指导老年人正确使用通便药物，避免药物不良反应性便秘。

第四节　失眠

失眠（Insomnia）是一种症状，不是一种疾病，主要表现有晚上时常惊醒，需要很长时间才能入睡，或者很早就醒来而不易继续睡眠。慢性失眠通常都是失眠超过1个月以上。大约50％的老年人抱怨自己有睡眠问题，尤其是入睡和保持睡眠困难，这主要是大脑皮层抑制功能减弱和兴奋过程增强所致。

一、老年人失眠的原因

（一）生理性因素

随着年龄的增长，神经细胞逐渐减少，大脑协调昼夜变化关系的松果体萎缩，导致老年人睡眠节律发生紊乱，难以得到充足的睡眠。此外，夜尿次数增多是老年人的普遍现象，也可扰乱正常睡眠。

（二）病理性因素

老年人常患有多种慢性疾病，如心脑血管疾病、呼吸系统疾病、逼尿肌功能紊乱与前列腺肥大，以及其他退行性脊椎病、颈椎病、类风湿性关节炎、四肢麻木等疾病引起的疼痛、咳嗽、瘙痒、呼吸困难和尿频等，均可影响睡眠。

（三）环境因素

老年人对外界环境变化较为敏感，如声音、光线、燥热等，可使老年人难于入睡。环境杂乱不宁，易将睡眠浅的老年人吵醒而不能再入睡。养老院以及住院的老年人，常表现出对作息时间与环境改变不能适应而造成失眠现象。

（四）药物因素

睡前服用引起神经兴奋的药物，如治疗结核病的异烟肼，治疗哮喘的麻黄碱、氨茶碱等，易产生兴奋而难以入睡。茶是兴奋剂和利尿剂，睡前几小时饮浓茶可导致失眠。此外，左旋多巴、苯妥英钠等都能引起老年人失眠，还可引起噩梦扰乱睡眠。夜间服用利尿剂会增加夜尿次数，造成再度入睡困难。

（五）精神心理因素

有关资料统计，老年人中，有抑郁状态及抑郁倾向的比例明显高于年轻人。抑郁症多有失眠、大便不通畅、心慌等症状，其睡眠障碍主要表现为早醒及深睡眠减少。随着患者年龄的增加后半夜睡眠障碍越来越严重，主诉多为早醒和醒后难再入睡。各种心理社会因素，如丧事、外伤后应激被迫退休、与社会隔离、参加社区活动减少，均可引起老年人的思虑、不安、怀念、忧伤、焦虑，使老年人产生失眠症。老年人失眠的主要特点为入睡困难，脑子里想的事情总摆脱不掉，或者刚刚睡着，又被周围的声响或噩梦惊醒，醒后再难以入睡。

（六）白天睡眠过多

老年人因白天没有太多的事情要做，因而小睡过多，也是影响夜间老年人睡眠的原因之一。适当控制白天睡眠，能够明显改善夜间的睡眠质量。

二、失眠患者的护理

高质量的睡眠，有助于提高人的机体免疫力。所以要求老年人调整自己的身心，克服在睡眠问题上的心理障碍，确保每天有充足的睡眠时间。

（一）帮助合理安排睡眠时间

老年人睡眠时间的分配一般夜间为5~6小时，早睡早起；中午为1~1.5小时最佳。过多的睡眠会加速身体各器官的功能退化，适应能力降低，使抵抗力降低，易发各种疾病。

（二）提供合适的卧具

老年人易患骨关节疾患，应避免过软的床垫，以木板床为宜，上垫床褥，宜柔软、平坦，厚薄适中，太厚易引起过热出汗，过薄则易受凉。被子、床单、枕头均须整洁，使人感到舒适。枕头应松软，其高度以侧卧时头部与躯干保持水平为准。合适的床铺和枕头有利于老年人的休息。反之，不仅影响睡眠，还可能诱发或加重腰痛和颈肩部疼痛。

（三）指导睡前充分放松

1. 避免过度兴奋。睡前不宜做强度大的活动，不宜看紧张的电视节目和影片，不看深奥的书籍，勿饮浓茶或咖啡。

2. 睡前勿进食。老年人晚饭不宜吃得太饱，晚饭后不要多饮水。睡前避免进食油腻及糯米类的食物，以免增加胃肠负担，使膈肌上抬，胸部受压，腹部饱胀，引起多梦。

3. 精神放松。睡前在室外空气新鲜的地方慢慢散步半小时，或者打打太极拳，练练气功，自我按摩腰背部肌肉，聆听轻快的音乐等，可使心神宁静，对老年人睡眠有利。

4. 热水泡脚。睡前用温热水泡脚10~20分钟，可以清洁皮肤、预防皮肤感染，促进下肢足部血液循环，有助于大脑的抑制扩散，起到催眠作用。由于偏瘫或糖尿病而存在肢端感觉障碍的老年人，泡脚时应有人看护，以免发生皮肤烫伤。

5. 睡前排尿。避免膀胱充盈，减少夜间排尿次数。

（四）告知并协助取正确的睡眠姿势

老年人睡时身体稍微弯曲并向右侧卧较为适宜，这样有利于肌肉组织的松弛，消除疲劳，帮助胃中食物向十二指肠方向推动，避免心脏受压。右侧卧过久可调换为仰卧，舒展上下肢，将躯干伸直，勿将手压在胸部，不宜抱头枕肘，双下肢避免交叉或弯曲，全身肌肉尽量放松，保持血液循环通畅，呼吸自然平和。

（五）心理护理

耐心引导患者正确对待失眠，告知患者：老年人需要睡眠的时间少，连续睡眠时间缩短，这是正常生理现象，不必过于紧张而四处求医。偶尔1~2天睡眠较差，也应正确看待，次日多休息一些就可补偿。

（六）用药护理

遵医嘱使用镇静剂、安眠药，告知患者这些药应短期服用，剂量宜小不宜大，次数宜少不宜多，疗程宜短不宜长。药物宜交替应用，不宜固定一种安眠药，不宜与酒类或兴奋药合用。长期服用，往往会产生依赖性而不易解脱，对老年人的食欲、排便、肝脑产生不良影响，甚至会有安眠、镇静作用不明显，而药物的不良反应却很显著的情况。

三、睡眠异常的观察与护理

（一）睡眠形态的改变

护理人员在评估老年人的睡眠状况时，需要同时注意睡眠形态的变化，及早发现老年人出现其他问题的先兆。例如，老年人突然的早起或是失眠，可能是情绪紊乱的表现。心脏或呼吸系统的疾病也可导致睡眠紊乱。夜间躁动不安及意识混乱可能是服用镇静剂产生的不良反应。夜尿次数增加可能预示糖尿病、高血压、粥动脉硬化等疾病的发生。

（二）睡眠呼吸暂停综合征

该病以50岁以上男性和绝经后女性为多，老年人最常见。老年人的睡眠呼吸暂停综合征是指睡眠中口、鼻腔无气体呼出持续10秒以上，1小时内发作超过8次的现象。老年人睡眠多有打鼾，打鼾时会伴有20秒或更长时间的"无呼吸期"。此征多见于肥胖、慢性阻塞性肺疾患和冠心病患者，严重时可诱发猝死。对于有此征的老年人，应指导其积极治疗原发病，加强夜间睡眠的观察，留心口鼻呼吸气流，及时发现，及时救护。有鼾声和高度肥胖者，或伴有慢性阻塞性肺疾病患者，不要轻易服用安眠药或安定药，控制饮酒，减轻体重，避免诱发睡眠呼吸暂停综合征。

第五节　疼痛

疼痛（pain）是由感觉刺激而产生的一种生理、心理反应及精神上不愉快经历。它是老年人最为常见的症状之一。老年人疼痛主要有来自骨关节系统的四肢关节、背部、颈部疼痛、头痛以及其他慢性病引起的疼痛。

一、老年人疼痛的特点

老年人由于感觉功能减退以及神经退行性病变，随年龄增长对疼痛的敏感性逐渐下降，对疼痛的阈限提高，故临床表现症状相对较轻，有时会掩盖病情贻误抢救和治疗。

二、老年人疼痛表现

持续性疼痛的发生率高于普通人群，骨骼肌疼痛的发生率增高，功能障碍和生活行为受限等症状明显增加。老年人疼痛经常伴有抑郁、焦虑、疲劳、睡眠障碍、行走困难和康复减慢的特点。

三、病情观察

注意观察疼痛的部位、性质、持续时间、有无放射痛及并发症、用药后疼痛缓解情况。

四、去除引起疼痛的原因

（一）骨关节疾病引起的疼痛

调节饮食、服用钙制剂，通过理疗、针灸、推拿、按摩等方法治疗以减轻骨质疏松、关节疾病引起的疼痛。

（二）外伤引起的疼痛

根据病情争取清创、止血包扎及固定等治疗措施。

（三）脑血管意外引起的疼痛

明确诊断后及时给予降颅压、减轻脑组织水肿及改善微循环、营养脑细胞等药物治疗。

（四）胸腹部手术后的疼痛

教会老年患者深吸气和有效咳嗽，以减轻胸腹疼痛。

（五）患癌症的疼痛

根据疼痛的程度使用麻醉性和非麻醉性止痛药。

五、合理使用止痛药物

1. 掌握疼痛规律，应在疼痛前给药。

2. 给药前护理人员应了解止痛药物的作用、使用剂量、给药途径、作用和不良反应以及老年人的病情。

3. 未明确诊断前，不能随便使用止痛药，以免掩盖疼痛性质，延误治疗。

4. 如果非麻醉性止痛药能够缓解疼痛，就不要用麻醉性止痛药，两次用药之间应间隔一定时间。

5. 注意观察药物的不良反应，服药30分钟后评价止痛效果。

六、采用非药物止痛的方法

热敷、冷敷、按摩及震动按摩；深呼吸、腹式呼吸及打呵欠，音乐疗法等均有助于减轻疼痛。

七、心理护理

重视、关心患者的疼痛，认真倾听患者的主诉。消除对患者的不良情绪刺激，维持良好的心理状态。为患者施行有效的非药物止痛疗法，转移对疼痛的注意力，减轻疼痛。

八、鼓励并指导运动锻炼

运动锻炼对于缓解慢性疼痛非常有效。运动锻炼可以增强骨承受负荷及肌肉牵张的能力，减缓骨质疏松的进程，帮助恢复身体的协调和平衡。运动锻炼在改善全身状况的同时，可调节情绪，振奋精神，缓解抑郁症状。

九、健康指导

向老年人介绍引起疼痛的原因及诱因，教老年人学会放松技术，了解止痛药物的使用方法，增强对疼痛的适应能力，了解止痛药的不良反应和防治。

第六节　疲劳

疲劳（fatigue）是指因体力或脑力消耗过度或刺激过强，细胞、组织或器官的功能或反应能力减弱而出现的一种生理现象，经过休息这种现象可在短期内消失。老年人经常感到疲劳，误以为这是与增龄有关的一种自然现象，往往不被自己或亲属所重视，但这应引起护理人员重视，要及时认真查找原因，使老年人保持良好的健康状况，提高生活质量。

一、病情观察

注意观察老年人的情绪、精神状况和活动情况，询问其睡眠情况。

二、寻找病因

因疾病因素引起的疲劳感，应及时到医院就诊，尽快查找原因，早期发现和积极治疗，使疲劳得到缓解。

三、用药护理

对睡眠不好的老年人，如果需要服用催眠药，最好用短效的药物，且在就寝前1小时服药为宜，可有效减轻疲劳感。

四、心理护理

做好心理护理，消除心理疲劳。随着年龄的增长和疾病缠身，有些老年人在晚年生活中会有心理空虚，生活乏味之感，从而出现大脑皮层抑制，心理疲惫。针对情绪低落抑制引起的疲劳的防治，主要是调整好心态，克服心理障碍及消除焦虑、抑郁症状。

1. 使生活充实，如练书法，学绘画，唱歌，跳舞，种花草及读书看报等。

2. 老有所为。根据自己知识、经验等优势，继续发挥余热。

3. 多交一些老年朋友，在一起聊天、娱乐或游玩，保持乐观情绪，培养健康心理，疲劳之感便会自然而然地减轻或消失。

五、健康指导

在老年人出现疲劳时，要保证充分的休息和睡眠；若症状没有改善要及时就医治疗。

第七节　尿潴留

尿潴留（retention of urine）指尿液在膀胱内不能排出，可分急性尿潴留和慢性尿潴留。急性尿潴留是指突然发生的，短时间内的膀胱充盈，尿液无法排除，患者感到尿胀难忍。慢性尿潴留起病缓慢，患者可无临床表现。

一、病情观察

1. 注意观察患者排尿情况，观察尿量、颜色及性状。
2. 观察患者的面色、血压、脉搏。

二、急性尿潴留护理

1. 由于麻醉、手术后引起的尿潴留，应尽量采取诱导排尿方法，必要时可根据平时习惯姿势排尿，如上述方法无效时可采用导尿术。
2. 导尿术。要严格执行无菌技术，一般无须保留导尿管，但有前列腺增生、神经性膀胱功能障碍等原因引起的尿潴留需留置导尿。
3. 急性尿潴留。导尿未成功、年老体弱不宜施导尿术者可行耻骨上膀胱穿刺抽尿或耻骨上经皮穿刺放置导尿管术。
4. 做耻骨上膀胱穿刺或上导尿管。放出膀胱内的潴留尿液时，要控制速度，不可过快。对极度充盈的膀胱，应分次放出尿液，每次300～500ml，并间隔一定时间，避免一次放出大量尿液导致患者出现冷汗，面色苍白，低血压，膀胱出血等。
5. 耻骨上膀胱造瘘管患者护理
（1）保持引流管通畅，避免导管受压、扭曲，致使膀胱内液体潴留。
（2）固定好引流管，防止滑脱或过度牵拉，引起患者的不适。
（3）每天更换切口敷料，保持清洁干燥，避免感染。
（4）用无菌液体低压冲洗，冲洗原则为无菌、微温低压、少量、多次，并每2～4周更换1次造瘘管，每天更换尿袋。
（5）拔除造瘘管前应先行夹管试验，证明经尿道排尿通畅，方可拔除。
（6）拔管时间不能早于术后12天。
（7）长期带有膀胱造瘘管的患者可适时采取间断关闭、开放瘘管，训练膀胱及排尿、储存尿液功能，避免发生膀胱肌无力。

三、慢性尿潴留的护理

（一）二次排尿

对慢性尿潴留的患者可使其养成二次排尿的习惯，指导患者在第一次排尿后，站或坐2~5分钟后再次排尿，可增加膀胱的排尿效应，减少残余。

（二）定期排尿

对排尿次数较少或膀胱感觉缺失的患者，先让患者做1~3次的排尿情况记录，然后逐渐减少排尿间隔，直至达到每4~6小时排尿一次的目的。

（三）诱导排尿

如听流水声，刺激肛门、大腿内侧，轻叩下腹靠会阴处等。

（四）其他

对二次排尿和定期排尿无反应的患者可采用留置导尿或间歇导尿的方法。

四、做好留置导尿管的护理

1. 保持尿道口周围皮肤的清洁，定时用生理盐水擦拭并去除分泌物。

2. 保持导尿管通畅，防止扭曲、受压。

3. 当患者下床活动时，导尿管不应高过耻骨联合水平。

4. 保持集尿引流的封闭性。

5. 鼓励患者多喝水，减少尿路感染及结石的发生，定期更换导尿管。留置导尿期间，应间歇开放引流和训练膀胱逼尿肌功能，每4~6小时开放一次，可预防膀胱萎缩。

6. 积极治疗原发病，尽量缩短留置导尿的时间。

第八节　尿失禁

尿失禁（uroclepsia）是指尿液不受主观控制而由尿道口溢出或流出。尿失禁可发生在各个年龄组的患者，但它是老年人最常见的疾病，女性的发生率高于男性。

一、病情观察

1. 注意观察患者排尿情况。

2. 注意观察患者会阴及骶尾部皮肤。

二、行为治疗的训练

行为治疗训练包括盆底肌训练、排尿习惯训练。

（一）盆底肌训练

对轻度压力性尿失禁，且认知功能良好的年轻老年人有效，坚持6个月以上的训练效果较好。

（二）膀胱行为的训练

适用于急迫性尿失禁，但认知功能良好的患者。根据记录调整排尿的间隔时间，开始可1小时排尿一次，以后逐渐延长间隔时间，直至每隔2~3小时排尿一次，促进正常排尿功能恢复。期间出现尿急可通过收缩肛门，两腿交叉的方法来控制，然后逐步延长间隔时间。留置导尿管者，行膀胱再训练，首先夹闭导尿管，有尿液时放开导尿管10~15分钟，以后逐步延长。

（三）排尿习惯训练

认知障碍的老年患者，根据其排尿记录，制订排尿计划，定时提醒，帮助养成规律性的排尿习惯。

三、心理护理

老年患者多因长期尿失禁而自卑，对治疗信心不足。因此要给予充分的理解和尊重，并给予支持和协助，注意保护其隐私，告诉老年患者对治疗要有信心，主动配合则效果满意。

四、选择合适的排尿用品

对于无尿意出现尿失禁的患者，可使用集尿器或纸尿裤。长期尿失禁患者应实施无菌留置导尿术。

五、做好皮肤护理

尿液长期浸蚀皮肤，可使皮肤角质层变软而失去正常的防御功能，而尿液中氨对皮肤的刺激，易引起皮疹，或发生压疮。因此，要及时清洁皮肤，更换衣裤、尿垫及床单，洗净擦干皮肤后可涂适当的油膏保护皮肤。

六、饮食护理

1. 饮食要清淡，多食含纤维素丰富的食物，防止因便秘而引起的腹压增高。给予高蛋白、高维生素易消化的饮食。

2. 为了预防尿路感染和结石的形成，应指导患者适量饮水，一般每天摄入2000~2500ml，晚上应减少饮水，少用咖啡和茶，以免影响睡眠。避免饮用高硬度的水，可饮用净化水。

七、间歇性排尿的护理

适用于残余尿量过多或无法自行解出小便的患者，每隔4小时先诱导患者排尿，再给予导尿，使膀胱定期、规律性地充盈后，排空达到或接近生理状态。每次导尿记录患者残余尿液量，根据患者的恢复情况逐渐减少导尿次数，延长间隔时间。

八、积极祛除诱发因素

对于过于肥胖的老年人要通过饮食控制，增加活动来减少肥胖。慢性呼吸道感染者，积极控制感染，按时服用抗生素，切勿在尿路感染症状改善或消失后自行停药。

九、健康指导

（一）骨盆底肌训练

指导患者做骨盆底肌训练、膀胱行为及排尿习惯训练。骨盆底肌训练包括两个阶段。

1. 第一阶段。站立，双手交叉置于肩上，足尖呈90°，足跟内侧与腋窝同宽，用力夹紧，保持5秒，然后放松。重复此动作20次以上。简易的骨盆底肌运动可在有空时进行，以收缩5秒、放松5秒的规律，在步行、乘车、办公时都可进行。

2. 第二阶段

（1）平躺、双膝弯曲。

（2）收缩臀部的肌群向上提肛。

（3）紧闭尿道、阴道及肛门，此感觉如尿急但无法如厕需做闭尿的动作。

（4）保持骨盆底肌群收缩5秒，然后缓慢放松5～10秒后，重复收缩。可每天进行有效的自我训练，运动的全程，照常呼吸、保持身体其他部位放松。

（二）指导就厕

指导家属为老年人提供良好的就厕环境。

第九节　皮肤瘙痒症

瘙痒是很多皮肤病中常见的一种症状，患者只有皮肤瘙痒而无明显原发损害者称为皮肤瘙痒症（itching of the skin）。是老年人中的常见皮肤疾病。老年性皮肤瘙痒症常与气候季节变化有明显关系，大多在秋末及气温急剧变化时发生。

一、病情观察

注意观察皮肤的颜色、是否有抓痕、破损、出血和皮疹。

二、休息

除全身症状较重或皮损广泛者外，一般患者不需卧床，以免影响夜间睡眠。

三、饮食护理

饮食宜清淡，多食新鲜蔬菜、水果，少食油腻食物，忌食辛辣、海鲜食物和发物，多饮水，忌饮浓茶、咖啡和酒。

四、皮肤护理

1. 定期修剪指甲，避免抓伤皮肤。尽量避免搔抓患处以免导致皮肤破溃及感染。

2. 不用过热、过冷的水沐浴，沐浴不宜过频繁，洗澡时间不宜过长，不宜过多使用药皂或碱性肥皂，洗澡后可外用具有润泽、保护皮肤、防止水分蒸发的霜剂。

3. 指导患者穿柔软、宽大全棉内衣，以减少对皮肤的刺激。

4. 避免用搔抓或摩擦等机械性刺激和热水烫洗来止痒。

五、用药护理

1. 根据医嘱使用适当药物，向患者耐心解释外用药的使用方法，协助患者涂擦药膏或包敷药。

2. 患者痛痒剧烈，烦躁不安时可适当使用镇静剂。

六、心理护理

分散患者的注意力，多安慰患者使其情绪稳定，避免烦躁。

七、健康教育

1. 告知患者本病的原因、诱因及发病规律，使患者学会自我调节和控制。

2. 老年患者宜穿着透气性好，柔软宽松棉质内衣、内裤，使用棉被单。不宜穿用纤维品、丝织品羊毛织品的衣被。衣柜忌放杀虫剂和消毒剂。

第十节　听力障碍

随着年龄的增长，感觉功能逐渐老化，其中听觉变化最大，听觉系统衰老而引起的听力障碍（dysaudia），表现为老年人特有的双耳缓进性高频音的听觉困难和语言分辨能力差的感应性耳聋。

一、改变交流与沟通方式

1. 调整与听力减退者的沟通方式，如书写交流、手势交流或给电话听筒加增音装置。

2. 帮助其把需要解释和说明的事记录下来，使因听力下降引起的交流障碍影响减至最小。

3. 交流应在安静的环境中进行，交流前先正面进入老年人的视线，轻拍老年人以引起注意。

4. 对老年人说话要清楚且慢，不高声叫喊，使用短句表达意思。

二、病情观察

与患者交流时注意观察患者的反应。

三、饮食护理

1. 进清淡饮食，减少外源性脂肪的摄入。尤其要注意减少动物性脂肪的摄入。少吃过甜、过咸食物，多吃新鲜蔬菜和水果，以保证维生素C的摄入。

2. 戒烟、限酒。烟、酒对听神经均有损害作用，尤其是烟中的尼古丁进入血液，使小血管痉挛，血流缓慢，黏度增加，内耳供血不足。

四、心理护理

1. 鼓励老年人最亲密者多与老年人交流，让老年人的情绪得到宣泄，减少孤独感。

2. 对老年人不理解的语言要耐心解释，合理运用非语言沟通技巧如触摸，以表示对老年人的热情和关爱

五、坚持适当的体育锻炼

运动能够促进全身血液循环，使耳内的血液供应得到改善。

六、局部按摩

教会老年人用手掌和手指按压耳朵，手指环揉耳屏，每日3~4次，以增加耳膜活动，以促进局部血液循环。

七、定期做听力检查与对症治疗

目前尚无有效的永久治愈老年性耳聋的方法。只有通过各种方法减缓老年性耳聋的进展。应用扩张血管、改善血液循环、养神经的药物积极治疗相关慢性病，如高血压、冠心病、动脉硬化、高脂血症、糖尿病减轻对血管的损伤。老年人一旦发觉耳鸣或听力下降就到医院进行听力检查，尽早发现和治疗。

八、教会老年人佩戴和正确使用助听器

根据老年人的要求和经济情况，结合专业人员测试结果，选择佩戴合适的助听器。帮助患者适应助听器；正确使用助听器且控制音量；学会调节音量；保持助听器的正常工作状态；进行适应性自我训练；使用2~3个月后重新调整。

九、健康指导

1. 指导老年人避免噪声刺激。日常生活和外出时应注意加强个人防护，尽量注意避开噪声大的环境或场所，避免长期的噪声刺激。

2. 避免服用具有耳毒性的药物。严格按医嘱用药，尽量使用耳毒性低的药物。

第十一节　视觉障碍

随着年龄增长，老年人因视觉功能逐渐老化而发生视觉障碍（depraved vision）。

一、提供适宜的生活环境

1. 给予适宜的室内光线。老年人的居室阳光要充足。提高照明度能弥补老年人视力下降所造成的困难，但应避免用单个强光灯泡和刺眼的阳光直接照射到老年人的眼睛。当室外强光照射进室内时，可用物质窗帘遮挡。晚间用夜视灯以调节室内光线。

2. 老年人生活环境中的物品放置要相对固定，使用的物品应简单、特征性强。

二、休息与活动

保证充足的睡眠有助于眼的保健。做适当的活动和锻炼，注意劳逸结合。

三、保护视力

1. 老年人在黯淡的照明或刺眼的强光下都会感到视物困难，所以不要长时间在昏暗的环境中阅读。

2. 选择合适的阅读材料，避免用眼过度疲劳，尤其是精细的用眼活动最好安排在上午进行，看书报、电视的时间不宜过长。

3. 为老年人提供印刷清晰、字体较大的阅读材料，且最好用淡黄色的纸张，避免反光。

四、增强外出活动的安全性

老年人外出活动安排在白天进行。在光线强烈的户外活动时，佩戴抗紫外线的太阳镜。从暗处转到明处或从明处转到暗处时要停留片刻，要适应后再行走。

五、饮食护理

1. 摄入丰富的维生素。维生素对老年人的视力保健起着非常重要的作用。每日食用7种以上的新鲜蔬菜、水果达400~500g，经常食用鱼类、牛奶、花生、酵母、麦芽、豌豆类食品，烹调油选用麦胚油、玉米胚油，能满足老年人各种维生素的需要。

2. 摄入足量的水分。每日饮水量（包括食物中所含水量）应达2500ml，相当于8杯水，可帮助稀释血液，有助于眼的血液供应。对于青光眼的老年人，每次饮水量为200ml，间隔1~2小时，以免使眼压升高。

3. 培养健康的生活方式。进食低脂、清淡饮食，忌辛辣食物，戒烟，控制饮酒量，减少含咖啡因食物的摄入。

六、督促老年人定期接受眼科检查

患糖尿病、心血管疾病的老年人督促每半年接受眼科检查1次；近期自觉视力减退或眼球胀痛伴头痛的老年人，应马上做相应的视力检查。及时配戴和更换眼镜。

七、心理护理

告知老年人视力降低对阅读、日常生活、社交活动的影响，帮助其调整生活计划。消除焦虑心理，避免情绪过度激动。

八、积极治疗眼科常见疾病和相关慢性疾病

比如治疗老年性白内障、青光眼和老年性黄斑变性。

九、健康指导

（一）指导滴眼剂的正确使用和保存

1. 用滴眼剂前清洁双眼，用食指和拇指分开眼睑，眼睛向上看，将滴眼剂滴在下穹隆内，闭眼，再用食指和拇指提起上眼睑，使滴眼剂均匀地分布在整个结膜腔内。

2. 滴眼时，注意不可触及角膜。每种滴眼剂使用前均应了解其性能、维持时间、适应证和禁忌证，检查眼药有无混浊、沉淀、过期。

3. 滴药后需按住内眼角数分钟，防止滴眼剂进入泪小管，吸收后影响循环和呼吸，平时要多备一瓶滴眼剂以备遗失时使用，使用周期较长的滴眼剂应放入冰箱内冷藏，切不可放入贴身口袋。

（二）指导配镜

配镜前先验光，确定有无近视、远视和散光，然后按年龄和老视程度增减屈光度。老年人的眼睛调节力衰退是随年龄的增长而逐渐发展的，因此，要定期做眼科检查，以更换适合的眼镜。

第十二节　口腔干燥

口腔干燥（xerostomia）在老年人中很常见，健康老年人中约有40％诉说口腔干燥。正常的唾液量能湿润口腔，维持口腔黏膜的完整性，保持味觉，预防龋齿，帮助说话流畅。导致老年人口腔干燥的原因有唾液腺自身的退行性变化，疾病及用药对唾液腺分泌产生的影响。

一、饮食护理

1. 应多食用滋阴清热生津的食物，如丝瓜、芹菜、豆豉、红梗菜、黄花菜、枸杞头、甲鱼，水果可选择甘寒生津的西瓜、甜橙、梨等。

2. 饮食以少食多餐为宜。

3. 忌食辛辣、干燥、温热食品，如酒、茶、咖啡、油炸食物、羊肉、狗肉、鹿肉，以及姜、葱、蒜、辣椒、胡椒、茴香。

二、口腔护理

保持口腔清洁，早晚正确刷牙，餐后漱口，晚上临睡前的刷牙尤为重要，养成餐后用牙线的习惯。有口腔溃疡者，可经常用金银花、白菊花或乌梅甘草汤等代茶泡服或漱洗口腔。

三、重视对牙齿、牙龈的保健

1. 养成每日叩齿按摩牙齿的习惯，以促进局部血液循环，增强牙周组织的功能和抵抗力，保持牙齿的稳固。

2. 每年做1~2次牙科检查，及时治疗口腔疾病，修复缺损牙齿，做1~2次洁牙治疗，促进牙龈的健康。

3. 少食甜食，睡前不吃糖果、糕点。义齿与基牙可易引起菌斑附着，故餐后及夜间在清洁口腔的同时，要取出义齿并刷洗。

四、采用有益于唾液分泌的措施

1. 对服用药物所致的唾液减少，如某些镇静剂降血压药、阿托品类药、利尿药以及具有温补作用的中药等引起的口腔并发症，应减少药物剂量或更换其他药物。

2. 如唾液腺尚保留部分分泌功能，可咀嚼无糖型口香糖、口含青橄榄或无糖的糖果以刺激唾液分泌。

五、健康指导

（一）指导正确刷牙

1. 牙齿的外侧面和内侧面从牙龈往牙冠方向旋转牙刷，牙刷毛束的尖端朝向牙龈，即上牙朝上，下牙朝下。牙刷毛与牙面呈45°。

2. 刷牙的咬合面，将牙毛放在咬合面上，然后来回刷。

3. 顺牙缝刷洗，刷牙不要遗漏舌面，温水刷牙，每次刷牙时间应达到3分钟，轮换选用各种品牌牙膏，避免使细菌产生耐药性。

（二）牙刷的选择和保管

选用磨头软毛牙刷，每1~3个月换新牙刷。刷牙毕即清洗牙刷，刷头向上，置于通风处晾干，以减少细菌产生耐药性。

（三）叩牙和按摩牙龈

每日晨起或入睡时上下牙齿轻轻对叩各十下，能促进牙体和牙周组织血液循环。用坚定的手法压口唇角，中心牙部及底部以按摩牙龈，每日2~3次，每次2~3分钟。

第十三节　营养缺乏

衰老导致的生理变化及社会、经济因素影响，使老年人容易发生各类营养缺乏（the lack ofnutrition），其中较为突出的是蛋白质—能量营养缺乏。营养缺乏使老年人免疫力低下，并加速衰老进程，对老年人健康影响很大。

一、控制原发病

对因原发病严重所致的营养的不良，应积极治疗原发病，以阻断恶性循环，增强患者的免疫力。对因服药引起的食欲下降，要在正确的指导下调整药物的剂量与品种。

二、饮食护理

补充足够的蛋白质和热量，烹调时注意食物的色、香、味，少食多餐，定期称体重。

三、心理护理

有针对性地做好老年人心理疏导，鼓励其参加有意义的社交活动和适度运动，使其心情愉悦，食量增加。

四、创造良好的就餐环境

餐室内定时通风，保持餐室环境清洁，尽可能让老年人和家人一起用餐或集体进餐。对无力自行采购和烹饪食物的老年人提供相应的帮助。

五、健康指导

（一）指导适度运动与活动

指导老年人根据自身的体力和年龄，适度锻炼。可在室内或户外进行活动，改善情绪，增强食欲。

（二）食品的选择和烹制

选购的食物必须新鲜，清洁。食品不宜在冰箱长期存放。如果口感食物味淡，可在用餐时蘸醋，或每餐有一个味重菜，羹汤类食品能增加和味蕾的接触，有利于提高食欲。

（三）根据食谱制作食物

做食物注意色、香、味齐全以刺激食欲。经常更换食品类型和烹调方法，有助于增进食欲。

第十四节　大便失禁

大便失禁（feacal incontinence）是指粪便随时呈液态流出，自己不能控制。大便失禁通常伴随尿失禁发生，多见于六十岁以上的老年人，女性多于男性，多产的老年妇女发生率最高。大便失禁不仅造成多种并发症，而且会伤害老年人的自尊，造成老年人焦虑、惧怕、尴尬，严重影响他们的日常生活和社会交往。

一、病情观察

1. 注意观察生命体征的变化、有无脱水及电解质紊乱。
2. 注意观察大便的性质、颜色、量，尽早采集标本送检。

二、局部皮肤护理

每次便后用温水清洁皮肤，在肛门涂擦油膏、氧化锌软膏，保护皮肤，防止破损。

三、应用止泻剂

根据病情及医嘱，给予适当的止泻剂。

四、饮食护理

1. 应进食营养丰富、易消化吸收、少渣少油的饮食，腹泻严重时，可短期禁食或给予清淡流质饮食，及时补充水分，防止电解质紊乱和酸碱失衡。
2. 恢复期给予半流质饮食，止泻后给予软质饮食。
3. 避免吃产生气体的食物，如牛奶、白薯等，避免吃易引起腹泻的食物。

五、重建良好的排便习惯

1. 在固定的时间内排便，防止粪便团结，对固体性大便失禁者，每天餐后甘油灌肠，鼓励老年人增加活动。
2. 指导进行排便控制训练。每隔2～3小时给老年患者递一次便器，训练良好的排便习惯，建立规律的排便时间，以减少大便失禁的次数，重建良好的排便功能。对肛门内外括约肌尚存一些神经支配的大便失禁患者，可采用生物反馈疗法。

六、心理护理

老年人常因排便失去控制而感到自卑、焦虑、羞愧，护士应多理解、尊重患者，给予心理疏导和安慰，增强患者战胜疾病的信心。

七、健康指导

（一）盆底肌锻炼

收缩肛门，每次10秒，放松间歇10秒，连续15~30分钟，每日数次，坚持4~6周可改变症状。

（二）指导患者及家属保持皮肤清洁干燥

定时通风换气，保持空气清新，使老人心情舒畅。

第十五节　吞咽功能障碍

吞咽是一种复杂的神经肌肉反射性协同运动，包括口腔、咽、喉和食管，它使食物团从口腔进入胃。老年人由于上述诸结构黏膜上皮变形、萎缩、腺体分泌减少，感觉渐趋迟钝，食管蠕动减弱，食管下括约肌松弛，防止胃、食管反流的生理屏障作用减弱等原因，较易发生吞咽功能障碍（swallowing dysfunction）。随着病变的性质、程度和部位的不同，其所引起吞咽障碍的症状也有较大的差异。

一、吞咽功能障碍常见症状

1. 吞咽哽噎症。患者自觉在吞咽通道的某一部位（如咽部或食管）食团通过不畅，有梗阻感，但仍能不太费力地咽下食物。

2. 吞咽速度减慢。老年人原发病引起的吞咽障碍或食团经过病变部位时部分受阻，此时吞咽时间延长，但食物仍可逐渐咽下。

3. 误吸。误吸是指饮食等物质进入到声门以下的气道。误吸时一般可引起咳嗽反射即呛咳而影响吞咽，甚至并发吸入性肺炎，对老年人更易造成严重后果。

二、病情观察

注意观察和评估患者吞咽障碍的性质和程度。

三、饮食护理

（一）做好进食的准备

1. 保持环境整洁安静，使患者集中注意力进食。

2. 清洁口腔，吸尽痰液后休息30分钟再行喂食，常规备好吸引器。

3. 对尚能起床的轻型患者，取坐直头稍前屈位，以使食物顺利从咽部进入食管。中型患者取坐位，护士或家属位于患者头偏向的一侧喂食，以利于食物向舌部运送，减少反流和误吸。重型卧床患者床头抬高30~80cm，头稍前屈，偏向一侧。

4. 告知患者进食时，注意力要集中，细嚼慢咽，切忌边吃边谈，思想分散，囫囵吞枣及匆忙进餐。避免进食呛咳。

5. 饮食应较软，必要时给予半流质或冻状、糊状物质，如豆腐脑、蛋羹、稠粥等。菜肴中不宜含有坚硬骨刺、枣核之类，以利咀嚼和吞咽，不吃糯食及粉状食物。

（二）进食方法

1. 轻型吞咽障碍患者能咀嚼，但不能用舌向口腔深处送食物，用汤匙将少量食物（10~15ml）送至舌根处，嘱患者咽下。

2. 中型吞咽障碍患者，先试喂1小匙（5~10ml）温开水，如吞咽顺利，再喂1/4匙稠粥，指导患者用舌搅拌后吞咽，确认口腔无食物再喂下一口。入口量酌情增加至1小匙，喂食时间不少于30分钟；少量多餐，不宜过饱。如果进食过程中出现呛咳、呼吸急促则停止喂食，进行叩背和吸引。进食后出现呕吐则头偏向一侧，及时清理呕吐物。

3. 重型吞咽障碍患者，极易发生误吸，甚至窒息。要反复向患者家属交代不要擅自经口喂食；尽早留置胃管行鼻饲，胃管插入长度55~70cm，以减少食物反流。鼻饲量250~350ml/次，20~30min注入，4次/天，鼻饲后保持体位30分钟。鼻饲期间在护士监视下可给予患者咀嚼一些可口食物，然后嘱其全部吐出，鼻饲时及鼻饲后30分钟注意观察患者呛咳、食物反流情况，如无则在保留胃管鼻饲的情况下，按中型吞咽障碍患者喂食的方法喂食，以糊状食物为主。

四、护士做示范指导患者做吞咽功能训练

1. 指导患者伸舌舔上下唇及左右口角或进行咀嚼动作以锻炼舌肌、咀嚼肌。

2. 做鼓腮、吮手指动作以锻炼颊肌、喉部内收肌。

3. 0℃冰水刺激软腭、咽后壁、舌根或做空吞动作，以上训练3次/天，5~10分钟/次。

五、心理护理

吞咽障碍的患者常因进食困难、呛咳而产生焦虑、急躁、悲观情绪，因此护士在指导患者进行进食训练时，态度要温和、要有耐心、多安慰鼓励患者，使患者能安心治疗和训练，调动患者的主观能动性，树立恢复健康的信心。

六、健康指导

1. 指导患者每次餐后及早晚均应漱口并饮温开水，因为食物反流，口腔卫生较差等原因常导致食物残渣潴留发酵、腐败而致咽部水肿充血，从而加重吞咽困难。

2. 轻度吞咽困难给予流质或半流质饮食，如牛奶、鸡蛋花、稀饭等，少量多餐，避免刺激性食物的摄入。

3. 对严重吞咽困难采用鼻饲者，告知其家属，每次注入食物前要抽吸胃液，确保导管在胃内，以防将食物注入气管造成窒息；每次注完食物后注入20ml左右温开水以冲洗胃管；鼻饲毕要将胃管反折并保持清洁。

4. 坚持吞咽动作训练，不适随诊。

第四章　老年人心血管系统常见疾病的护理

第一节　老年高血压患者的护理

老年高血压（hypertension）是指60岁以上的老年人，在未使用抗高血压药物的情况下，血压持续或非同日三次以上收缩压（SBP）18.7kPa（140mmHg）和（或）舒张压（DBP）12.0kPa（90mmHg）。老年高血压病是导致老年人脑卒中、冠心病、充血性心衰、肾衰竭和主动脉瘤发病率和死亡率升高的主要危险因素之一，是严重威胁老年人健康长寿及影响其生活质量的主要疾病，因此认真做好老年高血压患者的护理，对稳定病情和康复具有积极意义。

一、病情观察

1. 每日定时测量血压，调整降压药时要严密监测血压，对血压持续增高的老年患者应监测血压，掌握血压的变化规律并认真做好记录。

2. 老年高血压患者容易出现脑血管意外、心力衰竭等严重并发症，因此对血压不稳定、血压急剧增高的患者应密切观察病情变化如出现神志改变、肢体发麻、剧烈头痛、视力模糊、恶心、呕吐等症状时应及时报告医生处理。

3. 高血压危象的观察。血压显著升高，以收缩压升高为主，出现头痛、烦躁、头晕、心悸、气促、恶心、呕吐、视力模糊等症状时，立即报告医生，并遵医嘱积极进行降压治疗。

4. 老年人对药物比较敏感，用药后易发生不良反应，因此，要观察各类降压药物的反应。

二、休息与活动

1. 老年高血压患者应避免过度紧张和劳累，保证充足的睡眠。有并发症的患者应根据病情适当休息，病情严重者应绝对卧床休息，减少搬动患者。

2. 适当运动，控制体重。根据老年人的身体耐受情况，指导其做适量的运动，选择有氧运动，可降压、改善脏器功能、提高活动耐力，如慢跑、健身操、骑自行车、游泳等，避免竞技性、力量型的运动，一般每周3～5次，每次30～40分钟。肥胖者可通过限制每日热量及钠盐摄入量、加强运动等减轻体重。

三、饮食护理

严格限制钠盐摄入，每日摄入食盐3～5g。减少热量、胆固醇、脂肪的摄入，补充适量蛋白质，多食用蔬菜、水果，预防便秘。多食含钾食物，如香蕉、橘子、葡萄、土豆、菠菜等。戒烟限酒，少食多餐。

四、用药护理

1. 遵医嘱合理应用降压药。老年人用降压药剂量不宜过大，一般为常用量的1/2或1/3。用量从小剂量开始，逐渐加量。指导督促患者按时按量服药。

2. 观察用药后血压变化，防止直立性低血压。老年人用药时要注意避免选用可引发直立性低血压、抑郁症或对心肌有抑制作用、使心跳减慢的药物。最好使用一天一次给药且降压作用能持续24小时的药物，以防止脑血栓的发生。

五、心理护理

1. 老年高血压患者易出现焦虑、抑郁、激动等情绪反应，情绪反应又可使血压升高，形成恶性循环，因此，要多关心体贴患者，使其保持情绪稳定。

2. 应鼓励患者使用正向的调适方法，如通过与家人、朋友间建立良好的关系得到情绪支持，从而获得愉悦的感受。

六、健康指导

1. 指导患者及家属合理膳食，控制动物脂肪、钠盐的摄入，忌烟限酒。

2. 指导患者学会控制情绪，维持心理平衡，避免各种不良刺激的影响。

3. 指导患者合理安排生活，注意劳逸结合，注意保暖，室温保持一定的温度，洗澡时避免受凉。

4. 告知患者改变体位时动作宜缓慢，以防晕厥及直立性低血压。冬季外出时保暖以防寒冷诱发血压升高。

5. 保持大便通畅，大便时勿用力及屏气，必要时服用缓泻剂，防止并发症发生。

6. 告知药物的名称、剂量、用法、疗效与不良反应，强调规律用药的重要性，嘱患者按时服药，不可随意增加或减少药量，坚持服药。

7. 教会患者和家属正确测量血压的方法，嘱按时测量血压并记录，长期监测血压的变化。血压持续升高或出现头晕、头痛、恶心等症状时应及时就医。

第二节　老年心绞痛患者的护理

老年心绞痛（elderly angina pectoris）是冠状动脉机械性或动力性狭窄所致的冠状动脉供血不足，心肌急剧地、暂时地缺血、缺氧所引起的以短暂胸痛为主要表现的临床综合征。

一、病情观察

1. 严密观察胸痛的特点及伴随症状。老年人心绞痛表现多不典型，以不稳定性心绞痛为多。疼痛部位可在牙部与上腹部之间的任何部位。由于老年人痛觉减退，其疼痛程度往往较轻，而疼痛以外的症状，如喉部发紧、胃灼热、左上肢酸胀、气促、疲倦等表现较多。

2. 随时监测生命体征、心电图的变化，注意有无急性心肌梗死的可能。

3. 注意观察胸痛发作的诱因与表现，记录服药后缓解的时间。

二、休息与吸氧

1. 疼痛发作时嘱患者立即停止活动，坐下或半卧位休息，立即舌下含服硝酸甘油或硝酸异山梨酯，缓解疼痛。老年人心绞痛频繁发作时要绝对卧床休息。

2. 必要时给予氧气吸入。

三、饮食与活动

1. 合理饮食。选择低脂，低胆固醇，富含蛋白质及丰富维生素的食物，避免食用过多的动物性脂肪和高胆固醇食物，严禁暴饮暴食，要少量多餐，戒烟酒。

2. 适当活动。注意适当运动，劳逸结合，避免过劳，如散步、慢跑、太极拳等有氧运动有助于促进侧支循环的发展。保证充足睡眠。

四、心理护理

指导患者放松，缓解其焦虑和恐惧情绪。稳定患者情绪，减少心肌耗氧量。

五、用药护理

1. 遵医嘱用药。硝酸酯制剂、β受体阻滞剂、钙拮抗剂、阿司匹林等。

2. 舌下含服硝酸甘油。针对老年人口干的特点口服硝酸甘油前应先用水湿润口腔，再将药物嚼碎置于舌下，使药物快速溶化生效；也可选用硝酸甘油喷雾剂，首次使用硝酸甘油时宜平卧，因老年人易出现成压反射导致血容量降低。

3. 硝酸甘油见光易分解，应放在棕色瓶中，6个月更换一次以防药物受潮、变质而失效。

4. 使用钙拮抗剂时，应注意钙拮抗药可引起老年人低血压，应从小剂量开始使用。

5. 使用阿司匹林或肝素等药物时，注意观察有无出血。

6. 伴有慢性阻塞性肺病、心衰或心脏传导病变的老年人对 β 受体阻滞剂很敏感，故应逐渐减量或停药。

六、健康指导

1. 让患者了解心绞痛发作规律，去除诱因如劳累、寒冷刺激、饱餐、用力排便及排尿、情绪激动等。

2. 有心绞痛发作史的老年人应随身携带保健药盒（内有硝酸甘油、亚硝酸异戊酯、硝苯地平、地西泮）硝酸甘油应半年更换1次，以保证药效。

3. 夜间发作时可让患者坐起或两足下垂以缓解症状。

4. 说明情绪对疾病的影响，指导患者保持情绪稳定，避免精神刺激。冬季注意防寒保暖。

5. 提倡冠心病患者喝硬水（无机盐镁、钙等含量高），对保护心脏有利。多食用蔬菜与水果及纤维素丰富的食物如豆芽菜等，以保持每日粗纤维不少于10g为好，对降低胆固醇、保持大便通畅有利。避免暴饮暴食并戒烟。

第三节　老年急性心肌梗死患者的护理

老年急性心肌梗死（acute myocardialinfarction，AMI）是在冠状动脉粥样硬化基础上，冠状动脉内斑块破裂出血，血栓形成或冠状动脉严重持久地痉挛，发生冠状动脉急性阻塞，冠状动脉血供急剧减少或中断，相应心肌发生持续而严重的缺血而导致的部分心肌缺血性坏死。

一、病情观察

1. 监护。安置患者于冠心病监护病房（coronary care unit，CCU）连续监测心电图、血压、呼吸5～7天，及时发现各种心律失常。

2. 注意观察胸痛的特点及表现。老年AMI的表现不典型，有的老年人可无胸痛，有的老年人表现为牙、肩、腹等部位的疼痛或出现胸闷、恶心、休克等情况。

3. 注意观察有无意识改变，要准确记录出汗量及尿量。

4. 老年人夜间病情变化多且快，应加强巡视。

二、休息

疼痛时绝对卧床休息，保持病室安静、舒适，限制探视，保证患者充足的休息和睡眠时间。根据病情患者取半卧位或平卧位。第1～3天绝对卧床休息，一切日常生活均由他人协助进行，减轻患者心脏负荷，降低心肌耗氧量，限制或缩小心肌梗死范围。持续低流量吸氧，改善心肌缺氧状态。

三、活动

病情稳定后逐渐增加活动量可促进心脏侧支循环的建立和心功能的恢复。无并发症者发病后2～3天协助翻身，活动肢体，以防止发生肺炎、便秘与深静脉血栓。

四、饮食

给予低钠、低脂、低胆固醇、富含维生素、纤维素、易消化的半流质饮食，以少量多餐为宜，不宜过饱。

五、预防便秘

保持大便通畅，避免用力排便，清晨空腹饮水一杯或起床前顺时针腹部按摩，同时做缩肛动作10～20次。

六、溶栓治疗及护理

脑出血是老年人溶栓治疗时最危险的并发症，所以对接受急性溶栓治疗的老年人，应密切观察有无头痛、意识改变及肢体活动障碍，注意血压及心率的变化，及时发现脑出血的征象。

七、急性介入治疗护理

老年AMI患者介入治疗的并发症相对较多，应密切观察有无再发心前区疼痛，心电图有无变化，及时判断有无新的心肌缺血发生。

八、用药护理

血管紧张素转换酶抑制剂（angiotensin converting enzyme inhibitors，ACEI）可有头晕、乏力、肾功能损害等不良反应，故老年患者应使用短作用制剂，从小剂量开始，几天内逐渐加至耐受剂量，且用药过程中要严密监测血压、血清钾浓度和肾功能。

九、心理护理

1. 急性期注意安慰患者，消除紧张、恐惧心理。解释不良情绪会增加心脏负荷和心肌耗氧量。指导患者放松技术，分散注意力，必要时遵医嘱给予镇静剂。

2. 向患者介绍本病的知识和监护室的环境。关心尊重、鼓励、安慰患者，耐心回答患者提出的问题，帮助其树立战胜疾病的信心。

3. 护士进行各项抢救操作时，应沉着、冷静、正确、熟练，给患者以安全感。操作前应告知患者注意及配合事项，以利其配合。

4. 稳定患者家属情绪，使其不在患者面前流露绝望情绪。

十、健康指导

1. 保持情绪稳定，心境平和。
2. 饮食上注意避免饱餐，禁烟酒，多食粗纤维素的食物，以保持大便通畅。
3. 坚持按医嘱服药。
4. 定期复查，不适随诊。

第四节　老年心律失常患者的护理

心律失常（cardiac arrhythmias）是指心脏冲动的频率、节律、起源部位、传导速度与激动次序的异常。心律失常的发生率随年龄而增高，这不仅是因为老年人较多的患有器质性心脏病，也因为年龄本身影响了神经系统和心脏传导系统导致心律失常的检出率非常高，包括室上性期前收缩、室性期前收缩、心房颤动、房室传导阻滞、翼性心动过缓、窦房阻滞等。

一、病情观察

（一）病情判断

明确心律失常的性质及严重程度，寻找心律失常的病因和诱因。

（二）密切观察

观察患者的心率、心律、呼吸、血压的变化，注重患者的主诉，及时处理先兆症状。

（三）心电监护

发现下述情况应立即报告医生并做适当处理。

1. 室性期前收缩（RonT型、RonP型、二联律）。
2. 连发性室性期前收缩。
3. 多源性室性期前收缩。
4. 室性期前收缩≥5次/分钟。
5. 室性心动过速。
6. 川度以上房室传导阻滞。
7. 心动过缓，HRs50次/分钟。

（四）密切观察患者意识变化

若出现意识丧失、昏迷、抽搐提示阿斯综合征，应立即抢救。若收缩压＜80mmHg，脉压＜20mmHg，面色苍白、四肢厥冷、尿量减少，应立即进行抗休克处理。

二、饮食护理

1. 发作后 4～24 小时内禁食或进流食。

2. 24 小时后进低胆固醇、低动物脂肪、低热量、低糖软食，少量多餐，一日六餐为宜。

3. 避免过冷过热的食品，以免诱发心律失常。

4. 多吃蔬菜、水果，防止便秘。

三、对症护理

（一）心悸的护理

1. 休息与体位。轻度心悸不受体位限制，一般情况可卧床休息，卧床休息时，加强生活护理。

2. 兴奋迷走神经。适用于阵发性室上性心动过速。常用方法有：

（1）刺激咽喉，诱发恶心、呕吐。

（2）屏气即深吸气后闭口、手捏鼻，然后用力呼气或深呼气后闭口、手捏鼻，然后用力吸气。

（3）压迫眼球。

（4）颈动脉窦按摩。

3. 给氧。伴有呼吸困难，发绀等缺氧表现时可给予氧气吸入。

4. 病情观察。心悸发作时立即记录心电图以协助诊断。

5. 制订活动计划。建立健康的生活方式，避免过度劳累。无器质性心脏病的心律失常患者则鼓励其正常生活。

（二）心源性晕厥的护理

1. 休息与活动。患者一旦有头晕、黑蒙等先兆症状应立即平卧，防止摔伤。反复发作者则应卧床休息，加强生活护理，控制活动范围。

2. 避免诱因。应避免情绪激动和紧张、剧烈活动及快速改变体位。

3. 复苏准备。对反复发生阿斯综合征的患者做好随时复苏的准备。

（1）准备常用的抗心律失常药。

（2）准备安装心脏起搏器。

（3）做好同步或非同步电击除颤及心肺脑复苏的准备。

四、心电监护

心电监护时，加强电极周围皮肤的护理，及时观察处理监护仪使用过程中的异常情况。

五、心理护理

给予积极的心理疏导，使患者保持乐观稳定的情绪，积极配合治疗。

六、用药护理

1. 严格按医嘱给药。口服药需按时按量，静脉药应缓慢注射，同时监测用药过程中及用药后的心率、心律、脉搏、血压、呼吸和意识状态，判断疗效和药物的不良反应。

2. Ⅰ类抗心律失常药如奎尼丁、利多卡因、普罗帕酮等，需监测血压、心率及心律的变化，尤其应警惕发生奎尼丁晕厥及阿斯综合征。若心脏骤停应立即行胸外按压等抢救。

3. Ⅱ类抗心律失常药如普萘洛尔等，可引起窦性心动过缓、房室传导阻滞、低血压、心力衰竭及诱发支气管哮喘等。

4. Ⅲ类抗心律失常药如胺碘酮等，可导致心动过缓，大剂量时可致房室传导阻滞。同时应注意肝脏功能和甲状腺功能。

5. Ⅳ类抗心律失常药如维拉帕米等，应注意有无低血压、心动过缓、房室传导阻滞、心搏停顿等。

七、健康指导

1. 介绍心律失常的常见病因、诱因及防治知识。

2. 养成健康的生活习惯，注意劳逸结合、生活有规律。保证充足的休息与睡眠；保持乐观、稳定的情绪。戒烟酒，避免摄入刺激性食物。

3. 保持大便通畅，心动过缓患者避免排便时屏气。

4. 指导患者学习并掌握自我监测脉搏的方法，对危及患者生命的严重心律失常应教会家属心肺复苏术。

5. 遵医嘱按时服药，不可擅自停药或改用其他药物。如有不适，随时就诊。

6. 有介入治疗适应证的心律失常患者应劝其早日接受介入治疗。

附：心脏除颤、电复律护理

（一）术前护理

1. 向患者及家属解释电复律的方法及注意事项，消除患者的紧张情绪及思想顾虑。

2. 备齐各种急救器械及药品。

3. 协助医生做好必要的实验室检查，避免应用利尿剂。

4. 术晨禁食，情绪紧张者遵医嘱服少量镇静剂。

5. 尽量将患者置于单人病房，嘱患者术前排空大、小便。

（二）术中护理

1. 卧硬板床，解开衣领、裤带。

2. 给氧，保持呼吸道通畅。

3. 建立静脉通道，遵医嘱给药。

4. 协助医生做好静脉麻醉。

5. 清洁粘贴电极处皮肤，擦去油脂。

6. 电极板上涂导电糊或包裹以生理盐水浸湿的纱布。

7. 配合放置电极板于患者心前区及左肩胛下，充电到150～200W·S。

8. 按操作规程放电后观看心电示波是否恢复性心律，如不成功可每次递增50W·S，间隔5分钟，重复电击，但一般不超过3次。

（三）术后护理

1. 复律后继续心电监护2～4小时，若有异常应适当延长监护时间。

2. 给予高热量、高维生素、易消化饮食，但复律后24小时内宜进清淡少量半流质食物。

3. 绝对卧床休息2～3天。

4. 密切观察患者的心率、心律、呼吸、血压、面色、神志等变化，并及时通知医生。

5. 向患者介绍抗心律失常药物的使用及注意事项，坚持按医嘱服药，避免过度劳累、情绪激动等诱因，定期门诊随访。

第五节　老年心力衰竭患者的护理

心力衰竭（heart failure）是指由于各种心脏病变和长期心脏负荷过重，使心肌收缩力减弱，心脏排出量减少，静脉回心血量不能充分排出，引起静脉系统瘀血，动脉系统灌注不足而发生的一系列综合征。老年人机体内环境不稳定、抗病能力差，不仅易患心衰，而且临床表现错综复杂，治疗效果差，因此高质量的护理尤为重要。

一、病情观察

1. 老年心衰患者病情变化快，要严密观察病情变化，定时测量心率、血压、体温，测量心率、脉搏时要严格计数1分钟，并注意节律是否规则。

2. 观察呼吸频率、节律及深浅度的变化，观察发绀情况，监测血气分析和血氧饱和度。

3. 观察咳嗽、咳痰和咯血情况，观察痰的性质及量、咯血的性状及血量。

4. 注意观察有无夜间阵发性呼吸困难，如发现患者心率增快、乏力、尿量减少，应及时通知医生且出现急性肺水肿征兆，应立即准备配合抢救。

5. 观察并准确记录24小时出入量，并定期做尿比重测定。

6. 老年人肝、肾功能下降，药物代谢慢，容易发生毒性反应，因此护理人员要注意观察用药反应，使用洋地黄类药物的患者，每次给药前计数脉搏，脉率低于60次／分钟或脉律不齐，出现黄视、恶心、呕吐、精神异常等症时应报告医生。使用血管扩张剂时要严密观察血压变化；使用利尿剂时注意观察有无低血钾、低血压的表现。

7. 观察患者是否有腹胀、食欲不振、恶心、呕吐、腹痛、尿少等症状。

8. 观察有无颈静脉充盈症状，是否有皮肤等软组织水肿情况。

二、注意休息

老年心衰患者应注意休息，以免加重病情。

（一）心功能Ⅰ级

应适当休息，保证睡眠，注意劳逸结合。

（二）心功能Ⅱ级

应增加休息，但能起床活动。

（三）心功能Ⅲ级

应限制活动，增加卧床休息时间。

（四）心功能Ⅳ级

应绝对卧床休息，但可进行床上的下肢活动及按摩，预防静脉血栓形成。

三、饮食护理

宜进低盐、低热量、低脂、高维生素、易消化饮食，要少量多餐，避免刺激性食物，一般每日食盐量应控制在5g以内，在服用利尿剂期间不应过分限制盐，水肿患者要严格控制盐及水分的摄入。

四、酌情给氧

一般情况下不需给氧，但对心力衰竭伴严重睡眠低氧血症者，可于夜间低流量吸氧，吸氧流量1～2L／分钟。

五、基础护理

1. 老年心衰患者应严格控制输液量和输液速度，一般应20～30滴／分钟，急性肺水肿应控制在15滴／分钟。

2. 保持大便通畅，避免大便时过度用力，必要时可给缓泻剂。

3. 绝对卧床休息的患者，应定时翻身，并保持床单整洁、干燥，防止压疮发生。

4. 呼吸困难者易发生口干、口臭，应加强口腔护理。

5. 老年人易受凉而诱发心衰，因此要注意保暖，保持室内空气新鲜。

六、急性肺水肿的抢救配合及护理

1. 输液者立即减慢或停止输液，通知医生并安慰患者。

2. 老年患者一般体力较差，协助患者坐位或半卧位，两腿下垂，减少静脉回流。

3. 给予高流量氧气并通过20%～30%乙醇湿化后吸入。

4. 遵医嘱给予镇静、强心、利尿及血管扩张剂。

5. 观察记录患者神志、面色、心率、心律、呼吸、血压、尿量、药物反应情况。

七、健康指导

1. 指导患者根据心功能情况适度安排活动，如看书、打字等，以不出现心悸气短为原则。

2. 呼吸困难、咳嗽、咳痰者，取半卧位或坐位，以减少回心血量，减轻肺瘀血。

3. 饮食宜低盐、低脂、易消化饮食。心功能Ⅱ级者，每日食盐控制在5g以下；心功能Ⅳ级者，每日食盐控制在1g以下。

4. 有水肿的患者注意穿柔软、宽松的衣服。

5. 向使用血管扩张剂药物的患者讲明，不要突然改变体位，如起床、下蹲后，均需缓慢起身，防止直立性低血压及晕厥。在服用洋地黄类药物时，若出现恶心、黄视、复视等现象时，应及时复诊。

6. 戒烟、戒酒。肥胖者应减肥。预防感冒。主动接受正确合理的氧疗。

7. 坚持规律排便，保持大便通畅。3天以上无大便者，应用缓泻剂。

8. 帮助患者消除紧张、恐惧和抑郁情绪是治疗老年心衰的重要措施。因此，要尽力解决好患者心理上或生活中的疑虑和困难，尽可能避免一切不良刺激，使患者树立信心，这样有利于老年患者心功能恢复使其病情趋向稳定。

第五章 老年人呼吸系统常见疾病的护理

第一节 老年慢性阻塞性肺疾病患者的护理

慢性阻塞性肺疾病（chronic obstructive pulmonary disease，COPD）是指一种具有气流受限特征的肺部疾病，气流受限不完全可逆，呈进行性发展。与慢性支气管炎和肺气肿密切相关。慢性支气管炎是指支气管壁的慢性、非特异性炎症。以慢性反复发作的咳嗽、咳痰或伴有喘息为临床特征。慢性阻塞性肺气肿（简称肺气肿）是指终末细支气管远端的气道弹性减退、过度膨胀、充气和肺容量增大，伴有气道壁的破坏。当慢性支气管炎或（和）肺气肿患者肺功能检查出现气流受限并且不能完全可逆时，则为COPD。

COPD是老年常见病，随年龄增高而增多。反复发病可使气道狭窄或阻塞，最终导致肺气肿及肺源性心脏病。

一、病情观察

1. 观察咳嗽、咳痰的情况及诱发因素，准确记录痰量和性质，及时、正确采取痰标本送实验室检查，以提供可靠的诊断指标。

2. 观察患者的呼吸和缺氧的情况。

二、注意休息

1. 失眠患者应提供安静环境，避免光线刺激，取舒适的体位，如患者不能平卧可让患者趴在跨床小桌上，或取半坐卧位，双肘关节下垫软枕或棉垫，保证其舒适、安全。

2. 背部按摩、温水洗浴。温水浴、睡前饮一杯热牛奶，以促进睡眠。

三、适当活动

1. 根据病情制订活动计划，如散步、太极拳、体操、上下楼等。对病情较重者，鼓励患者在床边活动，并做好防护工作。

2. 呼吸功能锻炼。指导患者进行腹式呼吸和缩唇呼吸，能有效加强膈肌运动，提高通气量，减少氧耗量，改善呼吸功能，减轻呼吸困难，增加活动耐力。

四、饮食护理

1. 根据患者病情、饮食习惯及经济状况等，制订患者乐于接受的高热量、高蛋白、高维生素的饮食计划，补充纤维素。鼓励患者多饮水，使痰液稀释易于排出。经常更换食谱，提供色、香、味、形俱全的饮食，鼓励患者进食。

2. 提供整洁、安静的进食环境，咳嗽后及进餐前后漱口，保持口腔清洁。

四、保持呼吸道通畅

指导患者有效咳嗽，协助患者翻身、拍背，酌情采用胸部叩击、体位引流、超声雾化、机械吸引等，以利于排痰，保持呼吸道通畅。

五、氧疗

呼吸困难伴低氧血症者，给予氧疗。一般采用持续低流量吸氧，其流量为 $1 \sim 2L / min$（氧浓度25%～29%），对晚期严重的COPD老年患者应予控制性氧疗，吸氧时间为：$10 \sim 15h / d$，以提高氧分压，维持PaO_2在60mmHg以上，既能改善组织缺氧，也可防止因缺氧状态解除而抑制呼吸中枢。

六、用药护理

老年人对药物的耐受性差，药物在体内的半衰期长，易产生毒副作用，故用药过程中需仔细监测各种药物的不良反应：氨茶碱类有恶心、呕吐等胃肠道反应；大剂量 $\beta 2$肾上腺素受体兴奋剂可引起心动过速、心律失常等。

七、心理护理

1. 急性发作期患者会出现坐立不安、悲观失望等情绪，要耐心倾听患者的诉说、抱怨，帮助患者了解、适应医院的环境和生活。

2. 帮助其了解目前的病情、程度及与疾病相关的知识，与患者共同制订和实施康复计划，使患者通过消除诱因、坚持呼吸肌功能锻炼、合理用药等，减轻症状，增强患者战胜疾病的信心。

八、健康指导

1. 指导患者及家属了解本病的相关知识，正确对待疾病，树立治疗信心，积极配合康复治疗。

2. 指导患者适当休息，避免过劳，与患者及家属共同制订休息和饮食计划。

3. 改善环境卫生，消除烟雾、粉尘和刺激性气体吸入。注意防寒保暖，预防感冒。

4. 鼓励缓解期患者坚持耐寒锻炼，提高机体抵抗力。

5. 指导患者家属了解康复治疗的重要性，给予患者心理、经济支持。

第二节　老年慢性肺源性心脏病患者的护理

慢性肺源性心脏病（chronic pulmonary heartdisease）是由肺组织、肺动脉血管或胸廓的慢性病变引起的肺组织结构和功能异常，肺血管阻力增加，肺动脉高压所致右心扩张、肥大，或伴有右心衰竭的心脏病，是我国老年人的常见病，患病率随年龄增长而增加，农村高于城市，吸烟者高于不吸烟者。冬春季多见，气温骤变是重要的诱发因素。

一、病情观察

1. 观察患者的意识和生命体征变化。

2. 观察气喘、咳嗽、咳痰情况及痰的性质、量、颜色。

3. 观察有无肺性脑病、上消化道出血、电解质紊乱、心律失常、DIC、肾功能衰竭等并发症。监测血气分析及血氧饱和度。

二、休息与饮食

1. 喘息者绝对卧床休息，给予半坐卧位。

2. 给予高纤维素、易消化的饮食，禁忌辛辣刺激性、产气性食物。

3. 限制钠盐摄入，避免含糖高的食物，碳水化合物摄入量小于60%。

三、保持呼吸道通畅

及时清除呼吸道分泌物，指导患者进行有效咳痰，翻身叩背，雾化吸入，必要时吸痰。

四、酌情给氧

有呼吸困难者应持续低流量吸氧，每日吸氧15小时以上。

五、用药护理

1. 呼吸衰竭者给予兴奋剂，用呼吸兴奋剂时应观察呼吸、意识情况。及时纠正电解质紊乱。必要时行呼吸机辅助呼吸。

2. 遵医嘱及时准确应用抗生素、平喘、祛痰、强心、利尿药，并注意观察药物效果和不良反应。

（1）茶碱类药应观察有无恶心、心律失常等症状。

（2）利尿剂注意观察尿量及有无低钾等电解质失衡情况。

（3）强心剂注意观察尿量，观察有无恶心、呕吐、眩晕、心律失常等洋地黄中毒症状。

六、心理护理

1. 安慰患者，减轻其心理焦虑和压力。
2. 认真倾听患者诉说，适当给予鼓励和赞扬。
3. 和患者共同制订康复计划，增强战胜疾病的信心。

七、肺性脑病的护理

1. 绝对卧床休息，烦躁不安者加用约束带或护栏架。慎用镇静催眠剂。
2. 观察意识、瞳孔、体温、脉搏、呼吸、血压变化及有无球结膜水肿。
3. 保持呼吸道通畅：昏迷者及时吸痰，必要时行气管插管或气管切开。

保持皮肤、口腔清洁，长期使用抗生素者防止口腔霉菌感染，卧床者定时更换体位，防止压疮发生。

八、健康指导

1. 积极治疗原发病及诱发因素。
2. 指导呼吸功能康复训练，如缩唇呼吸、腹式呼吸。
3. 指导其坚持长期氧疗，每日15小时低流量吸氧，尤其注意夜间吸氧。
4. 保暖，防治上呼吸道感染，积极进行耐寒锻炼。定时复诊。

第三节　老年肺结核患者的护理

肺结核（pulmonary tuberculosis）是由结核分枝杆菌引起的肺部慢性传染性疾病。可侵及许多脏器，以肺部受累形成肺结核最常见。痰菌阳性的患者是重要的传染源。人体感染结核杆菌不一定发病，当抵抗力降低或变态反应增高时可能发病。临床上呈慢性经过，常有低热、乏力、盗汗、咳嗽、咯血等表现。老年肺结核是指在老年期发病或在老年前期发病未彻底治疗而迁延至老年期者。

一、病情观察

1. 观察体温、脉搏、呼吸、血压、意识、胸痛情况。
2. 观察痰液的颜色、性质、量、气味。
3. 评估患者咯血的量、颜色、性质及出血的速度。
4. 每周测体重1次，评估患者营养状况是否改善。

二、休息与活动

肺结核活动期，有发热、咯血等症状时，应绝对卧床休息。恢复期可适当活动，如散步、做保健操等。

三、饮食护理

给予高热量、高蛋白、高维生素饮食。应补充足够的水分，每日不少于1500～2000ml。

四、用药护理

1. 按时、按量服药，时间常为6～18个月，不可间断和自行停止。

2. 观察药物的疗效及不良反应。利福平、异烟肼等对肝功能有损害，要监测肝功能，早期每半个月复查1次肝功能，以后每月复查1次。链霉素对肾功能及听力有损害。乙胺丁醇可致视神经损害，应观察视力变化。

五、对症护理

发热盗汗者及时擦净汗液及更换内衣，咯血者给予止血。

六、消毒隔离

对患者进行呼吸道隔离，接触患者戴口罩，患者咳嗽打喷嚏时，用卫生纸掩住口鼻，痰吐在卫生纸中焚烧，病房每日行紫外线照射消毒，定时开窗通风。

七、心理护理

1. 多与患者沟通，消除寂寞、焦虑心理。

2. 解释疾病的相关知识，让患者树立长期坚持治疗的信心。

八、健康指导

1. 指导患者及家属掌握呼吸道隔离技术。

2. 注意休息，加强营养；坚持长期治疗，按时服药；戒烟。

3. 定期复查肝肾功能，血象及X线胸片。

第四节　老年呼吸衰竭患者的护理

呼吸衰竭（respiratory failure）是指各种原因引起的肺通气和／或换气功能严重障碍，以致在静息状态下也不能维持足够的气体交换，导致缺氧伴（或不伴）二氧化碳潴留，从而引起一系列生理功能和代谢紊乱的临床综合征。临床表现为呼吸困难、发绀等。明确诊断有赖于动脉血气分析。临床常分为急性呼衰（Ⅰ型呼衰）和慢性呼衰（Ⅱ型呼衰）。

一、病情观察

1. 观察患者意识、体温、脉搏、呼吸、血压的变化及尿量和皮肤色泽，监测动脉血气分析。

2. 观察咳嗽、咳痰情况及痰液性质、量、颜色。及时留取痰标本送检。

3. 注意观察有无窒息、感染、肺性脑病、酸碱平衡紊乱、心力衰竭等并发症。

4. 由于缺氧和二氧化碳潴留使消化黏膜屏障功能减弱，易致消化道出血，应注意观察和预防。

二、休息与卧位

绝对卧床休息，一般取坐位或半坐位。

三、饮食护理

给予高热量、高蛋白、含多种维生素、易消化的半流质食物，人工通气者鼻饲。

四、保持呼吸道通畅

1. 鼓励饮水，以稀释痰液，利于排痰。

2. 鼓励患者连续做几次深呼吸或叩击其背部以刺激咳嗽，或经纤维支气管镜用小量盐水冲洗吸引，必要时行气管插管甚至行气管切开，以清除呼吸道积痰从而保持呼吸道通畅。

3. 遵医嘱给予支气管扩张药或呼吸兴奋剂，并观察药物不良反应。

五、口腔护理

长期使用抗生素者观察口腔黏膜情况，做好口腔护理，防止二重感染。

六、皮肤护理

老年患者长时间卧床极易发生压疮，因此，要定时翻身，防止压疮发生。

七、合理氧疗

1. Ⅰ型呼吸衰竭按需供氧，氧流量5～8L／min。

2. Ⅱ型呼吸衰竭应低流量持续给氧，氧流量1～2L／min，以防止呼吸中枢兴奋性降低加重二氧化碳潴留。

八、心理护理

给予患者生活及心理的关心和支持，消除恐惧心理。

九、健康指导

1. 积极治疗原发病，避免诱因：吸烟、劳累、情绪激动、上呼吸道感染等。

2. 保暖防寒，加强营养。

3. 鼓励患者进行呼吸功能锻炼及耐寒锻炼。

第六章　老年人消化系统常见疾病的护理

第一节　老年慢性胃炎患者的护理

慢性胃炎（chronic gastritis）是由多种原因引起的胃黏膜慢性炎性疾病，为中老年人常见的慢性疾病，随着年龄的增长，本病的发病率有增长的趋势，老年人的慢性胃炎又多见肠上皮化生和胃黏膜细胞的不典型增生，后者与胃癌的发生关系密切。因此，对老年人的慢性胃炎尤应重视。

一、病情观察

1. 注意观察腹痛的部位、性质及体重的变化。
2. 老年人发生腹痛时主诉较少，症状较轻微，这是老年人感受性较迟钝的表现。部分老年患者平时无自觉症状，而以出血或癌变等并发症为初发表现，所以护士要注意观察患者的大便及呕吐物的次数、量及性状。
3. 注意观察药物的疗效及不良反应。

二、休息与活动

急性发作时患者应卧床休息，病情缓解时可适当活动。

三、饮食护理

1. 给予高热量、高蛋白、高维生素、易消化的食物，少量多餐。
2. 避免进食刺激性食物，饮食不宜过冷、过热、过咸。
3. 胃酸高时忌食浓汤、酸味或烟熏味重的食物。

四、心理护理

安慰、关心、爱护老年患者，耐心讲解与该病有关知识，以消除其紧张心理，保持良好的心境，正确对待疾病。

五、对症护理

患者腹痛发作时，指导患者做深呼吸、听音乐等方法来缓解疼痛或腹部轻柔按摩、热敷胃部或遵医嘱给予镇痛处理。

六、健康指导

1. 指导患者养成正确的饮食习惯：规律进食、少量多餐、避免刺激性食物和药物；勿食过冷、过热和易产气及发酵的食物，养成细嚼慢咽的习惯；忌烟酒、浓茶等；注意饮食卫生。

2. 向患者讲解本病的病因，避免各种诱发因素。

3. 鼓励患者做适宜的锻炼，增强抗病能力。

4. 嘱患者定期门诊复查。

第二节　老年消化性溃疡患者的护理

消化性溃疡（peptic ulcer）主要指发生于胃、十二指肠黏膜的慢性溃疡，即胃溃疡（gastric ulcer，GU）和十二指肠溃疡（duodenal ulcer. DL）。老年人消化性溃疡病情较年轻人严重，但临床症状往往不典型，易发生并发症，因而应予以足够的重视。

一、病情观察

1. 老年人消化性溃疡的症状不典型，易与其他疾病相混淆，且患者有时不能确切描述自己的症状，因此护士应仔细观察其腹痛的部位、性质、发作的规律。

2. 老年人消化性溃疡易于发生并发症，70岁以上的消化性溃疡患者约半数出现并发症，部分患者以并发症为首发表现，所以要注意观察有无出血、穿孔、幽门梗阻等并发症。

3. 观察呕吐物及粪便的颜色、性质和量，注意有无消化道出血的表现。

4. 观察有无食欲不振、软弱无力、严重便秘、口干、视力模糊、尿潴留等制酸剂、抗胆碱能药物的不良反应。

二、休息与活动

疼痛剧烈时应卧床休息，病情许可时鼓励患者适当下床活动，以分散其注意力。

三、饮食护理

1. 给予营养丰富易消化的食物，症状较重者以面食为主，可中和胃酸促进溃疡面愈合；或以软饭、米粥替代。

2. 忌食生冷、硬、酸辣、粗纤维多的食物；忌咖啡、碳酸饮料、烟酒等；食物勿过热、过冷，食温45℃为宜。

3. 规律进食，进餐时要细嚼慢咽，可增加唾液的分泌中和胃酸。

4. 溃疡活动期要少食多餐，避免餐间进食和睡前进食，以免胃扩张增加胃酸分泌。

四、心理护理

1. 勤巡视病房，多关心患者，减轻患者焦虑、忧郁等不良心理。

2. 患者有上消化道出血时，可表现为紧张、恐惧，应安慰患者，抢救患者有条不紊，消除其紧张心理。

五、对症护理

患者出现腹痛时，根据疼痛的特点给予镇痛处理，也可以采用局部热敷。

六、健康指导

1. 指导患者养成规律的生活习惯，在季节转换时，注意胃部保暖。

2. 平时饮食要规律，避免暴饮暴食，避免粗糙及刺激性强的食物，戒烟酒。

3. 避免精神过度紧张，保持良好的心理。

4. 按医嘱服药，如出现腹痛加剧、呕血、黑便及时就医。

第三节　老年上消化道出血患者的护理

上消化道出血（upper gastrointestinal hemorrhage，UGH）系指屈氏韧带以上的消化道，包括食管、胃、十二指肠、胰、胆等病变引起的出血。老年消化性溃疡的出血率为56.7%，70岁以上老人可达80%。老年患者的临床特点是出血量较多（大出血占25%左右）且不易止血；少数患者无明显症状，突然发病，可出现出血性休克。

一、病情观察

1. 严密观察生命体征，大出血时每30分钟~1小时测量生命体征一次，行心电监护。

2. 观察尿量，准确记录出入量，休克时应留置尿管，测每小时尿量。抽血监测血尿素氮及血清电解质的变化。

3. 注意观察呕吐物和粪便的颜色、性质及量，皮肤的颜色及肢端温度变化。

4. 观察并估计出血量。胃内出血量达250~300ml，可引起呕血；出现黑便提示出血量在50~70ml甚至更多；大便潜血试验阳性，提示出血量5ml以上；柏油样便提示出血量为500~1000ml；出血量1000ml以上时，可危及生命，因此要注意观察患者神志，如果出现烦躁不安、表情淡漠、意识模糊、面色苍白、皮肤湿冷、四肢冰凉等提示微循环灌注量不足，要及时报告医生；皮肤逐渐变暖、出汗停止，提示血流灌注好转。

5. 观察药物的治疗效果及不良反应。应用垂体后叶素的患者，应注意静脉滴注的速度及有无恶心、便秘、心悸、头痛、面色苍白等不良反应，防止药物外渗。

6. 注意观察有无出血先兆：头晕、心悸、出汗恶心、腹胀、肠鸣音活跃等。

二、休息

大出血患者绝对卧床休息，平卧时头偏向一侧，双下肢略抬高，以保证脑部供血。

三、饮食护理

1. 大出血患者应禁食24～48小时，出血停止后可饮淡牛奶、豆浆、米汤、豆腐花、菜汁蒸鸡蛋、藕粉糊等。

2. 活动性出血应禁食，出血停止后1～2天可进高热量、高维生素流质饮食，如再无出血，渐改为半流质或软食，避免粗糙、坚硬、刺激性食物，并细嚼慢咽，以防止损伤曲张静脉再次出血。

3. 少量出血无呕吐者，可进温凉、清淡流食，出血停止后渐改为营养丰富、易消化、无刺激的半流质或软食，开始少量多餐，以后改为正常饮食。

四、对症护理

1. 必要时建立两条静脉通道，遵医嘱补充血容量，止血，纠正水、电解质失衡，根据病情、药物的性质调节输液滴数。根据情况备血。

2. 取下假牙，及时清洁口腔。必要时负压吸引器清除气道分泌物、血液或呕吐物，防止窒息。

五、心理护理

1. 勤巡视、多安慰患者，大出血时守护在患者身边，使其有安全感。

2. 及时清理呕吐物、血迹，随时做好口腔护理，避免恶性刺激。

3. 嘱患者安静休息，避免精神紧张，医护人员会积极组织抢救，如紧张时可深呼吸或采用静默法、暗示法等放松技巧。

六、健康指导

1. 教会患者及家属识别出血征象及简单的应急措施。

2. 指导其养成良好的生活习惯，注意饮食卫生，避免过饥、过饱，避免粗糙、酸辣刺激性食物，如醋、辣椒、蒜、浓茶等，避免食用过冷、过热的食物；戒烟、禁酒。

3. 出现头晕、心慌、呕血、黑便，及时就医。

第四节　老年肝硬化患者的护理

肝硬化（cirrhosis of iver）是一种以肝组织弥漫性纤维化、假小叶和再生结节形成为特征的慢性肝病。老年人患肝硬化者比年轻人多，临床护理是肝硬化康复的一个重要环节。

一、病情观察

1. 注意观察皮肤鼓励有无黄疸、出血点、蜘蛛痣、肝掌、贫血等。

2. 注意观察小便的颜色并记录尿量。

3. 观察有无食欲减退、恶心、呕吐、腹泻等。有无上消化道出血等并发症。

4. 观察呕吐物及粪便颜色。

5. 观察生命体征的变化及有无意识障碍、行为怪异等肝性脑病的表现。

6. 注意观察患者体重的变化及下肢水肿的消长。观察有无腹腔积液、头痛、发热等情况。

二、休息与卧位

1. 早期肝硬化患者可适当轻微活动并注意休息，晚期患者或有腹腔积液、出血者，以休息为主，尤其在餐后1～2小时，但不宜长时间卧床，以免引起食欲减退、便秘、肌肉萎缩、精神抑郁及压疮等，应做适量活动。

2. 休息时尽量取平卧位，以增加肝血流量；大量腹腔积液时取半卧位，有利于膈肌下降轻呼吸困难。下肢水肿时宜抬高下肢，减轻水肿。

三、饮食护理

1. 给予高热量、高维生素、适量蛋白（以植物蛋白为主）、适量脂肪易消化少渣饮食。

2. 禁烟酒，忌食刺激性强、粗纤维多、产气食品和较硬的食物，多食蔬菜、水果。进食时应细嚼慢咽，口服药物磨成粉末。

3. 血氨高者限制或禁食蛋白质。有腹腔积液者应限制水、盐的摄入。

四、腹腔积液护理

1. 大量腹腔积液患者取半卧位休息。

2. 限制水、盐的摄入，食盐 < 2g / d为宜，进水量约1000ml。

3. 定时测量腹围和体重，准确记录出入水量。

4. 使用利尿剂者，注意监测血钾。

5. 协助抽腹腔积液，做好术前术后护理。

五、皮肤护理

老年肝硬化患者皮肤抵抗力差，因此注意保持床铺干燥、平整，保持皮肤清洁，阴囊用棉垫托起，以减轻水肿，定时翻身，预防压疮的发生，防止皮肤瘙痒者抓破皮肤而引起感染。

六、对症护理

昏迷躁动者，注意床边加床栏；必要时吸氧；有分泌物者注意吸痰。

七、心理护理

多与患者沟通，鼓励其说出内心感受和忧虑，讨论其可能面对的问题，给予精神上的安慰和支持。

八、食管、胃底静脉曲张破裂出血的抢救护理

1. 使患者平卧位，头偏向一侧，禁食，给予氧气吸入。

2. 建立静脉通路，大出血时建立2~3条静脉通路，并遵医嘱迅速备血、输血、补充血容量。

3. 持续心电监护，密切观察患者血压、心率的变化，观察面色、呕吐物、粪便的量、颜色和性质，观察有无肝昏迷的先兆。

4. 准确记录24小时出入量，并做好记录。

5. 安慰患者及家属，以消除恐惧心理。

6. 需做三腔二囊管压迫止血者，做好相应的护理。

九、置管的护理

（一）置管中护理

1. 向患者及家属详细解释置管的目的、意义、方法，以消除顾虑和紧张情绪，便于术中配合。

2. 仔细检查三腔管有无老化、漏气：先往食管气囊和胃气囊各充气约150ml和200ml，观察充气的气囊是否膨胀均匀，弹性良好，再将气囊置于水下证实无漏气，即抽空气囊，并分别做好标记备用。

3. 协助医生插管，成功后向胃气囊注入150~200ml空气，向食管囊注入100~150ml空气，牵引重量为0.5kg。

（二）置管后护理

1. 协助患者取头侧卧位，及时清洁口腔、鼻咽腔分泌物，并嘱患者勿咽下唾液等分泌物。

2. 保持鼻腔鼓励湿润，用液体石蜡润滑鼻腔口唇。

3. 压迫期间每12小时放气20~30分钟。

4. 定时抽吸气囊管以观察出血是否停止，并记录引流物的性状、颜色及量。

5. 床边备剪刀，防止气囊破裂或漏气堵塞呼吸道时，可剪断三腔管。

（三）拔管的护理

1. 出血停止后，放松牵引，放出囊内气体，保留管道继续观察24小时，未再出血者可考虑拔管，对昏迷患者也可继续留置管道用于注入流质饮食和药液。

2. 拔管前口服液体石蜡30～50ml，润滑黏膜和管囊外壁，抽尽囊内气体，以缓慢、轻柔的动作拔管，气囊压迫时间以3～4天为限，继续出血者可适当延长。

十、健康指导

1. 向患者及家属介绍本病的有关病因、预防、治疗和护理知识。
2. 告知患者避免食管静脉曲张破裂的诱发因素如粗糙食物，剧烈咳嗽、腹压增高等。防止便秘。
3. 禁止饮酒及吸烟，避免应用对肝脏有害的药物。
4. 注意保暖，防止感冒。
5. 定期门诊复查。

第五节　老年急性胰腺炎患者的护理

急性胰腺炎（acute pancreatitis）是胰腺及其周围组织被胰腺分泌的消化酶自身消化的急性化学性炎症，是常见的急腹症之一，系中老年人多发病，临床表现为突发性上腹痛、恶心、呕吐、发热和血清淀粉酶升高。老年人临床症状多不典型，有的老年患者并不发热也无明显上腹痛，这就要求对老年急性胰腺炎患者必须加强临床观察和护理。

一、病情观察

1. 注意观察患者意识及生命体征的变化，监测有无休克征象发生。
2. 观察腹痛的部位、性质、程度及伴随症状，老年人对疾病反应能力降低，可无腹痛或轻微腹痛，若出现面色苍白、表情淡漠、呕吐不止、腹胀、皮肤湿冷时，及时报告医生。
3. 注意观察有无腹胀，明显腹胀者行胃肠减压，做好胃管的护理，遵医嘱给予减轻疼痛措施。
4. 观察呕吐物的量及性质。
5. 观察患者皮肤黏膜色泽、弹性有无变化，判断失水程度。
6. 监测白细胞、血尿淀粉酶值、电解质与血气的变化。
7. 注意有无脱水及电解质紊乱的表现。
8. 观察药物作用及不良反应。

二、休息

绝对卧床休息，协助患者取弯腰、屈膝侧卧位，以缓解腹部疼痛，床边加床栏，防止老年患者坠床。

三、饮食护理

1. 急性期禁水、禁食1~3天，腹痛基本缓解后，从少量低脂、低糖流食逐步恢复到正常饮食。

2. 严格禁酒，避免进刺激性强、产气、高脂肪和高蛋白食物。

3. 重症患者给予胃肠外营养，以维持热量和营养的供应。

四、心理护理

经常巡视，了解患者的感受和需要，安慰患者，解释引起疼痛的原因、治疗方法和预后，消除其紧张情绪和顾虑。

五、胃肠减压

必要时行胃肠减压，以减轻胰腺的分泌，缓解腹胀、腹痛。

六、健康指导

1. 向患者及家属介绍本病的诱发因素，告知胰腺炎的复发特性，避免暴饮暴食。

2. 鼓励患者积极治疗胆道疾病及十二指肠疾病。

3. 指导患者养成规律的进食习惯，进食低脂无刺激的食物，戒烟酒。

4. 避免劳累和情绪激动，防止复发。

第七章　老年人神经系统常见疾病的护理

第一节　老年脑出血患者的护理

脑出血（intracerebral hemorrhage，ICH）是指原发于脑实质内的非外伤性出血。在老年人出血性脑血管病中仍以脑出血为多见，为高病死率和高致残率的疾病，患病率和病死率随年龄增长而增加。本病是影响老年人健康的最严重疾病。

一、病情观察

1. 严密观察患者意识、瞳孔、记忆、呼吸变化，并做好记录。
2. 观察有无脑疝前兆：如头痛、呕吐、视盘水肿、血压升高、呼吸不规则等。
3. 观察呕吐物和大便颜色，及早发现消化道出血现象。
4. 观察小便量和颜色，警惕使用脱水剂后出现肾功能损害。

二、休息

1. 绝对卧床休息4周，床头抬高15°～30°，减少脑部血流量，减轻脑水肿。
2. 昏迷患者头偏向一侧，取下假牙，以防误吸，确保呼吸道通畅。
3. 严格限制探视，避免各种刺激，保持病房环境安静。
4. 对于兴奋、躁动、抽搐患者加用床栏，专人护理，预防坠床。

三、饮食护理

1. 给予低盐低脂、高维生素、易消化、无刺激性的食物，少量多餐。
2. 意识不清者，采用鼻饲饮食，保证营养。

四、口腔护理

每日做两次口腔护理，并观察口腔黏膜情况。

五、皮肤护理

老年患者长时卧床易发生压疮，所以要加强皮肤护理，预防压疮：定时翻身，翻身时应保护头部，动作轻柔，以免加重出血；拍背、按摩受压部位；保持床单清洁，干燥，平整；保持会阴部清洁。

六、导尿管的护理

持续导尿患者定时夹管排放注意无菌操作，按时更换引流袋，预防逆行感染。

七、功能锻炼

1. 注意保持患者瘫痪肢体功能位，早期进行患肢各关节、各方向的被动活动及功能训练。

2. 恢复期患者，尽早进行肢体及语言功能锻炼，由简单到复杂，循序渐进。

八、心理护理

给予心理疏导，安慰和鼓励患者消除其紧张、恐惧、焦虑心理，增强战胜疾病的信心。

九、用药护理

1. 使用甘露醇等脱水剂时，快速静脉滴入，并注意观察患者的尿量和颜色。
2. 遵医嘱使用止血药、凝血药和肾上腺糖皮质激素，注意观察疗效。

十、健康指导

1. 戒烟酒，忌暴饮暴食，生活有规律。
2. 按时服药，积极控制高血压。
3. 保持大便通畅，饮食上进食粗纤维食物。
4. 保持情绪稳定，避免过分喜悦、悲痛、焦虑、恐惧等刺激。
5. 坚持功能锻炼，持之以恒，教会其自我锻炼方法。
6. 定期复诊。

第二节　老年脑梗死患者的护理

脑梗死（cerebral infarction，CI）是局部脑组织因血液灌注障碍而发生的变性坏死，常表现为急性起病的局灶性神经功能障碍。主要包括脑血栓形成和脑栓塞两大类。其发生率占脑血管病的60%～70%左右，其中脑血栓形成占脑卒中的60%，脑栓塞约占脑卒中的5%～20%，且发生率随着年龄的增长而增加，是导致老年人致死致残的主要疾病之一。

一、病情观察

1. 观察患者的体温、脉搏、呼吸、血压变化。
2. 密切观察患者的意识、瞳孔、肌力、肌张力的变化，加强血气分析、心电图、血压的监测。

3. 观察患者肢体瘫痪进展程度，保持肢体功能位，早期进行患肢各关节、各方向的被动活动及功能训练。

4. 观察有无头痛，呕吐、失语。

5. 观察用药后的疗效及不良反应。

二、休息

1. 安静的环境。为老年患者提供安静舒适的环境，这样既有利于老年患者休息和治疗，又便于护理人员与患者之间的有效沟通。

2. 急性期绝对卧床休息，头放平，不易抬高。意识不清、躁动者应加护栏，必要时适当约束，专人守护，以防坠床伤人或自伤，限制探视，避免交叉感染。

三、饮食护理

1. 给予低脂、低胆固醇、低盐（高血压者）、适量碳水化合物、高维生素饮食。少量多餐。

2. 对能咀嚼但不能用舌向口腔深处送进食物者，应鼓励经口进食。可用汤勺每次将少量食物送至舌根处，让患者吞咽，偏瘫患者向健侧送入食物，以流质或糊状食物为宜，喂食后应做口腔护理。

3. 吞咽困难者应于坐位或头高侧卧位（健侧在下方）喂食为宜，应缓慢喂入。起病48小时仍不能自主进食或进食反呛明显，吞咽困难者给予鼻饲流质饮食。

4. 变换体位时应在喂食之前或喂食后2小时进行，防止呕吐。

四、皮肤护理

定时翻身，注意翻身前将翻身后要被压的一侧的皮肤特别是患肢要从上到下按摩1次，防止压疮。

五、保持肢体功能位

侧卧时患肢向上，功能位摆放舒适，用枕头垫稳，床尾放硬物或沙袋将患足顶住防止足下垂，手心握皮球防手指挛缩，患肢侧卧翻身时间应缩短1小时为宜。

六、用药护理

老年脑梗死的治疗主要包括溶栓、抗凝、抗血小板聚集和降颅压。使用溶栓、抗凝药时注意观察有无出血倾向；使用甘露醇降颅压时，应选择较粗的血管，以保证药物的快速输入。静脉或肌肉注射尽量不用患肢。

七、防止并发症

为防止肺炎、尿路感染、肺静脉血栓形成和肺栓塞等并发症的发生。应定时拍背、指导老年人尽量早期下床活动、尽量避免导尿，也可使用弹力长袜预防栓塞的发生。

八、心理护理

1. 老年患者对脑血栓后遗症的危害存在不同程度的恐惧，瘫痪和失语造成自理能力的丧失，给老年患者增加了精神上的负担，老年脑梗死患者常因功能障碍、活动受限、治疗效果不佳等原因表现出焦虑甚至绝望的情绪。护士应同情和理解患者的感受，鼓励患者表达内心的情感。

2. 护理时要耐心，主动照顾患者，做好安慰、解释工作，指导并帮助老年人正确处理面临的困难，通过问题的解决证实老年人的能力与价值，增强战胜疾病的信心。

3. 尊重患者，避免刺激和损伤患者的自尊心。

4. 避免过分依赖心理，增强患者自我照顾的能力和信心。

九、康复训练

康复功能训练包括语言、运动及协调能力的训练。

1. 语言功能训练。语言功能训练时，护理人员应仔细倾听，善于猜测询问，为患者提供述说熟悉的人或事的机会，并鼓励家人多与患者交流。

2. 运动功能训练。运动功能的训练一定要循序渐进，对肢体瘫痪的患者在康复早期即开始做关节的被动运动，病情允许应及早床上坐起，自动锻炼如举臂、抬腿进行伸、屈等活动，以锻炼肌力，以后应尽早协助患者下床活动，先借助平行木练习站立、转身，后逐渐借助拐杖或助行器练习行走。行走前用三角巾或头巾吊挂患手于胸前防止手臂肿胀或塌肩。行走时先健肢后患肢向前移动，逐渐增加活动量与时间。注意安全。

3. 协调能力训练。协调能力训练主要是训练肢体活动的协调性，先集中训练近端肌肉的控制力，后训练远端肌肉的控制力，训练时要注意保证患者的安全。肢体感觉有力时进行生活动作训练，如用健手带患侧手活动做洗脸、梳头、更衣等锻炼，树立信心，循序渐进。患侧手做揉动核桃动作来活动手指关节。

十、健康指导

1. 指导患者生活起居规律、戒烟酒、保持充足的睡眠时间。

2. 变换体位时如坐起、低头、起床动作宜缓慢，转头不宜过猛，洗澡时间不宜过长，预防受凉。

3. 指导患者及家属认真完成训练计划。

4. 如出现头晕、四肢麻木、口齿不清、视物模糊等应立即就诊。

5. 避免精神刺激及过度劳累。

6. 定期复诊。

第三节　老年帕金森患者的护理

帕金森病（Parkinson disease，PD）又名震颤麻痹（paralysis agitans），是一种常见的中老年神经系统变性疾病。以静止性震颤、运动迟缓、肌强直和姿势步态异常为主要临床特征。

一、病情观察

1. 观察患者震颤、肌肉强直的情况，以及运动障碍的程度。

2. 观察神志、呼吸变化，以及有无自主神经功能紊乱现象，如多汗、流涎、吞咽困难、进食有无反流呛咳等。

3. 观察应用抗乙酰胆碱制剂或左旋多巴类药物时有无口干、恶心、呕吐、视力模糊等不良反应。

4. 定期复查肝、肾功能、血常规，定期监测血压。

二、休息与活动

1. 症状较轻者可下床活动，但需人搀扶、防止跌倒摔伤。严重者应卧床休息，防止坠床。

2. 有计划、有目的地进行功能锻炼，如散步、太极拳、床旁体操，以防止和推迟关节强直和肢体挛缩。鼓励患者生活尽量自理或部分自理。

三、饮食护理

1. 饮食上宜进食高热量、高维生素、低脂、适量优质蛋白、易消化的食物。

2. 多食水果、蔬菜，及时补充水分，保持大便通畅。

3. 进食动作困难者应耐心喂食，选取容易咀嚼的食物，如稀粥、面包、蒸蛋等，少食多餐；动作笨拙者，谨防进食时烫伤；吞咽困难者给予鼻饲。

四、心理护理

1. 告知患者本病病情长，进展缓慢，疗效好坏与患者精神情绪有关，鼓励患者保持良好的心态。

2. 为患者创造良好的亲情和人际关系氛围，减轻理压力，使患者树立战胜疾病的信心。

五、用药护理

告知患者本病需要长期或终生服药，告知用药注意事项和不良反应；观察药物疗效，如震颤、肌强直和其他运动功能的改善程度，患者坐起、走路、姿势改善情况，讲话的音调与流利程度，写字与手的操作能力等。

六、健康指导

1. 指导患者外出时需有人陪护，以防受伤。

2. 保持情绪稳定，避免激动、紧张。

3. 讲解用药的原则和重要性，指导患者按时按量服药。定期复查血压、肝、肾功能、血常规等。

4. 加强康复训练。建议患者家属合理改善家庭设施，防止外伤。

5. 指导患者步行时跨大步伐，思想放松，向前走时脚要抬高、双臂要摆动，目视前方，不要目视地面。

6. 合理饮食，保证足够营养。

第四节　老年性痴呆患者的护理

老年性痴呆又称为阿尔茨海默病（Alzheimerdisease，AD），是老年人最常见的神经退行性疾病之一，指老年人在无意识障碍的情况下，出现持续时间较长（6个月以上）的智能损害，主要表现为记忆、思维、定向理解、计算、学习能力、语言和判断功能等高级皮层功能的紊乱，表现为进行性记忆力下降或丧失，智力减退、行为异常和人格的改变。

一、病情观察

1. 观察患者语言、行为、记忆、情绪、情感等变化。

2. 病情严重者观察神志、生命体征变化。

3. 观察药物疗效及不良反应。

二、日常生活护理

（一）老年性痴呆患者的日常生活护理及照料指导

1. 穿着

（1）衣服按穿着的先后顺序叠放。

（2）避免太多纽扣，以拉链取代纽扣，以弹性裤腰取代皮带。

（3）选择不用系带的鞋子。

（4）选用宽松的内裤，女性胸罩选用前扣式。

（5）说服患者接受合适的衣着，不要与之争执，慢慢给予鼓励，例如告诉患者这条裙子很适合她，然后再告知穿着的步骤。

2. 饮食

（1）定时进食，最好是与其他人一起进食。

（2）如果患者不停地想吃东西，可以把用过的餐具放入洗涤盆，以提醒患者在不久前才进餐完毕。

（3）患者如果偏食，注意是否有足够的营养。

（4）允许患者用手拿取食物，进餐前协助清洁双手，也可使用一些特别设计的碗筷，以减低患者使用困难。

（5）给患者逐一解释进食的步骤，并做示范，必要时予以喂食。

（6）食物要简单、软滑，最好切成小块。

（7）进食时，将固体和液体食物分开，以免患者不加咀嚼就把食物吞下而可能导致窒息。

（8）义齿必须安装正确并每天清洗。

（9）每天安排数次喝水时间，并注意水不可过热。

（10）给予营养丰富，易消化的饮食，加强蛋白质、卵磷脂及维生素的摄入。吞咽困难者给予鼻饲。

3. 睡眠

（1）睡觉前让患者先上洗手间，可避免半夜醒来。

（2）不要让患者在白天睡得过多。

（3）给予患者轻声安慰，有助患者入睡。

（4）如果患者以为是日间，切勿与之争执，可陪伴患者一段时间，再劝说患者入睡。

（二）自我照顾能力的训练

对于轻、中度痴呆患者，应尽可能给予自我照顾的机会，并进行生活技能训练，如反复练习洗漱、穿脱衣服、用餐、如厕等，以提高患者的自尊。应理解患者的动手困难，鼓动并赞扬其尽量自理的行为。

（三）患者完全不能自理时

应专人护理，注意定时翻身，防止压疮、感染等并发症的发生。

三、用药护理

老年性痴呆的治疗常常用到一些药物，并以口服为主，胆碱酯酶抑制剂安理申（donepezil）等在疾病的早期阶段可暂时改善记忆功能，银杏叶浸出物可改善患者的记忆丧失与其他症状。照料老年痴呆患者服药应注意以下几点。

（一）全程陪伴

老年性痴呆患者常易忘记吃药、吃错药，或忘了已经服过药又过量服用，所以患者服药时必须有人在旁陪伴，帮助患者将药全部服下，以免遗忘或错服。痴呆老年人常不承认自己有病，或者因幻觉、多疑而认为给的是毒药，所以他们常常拒绝服药。需要耐心说服，向患者解释，可以将药研碎拌在饭中吃下，对拒绝服药的患者，一定要看着患者把药吃下，让患者张开嘴，看看是否咽下，防止患者在无人看管时将药吐掉。

（二）重症患者服药

吞咽困难的患者不宜吞服药片，最好研碎后溶于水中服用；昏迷的患者由胃管注入药物。

（三）观察药物的不良反应

老年性痴呆患者服药后常不能诉说不适，要细心观察患者有何不良反应，及时报告医生，调整给药方案。

（四）药品管理

对伴有抑郁症、幻觉和自杀倾向的痴呆老年人，一定要把药品管理好，放到患者拿不到或找不到的地方。

四、智能康复训练

（一）记忆训练

鼓励患者回忆过去的生活经历，帮助其认识目前生活中的人和事，以恢复记忆并减少错误判断；鼓励患者参加一些力所能及的社交活动，通过动作、语言、声音、图像等信息刺激，提高记忆力。对于记忆障碍严重者，通过编写日常生活活动安排表、制订作息计划、挂放日历等，帮助记忆。对容易忘记的事或经常出错的程序，设立提醒标志，以帮助记忆。

（二）智力锻炼

比如进行拼图游戏，对一些图片、实物、单词做归纳和分类，进行由易到难的数字概念和计算能力训练等。

（三）理解和表达能力训练

在讲述一件事情后，提问让患者回答，或让其解释一些词语的含义。

（四）社会适应能力的训练

结合日常生活常识，训练患者自行解决日常生活中的问题。

五、安全护理

1. 提供较为固定的生活环境。尽可能避免搬病房，当患者要到一个新地方时，最好能有他人陪同直至患者熟悉了新的环境和路途。

2. 佩戴标志。患者外出时最好有人陪同或佩戴写有患者姓名和电话的卡片或手镯，以助于迷路时被人送回。

3. 防意外发生。老年性痴呆患者常可发生跌倒、烫伤、烧伤、误服、自伤或伤人等意外。应将患者的日常生活用品放在其看得见、找得着的地方，减少室内物品位置的变动，地面做好防滑，以防跌伤骨折。患者洗澡、喝水时注意水温不能太高，热水瓶应放在不易碰撞之处，以防烫伤。不要让患者单独承担家务，以免发生煤气中毒，或因缺乏应急能力而导致烧伤、火灾等意外。有毒、有害物品应放入加锁的柜中，以免误服中毒。尽量减少患者的单独行动，锐器、利器应放在隐蔽处，以防患者因不愿给家人增加负担或在抑郁、幻觉或妄想的支配下发生自我伤害或伤人。当患者出现暴力行为时，不要以暴还暴，保持镇定，尝试引开患者的注意，找出导致暴力表现的原因，针对原因采取措施，防止类似事件再发生。如果暴力表现频繁出现，应与医生商量，给予药物控制。

六、心理护理

（一）陪伴关心患者

鼓励家人多陪伴患者，给予患者各方面必要的帮助，多陪患者外出散步，或参加些学习和力所能及的社会、家庭活动，使之去除孤独、寂寞感，感到家庭的温馨和生活的快乐。

（二）开导患者

多安慰、支持、鼓励患者，遇到患者情绪悲观时，应耐心询问原因，予以解释，播放轻松愉快的音乐以活跃情绪。

（三）维护患者的自尊

注意尊重患者的人格；对话时要和颜悦色，专心倾听，回答询问时语速要缓慢，使用简单、直接、形象的语言；多鼓励、赞赏、肯定患者在自理和适应方面做出的任何努力。切忌使用束激性语言，避免使用呆傻、愚笨等词语。

（四）不嫌弃患者

要有足够的耐心，态度温和，周到体贴，不厌其烦，积极主动地去关心照顾患者，以实际行动温暖患者的心灵。

七、照顾者的支持指导

教会照顾者和家属自我放松方法，合理休息，寻求社会支持，适当利用家政服务机构和社区卫生服务机构及医院和专门机构的资源，组织有痴呆患者的家庭进行相互交流、相互联系与支持。

八、健康指导

（一）及早发现痴呆

大力开展科普宣传，普及有关老年期痴呆的预防知识和痴呆早期症状，即轻度认知障碍和记忆障碍知识。全社会参与防治痴呆，让公众掌握痴呆早期症状的识别。重视对痴呆前期的及时发现，鼓励凡有记忆减退主诉的老年人应及早就医，以利于及时发现介于正常老化和早期痴呆之间的轻度认知损伤（mild cognition impairment，MCI），对老年期痴呆做到真正意义上的早期诊断和干预。

（二）早期预防痴呆

1. 老年期痴呆的预防要从中年开始做起。

2. 积极用脑、劳逸结合，保护大脑，保证充足睡眠，注意脑力活动多样化。

3. 培养广泛的兴趣爱好和开朗性格。

4. 培养良好的卫生饮食习惯。多吃富含锌锰、硒、锗类的健脑食物，如海产品、贝壳类、鱼类、乳类、豆类、坚果类等，适当补充维生素E。

5. 戒烟限酒。

6. 尽量不用铝制炊具，经常将过酸过碱的食物在铝制炊具中存放过久，就会使铝深入食物而被吸收。

7. 积极防治高血压、脑血管病、糖尿病等慢性病。

8. 许多药物能引起中枢神经系统不良反应，包活精神错乱和倦怠，尽可能避免使用镇静剂如苯二氮䓬类药物，抗胆碱能药物，如某些三环类抗抑郁剂、抗组胺制剂，抗精神病药物以及甲磺酸苯扎托品。

第八章 老年人泌尿系统常见疾病的护理

第一节 老年肾病综合征患者的护理

肾病综合征（nephritic syndrome）是由多种肾脏疾病引起的具有以下共同临床表现的一组综合征。其诊断标准是：①大量蛋白尿，尿蛋白超过3.5g／d；②低蛋白血症，血浆白低于30g／L；③水肿；④高脂血症。其中①②两项为诊断所必需。由于肾病综合征是多种病因、病理和临床疾病所引起，所以其表现、机制和防治各有其特点。根据病因可分为原发性肾病综合征和继发性肾病综合征。

一、病情观察

1. 观察生命体征及体重的变化。

2. 准确记录24小时出入量。

3. 肾病综合征的患者常处于高凝状态，极易发生血栓，应严密观察先兆表现，如咯血、胸痛应考虑肺梗死，一侧肢体肿胀明显时应考虑该肢体有静脉血栓形成，及时报告医生。

二、休息

1. 全身严重水肿，合并胸腔积液、腹水，出现呼吸困难者应绝对卧床休息，取半卧位，卧床可增加肾血流量，增加尿量。

2. 感染期应卧床休息，一般情况好转后可下床活动。

3. 对下肢水肿患者应抬高肢体，减轻水肿。保持肢体适度活动，防止肢体血栓形成。

4. 用激素治疗时，疗程完后，可逐渐增加活动。

三、饮食护理

1. 给予优质蛋白、高维生素、高热量、低脂、低盐且易消化的饮食。

2. 遵医嘱静脉补充蛋白质或静脉营养。

3. 监测营养指标，定期测量血浆蛋白、血红蛋白。

四、预防感染

注意病房通风保暖，尽量减少探视，有上呼吸道感染者应限制探视。定期做好病室的空气消毒，做好皮肤及口腔护理。

五、用药护理

1. 使用利尿剂时应注意观察患者有无电解质紊乱、酸碱平衡失调及血容量不足表现，如低血钠、低血钾、低血容量等。

2. 观察激素和免疫抑制剂的疗效及不良反应，遇有感染征象或低血钾、水钠潴留及神经系统功能紊乱等症状时，应及时报告医生。

3. 注意观察抗凝药物用药后有无出血倾向发生。限制患者的活动，以防发生内脏出血。

六、心理护理

1. 给老年患者以精神上的支持，增强患者治疗的信心。
2. 向患者及家属介绍有关疾病知识，使之能正确领会治疗及护理计划，主动配合。
3. 鼓励病友间相互交流，保持乐观情绪。

七、健康指导

1. 注意休息，避免受凉、感冒，防止复发。
2. 保证营养，增加抵抗力，一旦发生感染应及早诊治。
3. 出院后定期服药，定期门诊复查。

第二节　老年慢性肾功能衰竭患者的护理

慢性肾功能衰竭（chronic renal failure）简称慢肾衰，是一个临床综合征。它发生在各种慢性肾实质疾病的基础上，缓慢地出现肾功能减退而至衰竭。由于各系统器官衰老和功能减退，老年人慢性肾功能衰竭较多见。当肾小球滤过率逐步降低、血肌酐显著升高时，可逐渐出现贫血、夜尿增多以及代谢产物潴留、水、电解质紊乱、酸碱平衡失调、胃肠道、心血管和中枢神经系统等症状。

一、病情观察

1. 监测患者的意识、瞳孔、心率、血压、尿量、体重、出血倾向及有无继发感染等表现。

2. 肾功能和营养状况的监测。定期监测血尿素氮、血肌酐、血白蛋白、血红蛋白等的变化。

3. 电解质紊乱的观察。监测血清电解质变化，如血钾、钠、钙、磷，发现异常情况及时报告医生。

4. 观察有无神经、精神方面的异常。

5. 准确记录24小时出入量。

二、休息

卧床休息，对病情较重、心力衰竭者，应绝对卧床休息。

三、饮食护理

1. 尽量使食物色、香、味俱全，指导患者适当增加活动量，加强口腔护理，增进患者食欲。

2. 对氮质血症和尿毒症患者应给予低蛋白饮食，蛋白质以含有人体必需氨基酸多的优质动物蛋白（如牛奶、蛋类、鱼和瘦肉等）为主，每日蛋白质量为30g左右，植物蛋白应减至最低量。

3. 进食易消化、含丰富维生素的食物。

4. 低磷饮食。每日磷摄入量不超过700mg，可服磷结合剂（如碳酸钙、氢氧化镁等）来达到要求。

5. 饮水量。无明显水肿，无高血压及心功能不全者要多饮水，使每天尿量超过2000ml，以茶叶水最好。尿量少、有水肿者，应限制水的摄入，有脱水表现者及时补充。

6. 高血压患者适当限制钠的摄入。

四、预防感染

1. 病室定期通风，并作空气消毒。

2. 严格遵守无菌操作原则及操作规程。

3. 指导有效的咳痰技巧。

五、皮肤护理

1. 做好口腔及会阴部清洁卫生。

2. 皮肤瘙痒时避免用力搔抓，可用温水擦洗，必要时可涂止痒霜。

3. 加强皮肤护理，保持皮肤清洁、干燥，卧床患者定期翻身，预防压疮。

六、心理护理

由于本病病程较长，肾功能逐渐恶化，老年患者易对治疗失去信心，产生焦虑情绪，应耐心安慰患者，讲解有关疾病的知识及日常生活注意事项，帮助患者克服消极情绪，尽快适应透析生活方式，树立战胜疾病的信心。

七、血液透析的护理

血液透析（hemodialysis）简称血透，是利用半透膜原理，将患者血液与透析液同时引进透析器，在透析膜两侧呈反方向流动，借助膜两侧的溶质梯度、渗透梯度和水压梯度，通过扩散、对流、吸附清除毒素；通过超滤和渗透清除体内潴留过多的水分；同时可补充需要的物质，纠正电解质平衡紊乱。血液透析疗法替代了正常肾脏的部分排泄功能，延长了患者的生命，是抢救急、慢性肾衰竭的最有效措施之一。

（一）透析前的护理

1. 心理护理。讲解血液透析的有关知识，消除恐惧心理，使患者及家属与医护人员密切配合。

2. 每次透析前测定患者的生命体征及体重。

3. 熟练掌握透析机的操作常规及各种穿刺技术，严格遵守无菌操作原则及操作规程。

4. 准备好透析用药（生理盐水、肝素、5%碳酸氢钠）、急救用药（除一般急救药品外，还有降压药）、高渗葡萄糖注射液、10%葡萄糖碳酸钙、地塞米松以及透析液等。

5. 待血液透析机器开机后各项指标（透析液温度、电导度、流量及监护指标）稳定后开始透析。

（二）透析中的护理

1. 动作要熟练、轻巧。穿刺血管时动作要熟练、轻巧，尽量减轻患者的疼痛。

2. 检查管道。各种管道连接要紧密，不能有空气进入。

3. 透析。透析开始时血流速度要从慢（50ml／min）逐渐增快，约15分钟才能使血流量达到200ml／min以上。血流量稳定后，设置好各种报警阈值。

4. 透析中病情观察

（1）生命体征监测，急诊透析患者15～20分钟观察1次，慢性透析患者30～60分钟观察1次。

（2）密切观察处理各种透析监护系统的报警，机器故障。

（3）密切观察并发症的先兆表现。

5. 并发症的预防及护理

（1）热源反应常在透析开始30～75分钟内发生，反应轻者可用哌甲酯5～10mg缓慢静脉注射。严重者立即更换透析器及管道甚至终止透析。

（2）失衡综合征通常表现为头痛、恶心呕吐，严重者视力模糊、昏迷甚至死亡。在开始接受透析治疗时，透析间隔时间应＜4小时，透析脱水速度不宜过快，出现症状者可给予高渗葡萄糖或高渗盐水静脉注射。

（3）症状性低血压，可补充生理盐水或白蛋白、血浆及遵医嘱采用含钠量较高的透析液配方，只以控制透析期间体重的增加。

（4）有出血表现时及时减少肝素的用量，遵医嘱静脉注射鱼精蛋白中和肝素。

①缓慢回血，穿刺透析后局部压迫止血，特别是动脉穿刺压迫止血时间要长。

②测量血压、脉搏等，留取血样标本进行生化检查。

③教会患者熟练掌握常见并发症的应急处理。

④指导患者透析期间的生活及饮食，特别要限制入水量，体重增长不超过2.5kg。

八、健康指导

1. 避免劳累，预防感冒。

2. 指导患者从事适当的活动。

3. 坚持治疗，定期复诊。

第三节　老年前列腺增生症患者的护理

良性前列腺增生（benign prostatic hyperplasia，BPH）简称前列腺增生症，也称为"良性前列腺肥大"，以前列腺间质及上皮细胞增生为特征。前列腺增生是老年人的常见病，北京大学泌尿外科研究所一组报告显示，老年人前列腺增生的发病率为：61～70岁为50%，71～80岁为57.1%，81～90岁为83.3%。

一、排尿形态异常的护理

1. 饮食护理。多食新鲜水果、蔬菜、粗粮、大豆、蜂蜜，多喝凉开水，少饮浓茶，不吃辛辣食物、不饮酒，避免辛辣、酒等刺激性食物引起前列腺充血，加重排尿不畅症状，甚至引起急性尿潴留。

2. 指导患者不忍尿、不憋尿，定期彻底排空膀胱，防止膀胱过度充盈，影响逼尿肌功能，造成尿潴留。

3. 少骑自行车，避免长期坐硬椅子或久坐潮湿之地。

4. 引流尿液。对残余尿量多或有尿潴留致肾功能不良者，应留置导尿持续引流，改善膀胱逼尿肌和肾功能。

5. 指导患者膀胱功能再训练或重建条件反射。

（1）绷紧腹部或Valsalva动作上身向大腿上前倾，收缩腹肌，并且绷紧或向分娩那样用力，绷紧期间屏住呼吸，继续绷紧或屏住呼吸直至排尿停止，停顿1分钟，然后尽可能地绷紧，继续直至无尿排出。

（2）Gredei动作双手推放脐下，一只手心放在另一只手背上，朝着盆骨弓的方向用力向下，向里挤压，重复6～7次直至无尿排出，等几分钟再重复，确保尿完全排除。

6. 定期复查：2～3个月应做一次肛诊，半年复查次B超，以了解前列腺的变化。

二、前列腺增生症切除术护理

（一）术前护理

1. 做好心理护理。前列腺增生症系男性老年人的常见病，因患者年龄大，身体衰弱且常合并呼吸道、心脑血管疾病，患者因担心能否耐受手术而心理压力大。故护士要多与患者交流，了解患者心理动态，介绍本病的相关知识，使患者对手术有充分的了解和心理准备，以取得患者配合。

2. 监测患者生命体征的变化，了解患者心肺、肾功能情况；对患者的心脑血管、呼吸、内分泌及神经系统情况等进行全面仔细检查，治疗并发症等病情稳定后再行手术。

3. 注意保暖，预防感冒，戒除烟酒。

4. 训练床上大小便，便秘者给予纤维素多的食物或缓泻剂。

5. 凝血机制差者，可适当补充全血、血小板等，并做好输血前准备，术前备足量血。

6. 术晨导尿，用生理盐水冲洗膀胱至冲出液体呈清亮，并保留100ml充盈膀胱，以利手术操作。

7. 常规备皮，行清洁灌肠，术前12小时禁食，4小时禁水。

（二）术后护理

1. 密切观察生命体征变化。术后定时测量体温、脉搏、呼吸、血压或持续心电监护监测，如出现血压下降、脉搏增快症状时，应立即加快输液速度，严密观察有无继发性出血，配合医生及时处理。

2. 膀胱冲洗的护理。膀胱冲洗时应观察引流液的颜色，根据引流液的颜色调整冲洗的速度，保持冲洗通畅，如有血块堵塞可用注射器加压抽吸。冲洗时注意观察患者的反应，发现引流液为鲜血伴腹胀、腹痛时应停止冲洗。

3. 引流管的护理。妥善固定引流管，防止扭曲、受压，保持引流管通畅，并定期挤压引流管，防止血块阻塞，每日更换引流袋，每日用络合碘擦洗尿道口2次。气囊导尿管于术后10天后拔除，拔尿管前2日，训练膀胱的排尿功能，夹住导尿管，每3～4小时间断放尿1次。

4. 出血的观察及护理。前列腺术后多采用气囊导尿管压迫止血，若发现冲洗液为鲜红色时，应考虑气囊是否破裂，并及时处理。气囊应在术后48小时逐渐减压，以利前列腺窝收缩愈合，减压后，若发现尿液再次变红可再次充气加压止血。

5. 术后暂禁食，待肠胃功能恢复后给予高热量、高蛋白质、高维生素饮食；鼓励患者多饮水，预防泌尿系感染及结石形成。

6. 保持大便通畅，防止便秘，术后5天内禁用肛管排气或灌肠，避免因用力排便而引起前列腺窝内的继发性出血。

7. 术后如无出血现象，可适当下床活动，但注意应有人在身边照顾，禁剧烈活动，防止继发性出血发生。

8. 膀胱痉挛的护理。出现膀胱痉挛时，应做好患者的心理护理，分散注意力，也可用解痉药物缓解症状，必要时用0.1%～0.5%利多卡因注入导尿管后保留1小时，冬天可将冲洗液适当加温，使水温保持在30℃左右，避免发生膀胱痉挛。

9. 加强基础护理。做好口腔护理，鼓励患者咳嗽，并协助翻身，保持床单清洁干燥，预防压疮；在带管期间，注意保护会阴部清洁，每天用适当消毒液清洗尿道口2次。

三、健康指导

1. 鼓励患者多饮水，多食易消化食物，禁食辛辣刺激性食物，保持大便通畅。戒烟酒。

2. 术后1个月不能骑自行车，3个月内禁止提重物。

3. 避免剧烈活动使腹压增高。

第九章 老年人内分泌、代谢常见疾病的护理

第一节 老年糖尿病患者的护理

老年糖尿病（diabetes mellitus）是指年龄在60岁以上的老年人，由于体内胰岛素分泌不足或胰岛素作用障碍，引起内分泌失调，从而导致物质代谢紊乱出现高血糖、高血脂及蛋白质、水与电解质等紊乱的代谢病。

一、病情观察

1. 每周应测量体重一次，如体重改变超过2kg，应报告医生。

2. 胰岛素治疗时注意观察是否有低血糖与低血钾的症状，老年人对低血糖耐受性差，过长时间的低血糖可引起心肌和脑部缺氧造成严重损害，要及时处理。

3. 观察尿糖与酮体变化，要及时发现和处理老年患者酮症酸中毒。准确记录出入量。

4. 对患病时间长的患者，要注意观察足部的皮肤，对微小的皮肤破溃都要引起重视并及时处理。

5. 注意观察药物疗效及其不良反应。

二、饮食护理

（一）向患者讲解

向患者讲解饮食治疗的意义、目的及具体措施，使患者积极配合，自觉遵守饮食限量要求，以取得最佳效果。

1. 饮食控制。老年人血糖控制不可过分严格，空腹血糖宜控制在9 mmol／L以下，餐后2小时血糖在12.2mmol／L以下即可。

2. 保持适当的体重。标准体重（kg）＝身高（cm）－100；超过标准体重20％以上为肥胖，低于20％为消瘦。

（二）食物中糖类、蛋白质、脂肪的分配

1. 糖类。占食物总热量的50％～60％。

2. 蛋白质。占食物总热量的12％～15％。

3. 脂肪。占食物总热量的30％～35％。

（三）热量分布

老年患者的饮食最好按一日四餐或五餐分配，这对预防低血糖十分有效。四餐热量分布大概为1／7、2／7、2／7、2／7。

（四）饮食中的主副食数量应基本固定

要严格按医生制订的食谱，避免随意增减。选用新品种食物时，要了解其主要营养成分，经医生同意方可调换和食用。如果偶发低血糖，可立即饮用果汁、糖水予以缓解；如经常出现低血糖症状，要及时就诊，调整饮食或药物。

（五）严格限制含糖食物

宜低盐、低胆固醇饮食，忌食糖果、点心、冷饮及各种酒类，轻型患者如需增加水果，应取得医生的同意。炒菜应用植物油，忌吃动物油。宜食少盐，少食动物内脏、蟹黄、虾、鱼子等含胆固醇高的食物。

（六）规律进食

外出进餐时也遵循平时的饮食量，不可暴饮暴食。注意随身携带一些方便食品如饼干、方便面等以备应急使用。

三、休息与运动

（一）运动的原则

1. 根据年龄、性别、病情及有无并发症、胰岛素治疗及饮食治疗等情况而定，循序渐进，以不感到疲劳为度，持之以恒。

2. 适应于2型糖尿病肥胖者和血糖在11.1～16.7mmol／L以下者，以及1型糖尿病稳定期的患者。

（二）运动方式

老年患者最好做有氧运动，如散步、做广播操、打太极拳等。

（三）运动的注意事项

1. 忌空腹运动，运动时间最好在饭后1小时以后。

2. 如果在运动中出现饥饿感、心慌、出冷汗、头晕、四肢无力、或颤抖等低血糖症状，应立即停止运动，并进食和休息，一般可缓解。

四、用药护理

（一）按时给予口服降糖药

磺脲类药物在餐前半小时给服，双胍类药物应餐前或餐中服。

（二）防止低血糖反应

使用降糖药物时应指导患者按时进餐，切勿提前或推后，以防发生低血糖反应。

（三）胰岛素治疗的护理

1. 掌握胰岛素注射时间。普通胰岛素于饭前半小时注射，鱼精蛋白锌胰岛素在早餐前1小时皮下注射。注射部位应交替进行，以免形成局部硬结，影响药物吸收及疗效。

2. 应用胰岛素的过程中，注意监测血糖变化，以免发生低血糖。

3. 观察胰岛素的不良反应。低血糖反应如头昏、心悸、多汗、饥饿甚至昏迷。胰岛素过敏表现为注射部位瘙痒、荨麻疹。注射部位皮下脂肪萎缩或增生。

4. 对低血糖反应者，及时监测血糖并进食糖果、含糖饮料或静脉注射50％葡萄糖20~30ml。

五、酮症酸中毒的护理

1. 立即建立静脉通道，遵医嘱补液，补充电解质，给予胰岛素治疗。

2. 监测患者生命体征变化，观察意识变化、瞳孔大小，记录液体出入量。

3. 观察患者有无口渴、多饮、多尿、恶心、烦躁、嗜睡、呼吸深快并伴有烂苹果味、昏迷等，一旦发现立即通知医生并配合医生抢救。

4. 监测并记录血糖、尿糖、血酮及尿酮水平。监测动脉血气分析及血钾。

六、皮肤护理

1. 鼓励患者勤洗澡、勤换衣，保持皮肤清洁。

2. 加强会阴部皮肤的清洁，防止和减少瘙痒及湿疹的发生。

3. 指导患者选择质地柔软、宽松的衣服。

4. 皮肤如有外伤或感染，不可任意用药，应找医生处理。

七、足部护理

1. 每天进行适度的运动，以促进血液循环。

2. 经常按摩足部，按摩方向由趾端向上。

3. 冬天注意足部保暖。

4. 选择合适的鞋袜，如选择轻巧柔软的鞋子，袜子以弹性好、透气及散热性好的棉毛质地为佳，避免足部受压。老年患者外出不可穿拖鞋，以免摔跤受伤。

5. 保持足部清洁，避免感染。每天用温水清洁足部，水温与体温相近即可，脚趾缝之间要洗干净，洗后用清洁、柔软的毛巾轻轻擦干，老年患者足部皮肤干燥，可用羊毛脂涂擦，但不可常用，以防皮肤过度浸软。趾甲不要剪得太短，应与脚趾平齐。勤换鞋袜，保持足部清洁。如果有红肿热痛，应立即治疗。

6. 预防外伤。冬天使用电毯或取暖器时慎防烫伤。对鸡眼、脚癣应及时治疗。

7. 积极戒烟。

八、口腔护理

1. 指导患者早起后、睡前刷牙，饭后漱口，以保持口腔清洁卫生。

2. 重症患者，护士每日给予特殊口腔护理。

九、心理护理

老年糖尿病患者并发症多，心理负担重，易出现无助、沮丧、恐惧的心理反应，因此，要多关心、多帮助、多指导患者，使其树立信心，保持稳定的情绪，积极配合饮食、运动、药物治疗。

十、健康指导

1. 指导患者学会自我监测和自我护理。糖尿病作为一种慢性病，增强患者的自护能力是提高生活质量的关键。根据老年人理解力差、记忆力减退的特点，指导时语言通俗易懂，要耐心细致反复讲解，使患者及其家属能正确使用血糖仪，掌握血糖、尿糖测定技术，了解糖尿病控制良好的标准，使患者能将血糖控制在正常范围。使患者掌握正确洗澡和足部护理的方法。

2. 指导患者及家属学习并掌握注射胰岛素的方法、口服降糖药的不良反应、低血糖反应的观察及处理。如果发生心慌、头晕、出汗、脸色苍白、饥饿、全身软弱无力、视力模糊、反应迟钝等，应立即进食糖类物质或饮料，并休息10～15分钟，如低血糖反应持续发作，应立即将患者送医院抢救。指导家属关心和帮助患者，协助患者遵守饮食计划，并给予精神支持和生活照顾。

3. 随身携带患者病情卡，以便患者发生昏迷时能及时得到救治。

第二节　老年骨质疏松症患者的护理

原发性骨质疏松症（primary osteoprosis）是老年人常见病和多发病，可分为两型，即妇女绝经后骨质疏松症和老年人退行性骨质疏松症。骨质疏松症是一种以骨质减少、骨组织的微细结构破坏为特征致骨骼脆性增加，容易引起骨折的全身性疾病。

一、病情观察

1. 观察患者疼痛部位、程度、持续时间及疼痛时的行为表现。

2. 应用止痛药时注意观察药物的不良反应，观察患者是否产生依赖性等。

3. 观察是否有病理性骨折的发生。

二、休息与活动

1. 保持病室环境整洁，温度、湿度适宜，阳光充足。

2. 急性期卧床休息，对因为疼痛活动受限的患者，指导其维持关节的功能位，每天进行关节的活动训练，同时进行肌肉的等长、等张收缩训练，以保持肌肉的张力。对因为骨折而固定或牵引的患者，要求每小时尽可能活动身体数分钟，如上下甩动臂膀、扭动脚趾。

3. 对能动的患者，每天进行适当的活动，以增加和保持骨量。

4. 出现肌痛、骨骼痛应使用硬板床卧床休息，取仰卧位或侧卧位。

三、营养与饮食

给予高维生素、高钙、高蛋白饮食。富含维生素D的食品有禽、蛋、肝、鱼肝油等。含钙高的食品有牛奶、乳制品、大豆、豆制品、芝麻酱、海带、虾米等。

四、减轻或缓解疼痛

1. 患者休息时应卧于加薄垫的木板或硬棕床上，使腰部软组织和脊柱肌群得到松弛，可显著减轻疼痛。
2. 可通过洗热水浴、按摩、擦背以促进肌肉放松。
3. 应用音乐治疗、暗示疏导等方法对缓解疼痛也是很有效的。
4. 对疼痛严重者可遵医嘱使用止痛剂、肌松弛剂等药物。
5. 对骨折者应通过牵引或手术方法最终缓解疼痛。

五、预防并发症

嘱患者尽量避免弯腰、负重等行为，同时为患者提供安全的生活环境或装束，防止跌倒和损伤，对已发生骨折的患者，应定时翻身，指导患者进行呼吸和咳嗽训练，做主动和被动的关节训练，定期检查防止并发症的出现。

六、做好心理护理

多与患者沟通，鼓励其表达内心的感受，明确患者忧虑的根源。指导患者穿宽松的上衣掩盖形体的改变，强调老年人在学识、资历方面的优势，增强其自信心。给患者讲解本病相关知使其消除紧张情绪，增强战胜疾病的信心，积极配合治疗。

七、用药护理

（一）钙制剂

比如碳酸钙、葡萄糖酸钙等，注意不与绿叶蔬菜一起服用，防止因螯合物形成降低钙的吸收，使用过程中要增加引水量，以防止泌尿系统结石形成，防止便秘。

（二）钙调节剂

钙调节剂包括降钙素、雌激素和维生素D。用降钙素要注意观察有无低血钙和甲状腺功能亢进的表现。对使用雌激素的老年妇女，在用药前和用药期间，定期做妇科和乳腺的检查。

（三）二磷酸盐

比如依替磷酸二钠、帕米磷酸钠等，应晨起空腹服用，同时饮清水200～300ml，至少半小时内不能进食或喝饮料，也不能平卧，以减少对消化道的刺激。

八、健康指导

（一）日常生活指导

嘱患者在病情允许的情况下，进行适当的户外活动、多晒太阳。防止摔跤，避免过度用力。

（二）饮食指导

帮助老年人制订每天的饮食计划，学会合理搭配营养素，指导其多摄入含钙及维生素D丰富的食物。

（三）用药指导

指导老年人正确服用钙剂，服用可咀嚼的片状钙剂，且应在饭前1小时及睡前服用，钙剂应与维生素D同时服用。

第十章 老年人常见肿瘤疾病的护理

第一节 老年原发性支气管肺癌患者的护理

原发性支气管肺癌简称肺癌（lung cancer），它是老年人最常见的肺部原发性恶性肿瘤。肺癌最主要的致病因素是吸烟，男性发病率高于女性。按发生的部位，临床上分为中心型肺癌和周围型肺癌。

一、病情观察

1. 观察呼吸道的症状及痰的性质。
2. 观察患者有无脑转移及张力性气胸的发生，如有头痛、呕吐或情绪的改变及急性胸痛、气急、发绀等症状，应及时通知医生并配合处理。
3. 观察胸痛的部位、性质、程度及持续时间，按医嘱给予适当的止痛剂。
4. 观察药物的作用及不良反应。

二、休息与对症护理

1. 保持空气新鲜、清洁、湿润。训练患者深呼吸和有效咳嗽，以锻炼肺功能。嘱患者戒烟。
2. 有纵隔淋巴结肿大导致呼吸困难时，应取半卧位休息，吸氧。
3. 胸背部剧痛时遵医嘱给予止痛剂。

三、饮食护理

给予高蛋白、高维生素、高热量易消化的饮食。

四、手术治疗前的护理

1. 了解患者的一般情况，进行各项常规及专科检查。
2. 劝告患者戒烟，戒除不良的饮食习惯。嘱患者注意口腔卫生。
3. 指导患者练习正确的咳嗽排痰方法和做腹式深呼吸运动。
4. 了解患者心肺功能，鼓励患者适当活动，增加肺活量。
5. 做好心理护理，增强其战胜疾病的信心。
6. 根据手术部位做皮肤准备。备好术中用品。

7. 患者送手术室后，备好监护仪器及常规抢救物品。

五、术后护理

1. 严密观察患者生命体征和面色，及时发现病情变化。

2. 给予2～4L／min氧气吸入，保持呼吸道通畅。

3. 意识清醒、血压正常后取半卧位休息，以利呼吸、胸腔引流、排痰及肺扩张。行肺叶切除或楔形切除者，取健侧卧位，以促进患侧肺组织扩张；行全肺切除术者，应避免过度侧卧，可取1／4侧卧位，以预防纵隔移位和压迫健侧肺导致呼吸循环功能障碍。

4. 观察患者有无皮下气肿及呼吸急促、气管是否向健侧移位等情况，术后2周内观察有无咳血痰的现象，以了解有无支气管胸膜瘘发生。

5. 保持胸腔引流管通畅，观察引流液的性质、颜色及引流量。全肺切除者，有感染和出血的可能，为了观察引流量及预防纵隔移位，每小时开放胸管5～10分钟。

6. 全肺切除者，输液速度控制在20～40滴／分钟，术后早期控制钠盐的摄入。

7. 麻醉清醒后，可少量饮水，以利排痰，并使患者感到舒适。术后1天清晨，可给流质，逐渐过渡到软食、普食。

8. 鼓励和协助患者咳嗽排痰，必要时行雾化吸入，防止肺不张、肺部感染等。

9. 督促患者早期床上活动（全肺切除者除外），术后第2日，病情允许的情况下逐步下床活动。避免突然剧烈活动，促进手臂和肩部的运动，预防术侧肩关节强直、废用性萎缩及肺不张。

六、化疗前护理

1. 改善患者全身营养状况，鼓励患者多吃高蛋白、高维生素、高热量食物，必要时给予支持治疗。

2. 心理护理。鼓励患者树立治疗信心。向患者讲解化疗有关知识及注意事项，消除顾虑，取得患者合作。

3. 遵医嘱做好有关化验检查。

七、化疗期间护理

1. 保护静脉。条件许可情况下做PICC置管。不置管时，穿刺部位的选择原则上从上肢远端至近端，每次交换部位，避开关节处。防止药物外漏和静脉炎的发生。

2. 口腔护理。注意观察口腔黏膜，嘱患者每日用漱口液漱口3～4次，保持口腔清洁卫生。若有真菌感染，则用5％碳酸氢钠液漱口。因疼痛而影响进食时，用1％丁卡因喷雾。

3. 严密观察患者用药后的反应。恶心、呕吐是化疗药物引起最常见的早期反应，严重者可导致脱水。可采取分散患者注意力的方法，减轻恶心、呕吐症状；患者发生呕吐时，应协助患者漱口、**擦洗**面部更换衣服及床单。遵医嘱给予止吐药物。

4. 化疗药物外漏的处理。化疗时发现药物外漏应立即停止注射，并抽回血，拔针。在进针周围用生理盐水2～5ml、地塞米松5mg、2%普鲁卡因2ml环形封闭，然后用50%硫酸镁冷敷24小时，忌热敷。

5. 骨髓抑制的护理。注意观察患者血象变化，每周查血象1～2次。当白细胞低于4.0×10^9／L，血小板低于80.0×10^9／L时，应暂停化疗。观察患者有无牙龈出血、鼻衄、瘀斑、血尿及血便等，嘱患者用软牙刷以减少牙龈损伤。

6. 有胸腔积液时，注意保持呼吸道通畅，及时配合医生抽胸水及胸腔灌注化疗药物，嘱患者变换体位，观察反应。

7. 注意预防和减轻化疗药的毒不良反应。比如阿霉素有心脏毒性作用，需心电监测，并注意有无气短、胸闷等心衰征象。环磷酰胺和顺铂均有肾毒性，需水化并监测尿的变化。

八、化疗后护理

1. 若化疗后，白细胞低于3.0×10^9／L时，指导患者减少外界接触，防止感冒，预防感染，控制陪客，避免劳累。

2. 加强营养，适当锻炼。

3. 脱发者，可协助患者选择合适的假发。

4. 指导患者定期复查血象。

5. 告知患者下次化疗时间。

九、放疗前护理

1. 心理护理。向患者介绍有关放疗的知识，放疗的方法、过程，放疗中可能出现的问题及注意事项，消除患者对放疗的恐惧。

2. 饮食护理。劝患者禁烟、酒，忌吃辛辣等刺激性食物，避免食过硬、过热、过冷的食物，宜进清淡、易消化的高蛋白、高热量、高维生素的食物。

3. 指导患者注意保暖，尤其是冬天为患者划线、定位时要注意室温，平时注意保持室内空气新鲜，预防感冒和肺部感染。

4. 指导家属为患者准备开襟式的内、外衣，便于放疗时暴露放疗野。

5. 保护放疗野皮肤的方法。准备1～2套柔软、宽大、吸湿性强的内衣。保持照射野皮肤清洁干燥，忌用肥皂和粗毛巾擦拭，可用温水和软毛巾轻轻擦洗。切忌用手直接接触或用手去剥干燥、脱落的痂皮，以免损伤皮肤而延长愈合时间。忌在放射野皮肤涂用含金属的药膏及使用氧化锌的胶布。

十、放疗期间护理

1. 保持照射野皮肤上线条清晰。

2. 不能带金属物品如手表、钢笔等进入放疗室，并取下假牙。

3. 在放疗室内定位后，进行放射治疗时嘱患者不可随意移动体位，以免损伤正常组织。

4. 嘱患者每日饮水3000ml以上，以利毒素排泄。

5. 每次放疗前后禁食1小时，放疗后静卧30～60分钟，以减轻放疗反应。

6. 放疗期间应密切观察患者血象和体温变化，每周查血象1～2次，WBC≤3.0×10^9／L或体温超过38℃时，报告医生，暂停放疗并给予对症护理；WBC≤1.0×10^9／L时采取保护性隔离措施，如床边紫外线照射每日2次或入住层流室等。

7. 患者有上腔静脉压迫，呼吸困难时，嘱患者取半卧位，氧气吸入，保持呼吸道通畅。

8. 对刺激性呛咳，可给镇静剂或饮热水，以减轻喉部刺激。雾化吸入每日2次。

9. 患者如有咯血，要保持镇静，给止血药，大量咯血时立即通知医生。

十一、放疗后护理

1. 指导患者按医嘱做一次全面的体格检查及肝肾功能检查。

2. 放疗野皮肤仍需继续保护至少1个月。

3. 向患者介绍放疗后的迟发性放疗反应，以免患者惊慌恐惧。

4. 指导患者按计划及时复查。

5. 放射性食管炎一般发生在放疗3周后，患者主诉吞咽时疼痛，可给镇痛剂。进清淡、无刺激、易消化的流质或半流质食物。

6. 放射性肺炎护理：观察患者有无发热、气短、咳嗽、呼吸困难、胸痛等症状。患者保持镇静，消除紧张、恐惧感。给予低流量氧气吸入。遵医嘱给予抗生素、类固醇等药物治疗，卧床休息。严重者停止放疗。

十二、肺癌大出血的护理

1. 患者绝对卧床休息，头偏向一侧，及时清除口腔中积血。

2. 密切观察病情变化，测血压、脉搏、呼吸每30分钟／次，并及时记录。

3. 安慰患者，遵医嘱给予镇静、镇咳、止血药，输液、输血等。

4. 保持口腔卫生。

5. 恢复期内活动量逐渐增加，便秘者给缓泻剂或灌肠，以防引起再次咯血。

6. 观察患者情况注意观察患者有无头痛、呕吐情绪突然改变、昏迷等肝、脑转移症状，如有立即通知医生。

十三、肺癌骨转移护理

1. 镇痛护理。

2. 为患者提供硬板床。

3. 嘱患者行走时注意安全，防跌倒。

4. 对腰椎转移者，用平板推车护送患者放疗，搬运患者时要用力均衡，以防骨折。

十四、健康指导

1. 宣传吸烟对身体的危害，提倡不吸烟或戒烟。

2. 对肺癌高危人群及地区做到早发现、早治疗。

3. 肺癌患者必须遵医嘱进行综合治疗，提高生活质量，争取治愈。

第二节　老年肝癌患者的护理

原发性肝癌（primary carcinoma of the liver）是老年人常见的恶性肿瘤，治疗以手术和化疗为主。

一、病情观察

1. 观察上腹部、右季肋部疼痛的规律性。

2. 注意观察患者生命体征及意识状态。

3. 观察是否有门静脉高压所致的大出血、肝昏迷等症状。

4. 行动脉造影后，应压迫止血并观察穿刺部位有无渗血，每30～60分钟测血压和脉搏1次，并观察有无血肿和血栓形成，每小时观察足背动脉搏动的情况。

5. 观察药物的不良反应。

二、术前护理

（一）心理护理

了解患者的心理状态，对患者进行评估，适时给予心理疏导，解除其恐惧心理。

（二）饮食指导

进高蛋白、高热量、高维生素、低脂肪饮食，术前3天给半流质或流质饮食。术前禁食12小时，禁水4小时。

（三）术前健康教育

1. 向患者讲解术后咳嗽的重要性，训练其深呼吸及有效咳嗽，并要求患者戒烟，预防呼吸道感染。

2. 训练患者床上排便。

（四）肠道准备

按医嘱给肠道清洁剂，以减少肠道内细菌，避免手术后血氨增高引起肝性脑病。术前一天晚上灌肠1次。

（五）术晨留置胃管。

三、术后护理

1. 麻醉未清醒前去枕平卧，头偏向一侧，保持呼吸道通畅。

2. 严密观察患者生命体征及意识的变化，病情平稳后改半卧位。观察伤口敷料渗血情况，发现异常及时报告医生。

3. 手术后48～72小时给予氧气吸入，提高血氧饱和度。

4. 保持胃肠引流管通畅，注意胃液的颜色、性质及量，并记录。

5. 腹腔引流管应定时挤压，防止阻塞。

6. 如为胸腹联合伤口，胸腔引流管接水封瓶，观察水柱波动情况，注意引流液的颜色、量，并记录。48小时后，无特殊情况可拔管。

7. 口腔护理每日2次，做好预防压疮的护理。

8. 按医嘱护肝治疗，注意观察有无肝性脑病，出现病情变化及时通知医生。

9. 术后卧床休息5～7天。过早下床活动，可导致肝切面出血。鼓励深呼吸、咳嗽，协助翻身，雾化吸入以助痰液排出，预防肺部并发症。

四、肝动脉插管化疗的护理

1. 向患者解释插管的方法及注意事项，增强患者对治疗的信心，取得合作。

2. 肝动脉插管未用药时，每周用每毫升含50U的肝素加生理盐水5ml冲洗导管1次。严格执行无菌操作，冲洗前应将空气排尽，先回抽注射器，检查导管是否通畅，不可盲目推药，以防气栓；导管应妥善固定，以防脱落。

3. 连续肝动脉滴注时，将动脉输液瓶挂于离地面2m处，注意滴注速度均匀，不可过缓，勿使皮管受压、扭曲。嘱患者不要突然坐起，造成压力降低，动脉血回流而堵塞管腔。

4. 在化疗期间注意观察药物毒副反应，若出现毒副反应，给予对症处理，严重时需停止化疗或减量。

5. 四肢插管要注意远端动脉血流情况，如动脉搏动较弱、皮肤发凉应及时报告医生，预防缺血性坏死。

6. 观察肝动脉插管的病情变化，如发现患者肝区刺痛、面色苍白、脉搏快、血压下降等情况可能预示有肝破裂的情况发生；如患者表现烦躁不安、昏睡语无伦次是肝性脑病前驱症状，要及时报告医生抢救。

五、化疗前护理

1. 心理护理。鼓励患者树立治疗信心，主动关心患者。向患者讲解化疗有关知识及注意事项，消除顾虑，取得患者合作。

2. 改善患者全身营养状况，鼓励患者多吃高热量、高蛋白、富含维生素食物，必要时给予支持治疗。

3. 根据医嘱做好有关化验检查。

六、化疗期间护理

（一）保护静脉

根据药物的性质选择合适的溶媒，稀释浓度不可过高。穿刺部位的选择：原则上从上肢远端至近端，每次交换注射部位，并避开关节处。防止外漏和静脉炎的发生。最好是选择PICC置管。

（二）口腔护理

注意观察口腔黏膜，嘱患者每日用漱口液漱口3～4次，保持口腔清洁卫生。口腔溃疡时给予地塞米松、庆大霉素、生理盐水进行雾化吸入或含漱，也可用维斯克含漱。若有真菌感染则用5％碳酸氢钠液漱口。因疼痛而影响进食的，用1％丁卡因喷雾。

（三）骨髓抑制的护理

注意观察患者血象变化，每周查血象1～2次。当白细胞低于$4.0 \times 10^9 / L$，血小板低于$80.0 \times 10^9 / L$时，应暂停化疗。白细胞低于$1.0 \times 10^9 / L$时应对患者进行保护性隔离，进层流室或病房内紫外线照射消毒。血小板严重抑制者应观察患者有无牙龈出血、鼻衄、瘀斑、血尿及便血等，嘱患者用软毛牙刷以减少牙龈损伤。避免多次注射，拔针后按压6～7分钟，防止外伤。

（四）注意观察消化道反应

恶心、呕吐是化疗药物引起的最常见的早期毒性反应，严重者可导致脱水。可采取分散注意力的方法，减轻恶心、呕吐症状；患者发生呕吐时，应协助患者漱口、擦洗面部，更换衣服及床单。遵医嘱给予止吐药物。

（五）化疗药物外漏的处理

化疗时疑有药物外渗或发现外漏时应立即停止注射，并抽回血，拔针。在穿刺点周围用生理盐水2～5ml、地塞米松5mg、2％普鲁卡因2ml环形封闭，然后用50％硫酸镁冷敷24小时，切忌热敷。封后用中药如意金黄散加蜂蜜调和持续外敷。如果有破溃，按无菌换药处理。

七、化疗后护理

1. 化疗后，白细胞低于$3.0 \times 10^9 / L$时，指导患者减少外界接触，防止感冒，预防感染，控制陪客，避免劳累。

2. 加强营养与适当锻炼。

3. 脱发者，可协助患者选择合适的假发。

4. 指导患者定期复查血象。

5. 告知患者下次化疗时间。

第三节　老年食管癌患者的护理

食管癌（esophageal carcinoma）是老年人常见的消化道恶性肿瘤之一。中段食管癌较多见，下段次之，上段较少。食管癌多系鳞癌，腺癌少见。临床表现早期在吞咽粗硬食物时有不适感，胸骨后烧样疼痛，中晚期的典型症状为进行性吞咽困难。治疗一般采取手术、放疗、化疗和免疫等综合治疗。

一、术前护理

1. 心理护理。给患者讲解食管癌手术治疗的有关知识，让患者对手术治疗有所认识，并积极配合。

2. 指导患者进食高热量、高蛋白、高维生素饮食，保证患者充足的营养。进食困难者，按医嘱补充营养，维持水、电解质平衡。

3. 如果病情需要进食颗粒药物时，宜研成粉末后服用，并嘱患者尽量慢服药。

4. 嘱患者禁烟、酒，加食多盐食物，如酸菜等。

5. 注意口腔卫生，预防感染，饭后要漱口，必要时配制漱口液。

6. 术前3天起口服肠道抗生素，每日4次。

7. 消化道准备。术前1天进少渣饮食，晚8时后禁食，并用0.2%肥皂水灌肠1次。结肠代食管手术准备：手术前1天下午1时起每隔1小时，连续3次，然后每隔3小时，连续2次口服甲硝唑200mg、链霉素50万U，下午4时后口服10%甘露醇100ml，半小时内服完，3天进少渣饮食，术前1天进流质，晚8时后禁食，并用0.2%肥皂水清洁灌肠1次。

8. 术前1天备皮，术晨留置胃管、尿管。

二、术后护理

（一）体位

去枕平卧，6小时后改半卧位或侧卧位。

（二）病情观察

密切观察生命体征的变化，保持呼吸道通畅，鼓励并协助患者咳嗽，有效排痰。必要时行鼻导管吸痰，及时清除呼吸道分泌物，促进肺扩张；对于咳嗽无力者若肺扩张不佳，应让患者练习吹气法，以锻炼肺功能，促进肺扩张。

（三）严密观察伤口渗血情况

保持伤口局部清，注意有无伤口感染、裂开的征象。

（四）胸腔闭式引流的护理

除按一般胸腔引流护理外，应特别注意引流液的性质、色和量。若术后血清样引流液过多或粉红色引流液中伴有脂肪滴，应警惕乳糜胸的发生。若出鲜红色引流液过多，且每小时超过200ml，连续3小时应考虑活动性出血。

（五）观察引流管

在持续胃肠减压期间，密切观察引流管是否通畅，观察引流物的色、性质、量。

（六）口腔护理

加强口腔护理，保持口腔清洁。

（七）饮食护理

1. 禁食期间给予静脉营养支持，保持输液通畅。

2. 术后5～7天，根据胃肠功能的恢复及术中吻合口张力、血供情况而决定，进食时自少量饮水起后给流质、半流质饮食，少量多餐。结肠代食管术后进食时间宜适当延迟。

3. 胃代食管术后，加强饮食宣教，少量多餐，避免睡前或卧位进食，进食后须慢走或坐半小时以上，防止食物反流。裤带不宜系得太紧，进食后避免有低头弯腰的动作。

4. 给予高蛋白、高维生素、低脂，少渣饮食并观察进食后有无梗阻、疼痛、呕吐、腹泻等情况，若发现上述症状应暂停饮食。

（八）防止吻合口瘘

术后7～14天，患者出现高热、胸痛、胸闷、呼吸困难，听诊发现呼吸音减弱，应警惕吻合口瘘的可能。

三、放疗前护理

（一）心理护理

向患者介绍有关放疗知识、治疗中可能出现的问题及需配合的事项。同患者参观放疗机房，消除患者恐惧感。

（二）饮食护理

劝患者戒烟、酒，忌吃辛辣、酸醋食物，避免过热、过冷、过硬食物，以免损伤黏膜。指导患者进食鱼、鸡蛋、瘦肉、牛奶、水果等高蛋白、高热量、高维生素无渣半流质食物，每次饭后饮水，冲洗食道。食道全梗阻患者按医嘱补液，保持水、电解质平衡。

（三）药物护理

口服药片剂捣碎后服用。

（四）向患者说明保护放疗野皮肤的方法

1. 准备1～2套柔软、宽大、吸湿性强的开襟式内、外衣，便于放疗时暴露放疗野。

2. 保持照射野皮肤清洁干燥，忌用肥皂和粗毛巾擦拭，可用温水和软毛巾轻轻蘸洗。

3. 切忌用手直接接触或用手去剥干燥、脱落的痂皮，以免损伤皮肤而延长愈合的时间。

4. 忌在放射野皮肤涂用含金属的药膏及使用氧化锌的胶布。

四、放疗期间护理

1. 保持放射野皮肤上线条清晰。

2. 在放疗时，嘱患者不可随意移动体位，以免损伤正常组织。

3. 嘱患者在放疗前后1小时禁食。放疗后静卧30～60分钟，以减轻放疗反应。

4. 嘱患者多饮水，每日2000～4000ml，以利毒素排泄。

5. 放疗前及放疗期间密切观察有无胸背部疼痛或顽固性呃逆，如脉搏出现突然加速变弱等，要警惕食管穿孔伴大出血发生。

6. 观察患者的大便，有无柏油样便及呕血现象，发现异常，立即通知医生，停止放疗，禁食及抗感染治疗，必要时做胃造瘘术，以补充营养。

7. 注意口腔卫生，饭后用温开水清洁食道，服氢氧化铝凝胶或口服1％普鲁卡因及新霉素液，以保护溃疡面。

8. 食管高度梗阻或食管穿孔行胃造瘘术者，视情况术后48小时开始灌食，每日次数及量按医嘱进行，注意造瘘管的清洁并妥善固定，勿使脱出。保持伤口清洁干燥，局部皮肤侵蚀涂以抗生素软膏保护。

9. 放疗前定位、划线及放疗时均要注意保暖。

10. 放疗期间应密切观察患者血象和体温变化，若WBC≤$3.0×10^9$／L或体温超过38℃应报告医生，暂停放疗，给予对症护理。

11. 放疗野皮肤护理。放射性皮肤反应分为干性和湿性两种，前者表现为皮肤瘙痒、色素沉着、脱皮，无渗出物，不会造成感染，但能产生永久性浅褐色斑，可用无刺激性软膏如维生素A、D或羊毛脂或0.2％薄荷淀粉治疗。湿性皮肤反应表现为有湿疹、水泡，严重时造成糜烂、破溃，常继发感染，可用冰片蛋清或氢化可的松软膏涂擦，严重者可用硼酸软膏包扎1～2天，待渗出液吸收后，再行暴露疗法，或用维斯克湿敷。

五、后装治疗及护理

1. 行后装治疗当日禁食、禁水；治疗前口服2％利多卡因5ml，分3次口含后慢慢咽下。

2. 协助医生放置施源器，嘱患者做吞咽动作置放到靶区，旋紧固定旋钮，让患者咬住咬口器防止施源器移动，影响治疗准确性。

3. 患者置施源器后，唾液分泌增多，可带痰杯或用软纸擦拭。

4. 治疗结束后取出施源器消毒、备用。嘱患者2小时后方可进流质或软食。

六、放疗后护理

1. 协助患者按医嘱做一次全面的体格检查及肝肾功能检查。

2. 放疗野皮肤仍需继续保护至少1个月。

3. 骨髓抑制的护理。每周查血象1~2次，WBC≤3.0×10⁹/L时报告医生，暂停放疗并给予对症护理；WBC≤1.0×10⁹/L时采取保护性隔离措施，如房间紫外线照射每日2次或入住层流室等。

4. 向患者介绍放疗后的迟发性放疗反应，以免患者惊慌恐惧。

5. 指导患者按计划及时复查。

6. 放射性食管炎一般发生在放疗3周后，患者主诉吞咽时疼痛，可给镇痛剂。进清淡、无刺激、易消化的流质或半流质食物。

七、化疗前护理

1. 心理护理。鼓励患者树立治疗信心。向患者讲解化疗有关知识及注意事项，消除顾虑，取得患者合配合。

2. 改善患者全身营养状况，鼓励患者多吃高热量、高蛋白、高维生素食物，必要时给予支持治疗。

3. 根据医嘱做好有关化验检查。

八、化疗期间护理

（一）保护静脉

最好是选择PICC置管。根据药物的性质选择合适的溶媒，稀释浓度不可过高。不置管者，穿刺部位的选择：原则上从上肢远端至近端，每次交换注射部位，并避开关节处，防止外漏和静脉炎的发生。

（二）口腔护理

注意观察口腔黏膜，嘱患者每日用漱口液漱口3~4次，保持口腔清洁卫生。口腔溃疡时给予地塞米松、庆大霉素、生理盐水进行雾化吸入或含漱。若有真菌感染则用5%碳酸氢钠液漱口。因疼痛而影响进食的，用1%丁卡因喷雾。

（三）骨髓抑制的护理

注意观察患者血象变化，每周查血象1~2次。当白细胞低于4.0×10⁹/L，血小板低于80.0×10⁹/L时，应暂停化疗。白细胞低于1.0×10⁹/L时应对患者进行保护性隔离，进层流室或病房内紫外线照射消毒。血小板严重抑制者应观察患者有无牙龈出血、鼻衄、瘀斑、血尿及便血等，嘱患者用软毛牙刷以减少牙龈损伤。避免多次注射，拔针后按压6~7分钟，防止外伤。

（四）注意观察消化道反应

恶心、呕吐是化疗药物引起的最常见的早期毒性反应，严者可导致脱水。应对患者进行有效的健康教育，稳定患者情绪；也可采取分散注意力的方法，减轻恶心、呕吐症状；患者发生呕吐时，应协助患者漱口、擦洗面部，更换衣服及床单。遵医嘱给予止吐药物。

（五）化疗药物外漏的处理

化疗时疑有药物外渗或发现外漏时应立即停止注射，并抽回血，拔针。在进针周围用生理盐水2~5ml、地塞米松5mg、2％普鲁卡因2ml环形封闭，后用50％硫酸镁冷敷24小时，切忌热敷。封闭后用中药如意金黄散加蜂蜜调和持续外敷。有破溃，按无菌换药处理。

（六）注意预防和减轻化疗药的毒不良反应

如阿霉素有心脏毒性作用，需心电监测，并注有无气短、胸闷等心衰征象。环磷酰胺和顺铂均有肾毒性，需水化并监测尿的变化。

九、化疗后护理

1. 化疗后，若白细胞低于3.0×10^9／L时，指导患者减少外界接触，防止感冒，预防感染，控制陪客，避免劳累。

2. 加强营养与适当锻炼。

3. 脱发者，可协助患者选择合适的假发。

4. 指导患者定期复查血象。

5. 告知患者下次化疗时间。

第十一章 老年人感官系统常见疾病的护理

第一节 老年白内障患者的护理

老年性白内障（age related cataract）是中老年开始发生的晶状体逐渐变性混浊引起的视力障碍。50~60岁老年性白内障的发病率为60%~70%，70岁以上的达80%，80岁以上的老年人几乎达100%。本病药物治疗效果不肯定，最有效的方法是手术，通过手术治疗绝大多数患者能成功恢复视力。

一、定期检查

告知患者定期做健康体检，观察晶体状况，争取早发现、适时治疗，避免延误手术时机。告诉患者，视力下降或出现近视化改变应及时就医。若发现有糖尿病、高血压、动脉硬化等影响眼部健康的全身性疾病则应积极治疗。

二、饮食护理

合理营养，多吃蔬菜、水果、粗纤维食物，防止便秘。

三、眼部防护

生活及外出时应注意眼部的防护避免长时间或强烈紫外线照射。

四、手术前的护理

1. 做好术前检查，确定血压、血糖、心肾功能正常。

2. 指导患者术中术后的配合，如床上活动、呼吸调整、眼球下转等。

3. 向患者解释手术的经过，评估患者的焦虑程度，并加强心理疏导，缓解其紧张焦虑情绪。

4. 冲洗泪道，防止术后感染。

5. 术前1小时用托吡卡胺充分散瞳，以维护术中瞳孔持续散大，满足手术要求，并注意用药安全及用药效果。

6. 测量眼压，保持在正常范围1.46~1.59kPa（11~12mmHg）。

五、手术后的护理

1. 指导患者术后卧于健侧，避免对患侧施压，当眼睛闭上时不可在眼上摩擦和施压，以免伤害正在愈合的组织。

2. 手术当日眼部包盖纱布不能打开，不点眼药水。

3. 术后24小时可开放点抗生素及皮质类固醇液，每天点6次。为防止交叉感染，点药前应洗手，将眼药滴入下穹隆部，切忌压迫眼球。

4. 注意观察前房、瞳孔及人工晶状体的位置等，防止并发症的发生。

5. 特别强调避免弯腰、低头、下蹲、举重物、用力屏气、剧烈咳嗽和大声说笑，防止碰撞，防止便秘，不要揉眼，以防止晶体移位。

6. 术后点托吡卡胺等扩瞳剂活动瞳孔时，应嘱患者卧床休息，防止晶体瞳孔挟持。

7. 教导患者术后应带上眼罩，以免睡眠或活动时误伤。

六、健康指导

1. 术后2周内勿洗头、洗澡，以免洗发水及污物进入眼内引起眼部感染。

2. 术后1月内禁止吸烟、喝酒，吃辛辣刺激食物，多吃蔬菜、水果、粗纤维食物，保持大便通畅。

3. 术后2周内不参加大幅度运动，严禁外力碰击术眼，切勿用手、毛巾、不洁物揉擦眼睛。

第二节　老年青光眼患者的护理

青光眼（glaucoma）是具有病理性高眼压或视盘血液灌注不良合并视功能障碍者。本病的主要症状为高眼压、视盘萎缩及回陷、视野缺损及视力下降，是老年人一种常见致盲眼病。

一、病情观察

1. 观察眼睛疼痛的性质，及时测量眼压。

2. 注意观察药物的不良反应。

二、休息

注意休息，劳逸结合。

三、饮食护理

进食营养丰富、易消化的食物，勿食刺激性食物，忌烟、酒、浓茶，勿一次大量饮水。

四、眼部护理

1. 注意用眼卫生。不要让患者长时间阅读、看电视、在暗室内久待，以免瞳孔扩大引起眼压升高。

2. 患者的衣领不宜过紧，以免头部瘀血使眼压升高。

3. 患者口服甘油后，要少喝水，以免影响降压效果。

4. 告知患者在用药过程中出现眼压升高、眼痛、视力剧降时，立即告诉医护人员处理。

五、心理护理

1. 协助、鼓励患者建立良好的心态。眼内高压的患者常因为眼部疼痛不适而焦急、担忧，护士应耐心给患者解释，嘱患者不要急躁，否则会使病情加重，指导患者学会自我调节和控制情绪。

2. 建立良好的护患关系。护士要态度和蔼，认真倾听患者的意见和要求。用丰富的专业知识解答患者的提问，并有高度的责任心，使患者有安全感、信任感及亲切感。

3. 关心、体贴患者。向患者介绍病区恢复较好的患者情况，以增强其治病信心，同时做好患者家属工作，使医、护、患及家属密切配合，共同战胜疾病。

4. 对处于悲观、消极对抗甚至拒绝治疗的双目失明患者，在生活上给予帮助，并加强思想疏导，使其树立乐观主义精神，对生活充满信心。

六、健康指导

1. 指导患者按时服药、点药。

2. 保证充足睡眠，注意饮食及用眼卫生，防止视觉疲劳。

3. 注意保暖，预防感冒，保持大便通畅。

4. 给予出院后自我护理及用药指导，若出现眼痛、眼胀、视力下降等不适症状，立即就诊。

第三节　老年性耳聋患者的护理

老年性耳聋（presbycusis）是指随着年龄的增长，双耳听力进行性下降，高频音的听觉困难和语言分辨能力差的感应性耳聋。

一、沟通与交流

1. 调整与听力减退者的沟通方式，如书写交流、手势交流或给电话听筒加增音装置，帮助其把需要解释和说明的事记录下来，使因听力下降引起的交流障碍影响减至最小。

2. 交流应在安静的环境中进行，交流前先正面进入患者的视线，轻拍患者以引起注意。对患者说话要清楚且慢，不高声叫喊，使用短句表达意思。

二、心理护理

鼓励与患者最亲密者多与患者交流，让患者的情绪得到宣泄，减少孤独感。

三、饮食护理

进清淡饮食，减少外源性脂肪的摄入。尤其要注意减少动物性脂肪的摄入。多吃新鲜蔬菜和水果，以保证维生素C的摄入。

四、适当活动

坚持适当活动与锻炼，促进全身血液循环，使耳内的血液供应得到改善。

五、定期做听力检查与对症治疗

目前尚无有效的永久治愈老年性耳聋。只有通过各种方法减缓老年性耳聋的进展。应用扩张血管、改善血液循环、营养神经的药物积极治疗相关慢性病，如高血压、冠心病、动脉硬化、高脂血症、糖尿病减轻对血管的损伤。老年人一旦发觉耳鸣或听力下降就到医院进行听力检查，尽早发现和治疗。

六、教会老年人佩戴和正确使用助听器

根据老年人的要求和经济情况，结合专业人员测试结果，选择佩戴合适的助听器。帮助患者适应助听器，正确使用助听器且控制音量，学会调节音量，保持助听器的正常工作状态，进行适应性自我训练，使用2～3个月后重新调整。

七、健康指导

1. 指导老年人避免噪声刺激。日常生活和外出时应注意加强个人防护，尽量注意避开噪声大的环境或场所，避免长期的噪声刺激。

2. 避免服用具有耳毒性的药物。严格按医嘱用药，尽量使用耳毒性低的药物。

第十二章 老年人运动系统常见疾病的护理

第一节 老年人骨折的护理

老年人和绝经后的妇女由于全身骨量的迅速减少，骨质疏松后骨的脆性增加，轻微的外伤即可发生骨折。因此，骨折（bone fracture）是老年人常见的损伤。老年人骨折后由于骨折愈合差，并发症多，常常危及患者生命。因此，认真做好老年人骨折后的护理，对减少其疼痛，促进骨折的愈合，恢复肢体功能，提高患者独立生活能力和生存质量有重要意义。

一、术前护理

1. 观察患者生命体征的变化。

2. 注意观察骨折处皮肤颜色、感觉、温度、是否疼痛、肿胀、功能障碍、畸形、异常活动和骨摩擦音等症状。

3. 做好手术范围备皮，生活能自理者协助其洗浴，不能自理者，应为其进行床上擦浴。

4. 硬膜外麻醉或全麻患者，术前一日晚遵医嘱清洁肠道。

5. 遵医嘱做药物过敏试验，做好心肺、肝和肾功能的检查。

6. 手术前一日遵医嘱禁食禁水。

7. 做好耐心细致的解释工作，使患者对所要进行的手术有充分的认识，关心患者，介绍术前术后的注意事项，解除患者紧张情绪。

二、术后护理

1. 将患者平稳地抬上床，保护手术肢体，卧硬板床。四肢手术取平卧位，平卧6小时后取舒适卧位，患肢抬高、制动。脊柱手术取平卧位，保持脊柱平直，按时给予轴向翻身。

2. 注意监测生命体征的变化，直至平稳。

3. 观察伤口出血、引流管引流情况及引流液的性质、颜色和量。

4. 注意观察患肢感觉、运动及血液循环情况。

5. 术后禁食6小时，进食时，给予高钙，高维生素、高蛋白质、低盐低脂、易消化的饮食。

6. 术后伤口疼痛，遵医嘱给予止痛剂。

7. 老年人抵抗力差，皮肤弹性差，所以要加强口腔及皮肤护理，每日清洗口腔2次，温水擦浴，定时翻身，按摩，骨突出处垫软垫。

8. 早期协助指导患者进行功能锻炼，按摩四肢，保持良好的肢体位置，防止肌肉萎缩。早期进行手指及腕关节屈伸活动，有利于减轻肿胀，行内固定术的患者，术后即可进行肘关节屈伸活动。

三、手法复位外固定的护理

1. 严密观察患肢末梢血液循环及感觉，认真听取患者主诉，若诉固定肢端疼痛、跳痛、麻木感、肿胀、青紫、桡动脉搏动减弱甚至消失，应及时告知医生处理，并经常检查石膏边缘及骨突出处，防止压伤。

2. 观察有无神经损伤的表现，如手腕畸形、指关节不能伸直、感觉异常等。

3. 抬高患肢并制动，其他部位可自由活动。石膏固定后应让患肢高于心脏水平，以利于静脉血及淋巴液回流，减轻肢体肿胀。

4. 石膏未干不要搬动，不要按压，石膏完全干后，应按其凸凹的形状垫好枕头，谨防石膏折断。

5. 保持石膏清洁，防止被水、尿、粪便浸渍和污染。

6. 在医生的指导下，协助患者进行功能锻炼，因为老年人骨的脆性大，所以锻炼时动作要轻柔，以主动为主，被动为辅，循序渐进，伤后2周内进行手指和腕关节屈伸活动和上臂等长收缩，伤后3周进行屈伸肩关节活动。

四、牵引术的护理

1. 观察患肢的血液循环：肢端皮肤颜色、温度、动脉搏动及指（趾）端活动情况，注意倾听患者主诉。

2. 经常检查牵引带是否松散或脱落，防止牵引锤接触地面，牵引绳断裂或滑脱，保持患者处于正常的牵引体位，牵引重量适度。

3. 针孔处应用无菌纱条包绕，保持皮肤及床铺的清洁，不要触碰或移动牵引针。每日在牵引针处滴70%酒精2次。

4. 经常按摩受压部位，抬高臀部，鼓励患者深呼吸及用力咳嗽、咳痰。

5. 鼓励患者多饮水，多吃水果和粗纤维食物，并指导按摩腹部，增加肠蠕动，防止便秘，必要时遵医嘱给予缓泻剂。

五、健康指导

1. 向患者说明功能锻炼的重要性，指导患者坚持进行肌肉等长收缩运动及关节运动。

2. 鼓励患者继续加强小指、腕关节、肘关节、肩关节的屈伸活动。

3. 3月后复查X线片，骨折已达完全愈合可拔出内固定。

4. 积极治疗原发疾病。

第二节　老年退行性骨关节病患者的护理

退行性骨关节病（degenerative osteoarthritis）又称为老年性骨关节炎，是由于关节软骨发生退行性变，引起关节软骨完整性破坏以及关节边缘软骨下骨板病变，继而导致关节症状和体征的一组慢性退行性关节疾病。此病好发于髋、膝、脊椎等负重关节以及肩、指间关节等，高龄男性髋关节受累多于女性，手骨性关节炎则以女性多见。本病随年龄的增长发病率也随之升高，65岁以上的老年人患病率达68%。

一、病情观察

注意观察疼痛的部位、性质、是否有关节肿胀、活动受限及关节畸形。

二、休息与活动

患退行性关节炎的老年患者宜动静结合，急性发作期限制关节的活动，一般情况下应以不负重活动为主，因为规律而适宜的运动可有效预防和减轻病变关节的功能障碍。对肥胖老年患者更应坚持运动锻炼，尽量选择运动量适宜、能增加关节活动的运动项目，如游泳、做操、打太极拳等。

三、饮食护理

应注意尽量减少高脂、高糖食品的摄入，从而达到减脂的目的。

四、减轻或缓解疼痛

对髋关节骨性关节炎的患者来说，减轻关节的负重和适当休息是缓解疼痛的重要措施，可手扶手杖、拐、助行器站立或行走。疼痛严重者，卧床牵引限制关节活动。膝关节骨关节炎的患者除适当休息外，上下楼梯、站立时借助扶手支撑的方法减轻关节软骨承受的压力，膝关节积液严重时，应卧床休息。另外，局部理疗与按摩都有一定的镇痛作用。

五、功能锻炼

通过主动和被动的功能锻炼，可以保持病变关节的活动，防止关节粘连和功能活动障碍。不同关节的锻炼根据其功能而有所不同。

（一）髋关节训练

早期训练踝部和足部的活动，鼓励患者尽可能做股四头肌的收缩，除去牵引或外固定后，床上练习髋关节的活动，进而扶拐下地活动。

（二）膝关节训练

早期训练股四头肌的伸缩活动，解除外固定后，再练伸屈及旋转活动。

（三）肩关节训练

练习外展、前屈、内旋活动。

（四）手关节训练

主要锻炼腕关节的背伸、掌屈、桡偏屈、尺偏屈。

六、增强自理能力

活动受限者，根据其自身条件及受限程度，运用辅助器具保证或提高患者的自理能力，如地板要防滑、平坦；过道、楼梯、厕所、浴缸外加装扶手；对视力不良的老年患者，应在特定区域（如楼梯的防滑带或有高度变化处）以不同的颜色加以区分。

七、用药护理

如果关节经常出现肿胀，不能长时间活动或长距离行走，X线片显示髌骨关节面退变，则可在物理治疗的基础上结合药物治疗。常用药物包括以下几种。

（一）非甾体抗炎药

非甾体抗炎药主要起到镇痛的作用。建议使用吡罗昔康、双氯芬酸、舒林酸硫化物等镇痛药，因为这几种药不但不良反应小，而且双氯芬酸、舒林酸硫化物对软骨代谢和蛋白聚合糖合成具有促进作用。尽量避免使用阿司匹林、吲哚美辛等不良反应大，且对关节软骨有损害作用的药物，如若使用，应在炎症发作期使用，症状缓解后停止服用，防止过度用药。对应用按摩、理疗等方法可缓解疼痛者，最好不服用镇痛药。

（二）氨基葡萄糖

氨基葡萄糖能修复损伤的软骨，减轻疼痛，常用药物有硫酸氨基葡萄糖、氨糖美辛片、氨基葡萄糖硫酸盐单体等。硫酸氨基葡萄糖最好吃饭时服用，氨糖美辛片饭后即服或临睡前服用效果较好。

（三）抗风湿药

抗风湿药通过关节内注射，利用其润滑和减震功能，对保护残存软骨有一定作用。用药期间应加强临床观察，注意监测X线片和关节积液。

八、手术护理

对症状严重、关节畸形明显的晚期骨关节炎老年患者，多行人工关节置换术。术后护理因不同部位的关节而有所区别。髋关节置换术后患肢需皮牵引，应保持有效牵引，同时要保证老年患者在牵引状态下的舒适和功能；膝关节置换术后患肢用石膏托固定，应做好石膏固定及患肢的护理。

九、心理护理

1. 为患者安排有利于交际的环境，如床距窗户较近，窗户的高度较低，房间距老年人活动中心较近等，增加其与外界环境互动的机会。

2. 主动提供一些能使患者体会到成功的活动，并对其成就给予诚恳的鼓励和奖赏，加强患者的自尊，增强其自信心。

3. 为患者分析导致无能为力的原因，协助患者使用健全的应对技巧，鼓励患者学会自我控制不良情绪。

十、健康指导

（一）宣传教育

结合老年人的自身特点，用通俗易懂的语言介绍本病的病因、不同关节的表现、X线片结果、药物及手术治疗的注意事项。

（二）保护关节

1. 注意防潮保暖，防止关节受凉受寒。多做关节部位的热敷，热水泡洗、桑拿。

2. 尽量应用大关节而少用小关节，如用屈膝屈髋下蹲代替弯腰和弓背；用双脚移动带动身体转动代替突然扭转腰部。

3. 选用有靠背和扶手的高脚椅就座，且膝髋关节成直角。

4. 枕头高度不超过15cm，保证肩、颈和头同时枕于枕头上。

5. 避免从事可诱发疼痛活动，如长期站立等，减少爬山、骑车等剧烈活动，少做下蹲动作。

（三）指导关节活动

进行各关节的功能锻炼，还可指导患颈椎病的老年人于症状缓解后做颈部的运动体操。具体做法是：先仰头，侧偏头颈使耳靠近肩，再使头后缩转动。每个动作后头应回到中立位，再做下个动作，且动作宜慢。

（四）用药指导

用明显的标记保证老年人定时、定量、准确服药，并告知药物可能有的不良反应，教会患者监测方法。

（五）心理指导

告知此病如果早期采取可行的措施，坚持功能锻炼，大多预后良好，从而增强老年人战胜疾病的信心。

第三节 老年腰椎间盘突出症患者的护理

腰椎间盘突出症（lubar intervertebral discprotrusion）是因椎间盘变性，纤维环破裂，髓核突出刺激或压迫神经根马尾神经所表现的一种综合征，腰椎间盘突出症中约80%的患者可经非手术疗法缓解或治愈。已确诊的腰椎间盘突出症患者，经严格非手术治疗无效，或马尾神经受压者可考虑行髓核摘除术。

一、非手术治疗的护理

（一）休息与活动

卧硬板床休息和制动，取自由体位，一般以3周左右为宜。牵引、推拿均应卧床休息，离床时宜用腰围保护，使疗效得到巩固。

（二）牵引治疗的护理

1. 牵引重量一般相当于患者体重或增减10%以内为宜。所用牵引重量通常从30kg起，按病情和自觉症状递增至体重水平。

2. 牵引中患者应感到疼痛减轻或有舒适感。如果疼痛加重或难以忍受，应检查牵引是否正确或是否适合用牵引治疗。

3. 功能锻炼。指导床上活动，四肢以及腰背肌功能锻炼。

4. 鼓励多饮水，进食纤维素丰富的饮食。

5. 协助做好生活护理。

6. 心理疏导。倾听患者主诉，关心、同情患者。

7. 观察腰腿痛程度，必要时加用止痛药。

二、手术治疗的术前护理

1. 心理护理。患者经多种方法保守治疗无效，对此次手术寄予了很大的希望。对患者提出的问题，做出全面正确的解答，将患者的心理调整到最佳状态。给予心理疏导，讲解既往成功病例，消除患者紧张情绪。

2. 训练床上大、小便。

3. 遵医嘱完成常规术前准备。

三、术后护理

（一）体位护理

术后去枕平卧6小时后可每2~3小时翻身1次，翻身时保持躯干稳定，以免脊椎扭转或屈曲。平卧时，脊柱两侧垫软枕，以减轻伤口疼痛。

（二）病情观察

1. 密切观察血压、脉搏、呼吸变化，直至平稳。

2. 注意观察伤口有无渗血。保持伤口负压引流管通畅，观察引流液的颜色、性质及量。

3. 观察有无脑脊液漏现象。如果出现伤口大量渗液，引流液明显增多，为淡红色或黄色，应考虑脑脊液漏。护理上应注意抬高床尾15～30cm，观察引流液颜色、量的变化并记录，避免咳嗽、便秘等情况，以免腹压增高。

4. 观察双下肢感觉运动情况，注意术后有无神经功能障碍，或原有神经功能障碍恢复情况。

（三）功能锻炼

术后48小时指导患者做直腿抬高运动，术后1周指导患者做腰背伸运动。腰背肌锻炼方法有以下几种。

1. 三点支撑法。患者平卧，头及双足置于床上，其余部位腾空，用力撑起腰背部。

2. 四点支撑法。患者平卧，双肩胛部及双足置于床上，头部及其余部位腾空，用力撑起腰背部。

3. 五点支撑法。患者平卧，头、双肩胛部、双足置于床上，其余部位腾空，用力撑起腰背部。

4. 燕式支撑法。患者俯卧，双上肢及双下肢用力向上，头部用力抬起。

（四）饮食护理

多食水果和含纤维素丰富食物，保持大便通畅。

（五）健康指导

1. 术后卧床3周可带腰围适当下床活动。3月内避免弯腰抬物动作。

2. 坚持腰背肌锻炼。患者锻炼腰背肌，应注意经常保持良好的姿势。锻炼要点如下：

（1）站立：头抬起下巴内收，肩平直，挺胸收腹，腰后微凹。

（2）坐姿腰要挺直，双脚到地，小腿自然下垂，臀后靠，可动腰部。

（3）起床时，应转为侧卧，屈起双膝，放下床边，然后用双手将上身撑起，以避免腰部承受不必要压力。

（4）尽量避免弯腰，养成屈膝蹲下的习惯。日常生活中可多利用高椅、适宜的椅子来协助。

（5）提举重物时，物体要靠近身体，取下蹲屈髋屈膝姿势，且不可一次提举太重的物件。

（6）腰背肌功能锻炼：当腰痛减轻后，适当的腰部运动并持之以恒，对减轻腰背痛很有帮助。基本锻炼方法有：手撑墙壁挺胸伸腰锻炼法；桥式法；单侧下肢后伸锻炼法；飞燕式背伸锻炼法；单侧下肢外展锻炼法等。

3. 不适随诊。

第四节　老年颈椎病患者的护理

颈椎病（cervical syndrome）是指颈椎间盘退行性变，及其继发性椎间关节退行性变所致脊髓、神经损害而表现的相应症状和体征。

一、非手术治疗的护理

1. 病情观察。观察神经根压迫症状，注意有无上肢麻木、放射痛、肌力下降、腱反射异常等。

2. 患者卧硬板床，协助医生做好枕颌带牵引及相应护理：注意观察呼吸；保证牵引的效能；下颌及耳周垫棉垫；翻身时保持头、颈、躯干呈一直线。

3. 应用颈托或颈围制动，以限制颈椎过度活动。

二、术前护理

1. 心理护理。做好术前解释，讲明手术意义，以便配合。

2. 进行深呼吸训练。颈前路手术术前3天进行气管推移训练。

3. 注意保暖，防止受凉。

4. 床边备气管切开包。

5. 完成术前准备，包括重要器官功能检查、备皮、皮试、导尿、灌肠、禁饮食。

三、术后护理

（一）卧位护理
术后取平卧位，用颈围固定颈部或放置沙袋于两侧颈肩部。

（二）病情观察
1. 观察患者面色及呼吸情况。

2. 观察颈部有无肿胀。如果出现呼吸困难、烦躁、发绀及时报告医生，并协助医生敞开伤口，清除血肿。

3. 观察伤口有无渗血。大量渗血时及时汇报医生并协助医生采取止血措施。

（三）咳嗽护理
鼓励患者深呼吸、咳嗽、咳痰，必要时雾化吸入，咳嗽时用手轻按颈前部。

（四）翻身护理
协助患者定时翻身，加扭曲颈部。

四、健康指导

用颈围固定颈部。2～4周来院复查。

第十三章 老年人常见精神疾病的护理

第一节 老年抑郁症患者的护理

老年抑郁症（ddepression in elderly）是发生在老年期，以情绪持续低落、焦虑为主要特征的综合征。患者内心体验多为不幸和无望，并使心理功能下降和社会功能受损害。轻者内心有沉重感，整日忧心忡忡、愁眉不展。重者忧虑丧气，唉声叹气，悲观失望，感到生活无味，甚至认为生不如死，这种情绪体验为情感低落。

一、病情观察

细心观察患者的各种表现，寻找抑郁的原因，评估抑郁的程度。

二、饮食护理

饮食既要营养丰富，又要清淡。多吃高蛋白、富含维生素的食品，如瘦肉、鸡蛋、牛奶、豆制品、水果、蔬菜等。限制脂肪摄入。

三、休息和睡眠

鼓励患者规律生活，入睡前热水泡脚或洗热水澡，为患者创造舒适安静的入睡环境确保患者充足睡眠。

四、适当的运动

鼓励和引导患者参加各种娱乐活动和适当的体育锻炼，适合老年人的运动有散步、慢跑、游泳、健身操和太极拳等，每周不少于3次，每次30分钟。原则是循序渐进，持之以恒。

五、预防自杀

自杀观念与行为是抑郁患者最严重而危险的症状。患者往往计划周密，行动隐蔽，甚至伪装病情好转以逃避医护人员与家属的注意，并不惜采取各种手段与途径，已达到自杀的目的。

（一）识别自杀动向

首先应与患者建立良好的护患关系，在与患者的接触中，能识别自杀动向，如在近期内曾经有过自我伤害或自杀未遂的行为，或焦虑不安、失眠、沉默少语，或抑郁的情绪突然"好转"，在危险处徘徊，拒食、卧床不起等，应给予心理支持避免意外发生。

（二）环境布置

患者住处应光线明亮，空气流通、整洁舒适，墙壁以明快色彩为主，挂壁画，插鲜花调动患者良好的情绪，热爱生活，积极生活。

（三）专人守护

对有强烈自杀企图的患者要专人24小时看护，不离视线，尤其在夜间、凌晨、午间、节假日等情况下，要特别注意防范，以防意外。

（四）工具及药物管理

自杀多发生于一瞬间，凡能成为患者自伤的工具及药物都要妥善保管，以免患者自伤或一次性大量吞服药物，造成急性药物中毒。

六、心理护理

（一）鼓励患者倾诉

严重抑郁患者思维过程缓慢、思维量减少，甚至有虚无罪恶妄想。在接触语言反应很少的患者时，应以耐心、缓慢以及非语言的方式表达对患者的关心与支持，鼓励患者表达内心的痛苦，指出真实的情况，给予希望，通过活动逐渐引导患者注意外界，利用沟通技巧，协助患者表述其看法。

（二）阻断负向思考

抑郁患者常会不自觉地对自己或事物保持负向的看法，护士应协助患者确认负向思考，帮助患者回顾自己的优点、长处、成就来增加正向思考。指导患者与自己信任的人一同做事、交流，不要孤立、封闭自己。参加一些能使自己开心的活动，如轻微的户外运动，看电影，简单的家务，维持日常的常规生活，帮助患者暂离痛苦的思绪。要协助患者检验其认知、逻辑与结论的正确性，修正不合实际的目标。此外，协助患者完成某些建设性的工作，参与社交活动，减少患者的负向评价，提供正向增强自尊的机会。

（三）学习新的应对技巧

为患者创造和利用各种人际沟通机会，以协助患者改善处理问题、人际互动的方式，增强社交的技巧。教会患者亲友识别和鼓励患者的适应性行为，忽视不适应行为，从而改变患者的应对方式。

七、用药护理

（一）密切观察药物疗效和可能出现的不良反应

目前临床上应用的抗抑郁药主要有以下几种。

1. 三环类和四环类抗抑郁药。比如多塞平、阿米替林、马普替林、米安色林等。上述药物应用时间较久，疗效肯定，但可出现口干、便秘、视物模糊、直立性低血压、嗜睡、心动过速、无力、头晕、心脏传导阻滞、皮疹、诱发癫痫等不良反应，对老年患者不作首选药物。

2. 选择性5-羟色胺再摄取抑制剂。主要有氟西汀、帕罗西汀、氟伏沙明、舍曲林及西酞普兰等。常见不良反应有头痛、影响睡眠、食欲缺乏、恶心等，症状轻微，多发生在服药初期，之后可消失，不影响治疗的进行。

3. 单胺氧化酶抑制剂和其他新药物。因前者毒不良反应大，后者临床应用时间不长，可供选用，但不作为一线药物。

（二）坚持用药

抑郁症药物治疗时间长，有些药物有不良反应，患者往往对治疗信心不足或不愿治疗，可表现为抗拒用药、藏药或随意增减药物。要耐心说服患者严格遵医嘱服药，不可随意增减药物，更不可因药物不良反应而中途停服。另外，由于老年抑郁症容易复发，因此，强调长期服药，对于大多数患者应坚持服两年，而对于有数次复发的患者，服药时间应更长。

八、健康指导

（一）鼓励老年人与子女同住

子女不仅要在生活上给予照顾，还要在精神上给予关心，提倡精神赡养。和睦、温暖的家庭和社交圈，有助于预防和渡过灰色的抑郁期。避免和减少住所的搬迁，以免老年人不适应陌生环境而感到孤独。

（二）培养兴趣

进入老年期要逐步适应退休生活，面对现实，合理安排生活，与社会保持密切联系，不间断学习，并参加一定限度的力所能及的劳作，按照自己的志趣培养爱好，如种花、钓鱼、书法、摄影、下棋、集邮等。

（三）社会重视

社区和老年护理机构等应创造条件让老年人进行相互交往和参加一些集体活动，针对老年期抑郁症的预防和心理健康促进等开展讲座，有条件的地区可设立网络和电话热线进行心理健康教育和心理指导。

第二节　老年焦虑症患者的护理

老年焦虑症（gerontism anxiety disorders）是发生在老年期，以焦虑、不安、紧张、恐惧的情绪障碍伴有自主神经系统症状和运动不安等为特征的一种病症。

一、休息、睡眠与活动安排

对睡眠障碍者晚上除保证环境安静、减少刺激、指导患者放松、减少对睡眠障碍的担心外，按医嘱适当给予帮助入睡的药物。患者常感睡眠浅、入睡困难或醒后不解疲乏等，因而白天常卧床，但无法真正休息，反而更疲倦，所以护理人员要鼓励患者白天起床活动，安排以娱乐为主的文体活动并引导患者参加。

二、饮食护理

患者可能出现食欲减退，胃肠不适、腹胀等躯体不适，体重下降情况，其原因可能是焦虑等负性情绪影响，护士应鼓励患者进食，帮助选择营养丰富、易消化和色香味俱有的可口的食物。

三、协助照顾个人卫生

严重焦虑、恐惧可能导致患者生活自理能力下降，护士应耐心引导、改善和协助患者做好沐浴、更衣、头发、皮肤等的护理。

四、心理护理

1. 与患者建立良好的护患关系以和善、真诚、支持和理解的态度接触患者，耐心地协助患者，使患者感受到自己被接受、被关心。

2. 接受患者，承认患者的感觉，充分理解患者的焦虑心态，协助患者认识存在的问题，解除心理压力。当患者主诉躯体不适时应做到确实的身体评估，即使有时找不到器官的证据解释其症状的存在，护理人员也应以接受的态度倾听。因为对患者而言，躯体症状是真实的，不是患者自己可以控制的。

3. 鼓励患者表达自己的焦虑和不愉快的感受，这有利于患者释放内心储积的焦虑能量，帮助患者认识自己的焦虑，也帮助护士发现患者的心理问题。护士在与患者交流时，应音调柔和、速度慢、字句简明，使他们感受到被尊重，并学习自我表达，提升其自我价值感。

4. 与患者共同探讨与疾病有关的压力源，协助患者解决问题。护理人员应从患者的描述中，倾听出其中所隐藏的信息，包括患者生活中的压力源及其焦虑。护士还应从患者的言行中发现代表内在焦虑的一些生理信号，如不安、出汗和脸红等，把患者内存的焦虑提升到意识层面，让患者对目前的处境有进一步的认识。这对患者来说是迈出改变的第一步，可以让患者了解焦虑与健康之间的关系，并找出有效方法去解决某些会引起焦虑的压力源。护士帮助分析问题时，应协助确立解决问题的办法，但不能代替患者做决定，而应鼓励患者自己做出决定。

五、健康指导

1. 指导并鼓励老人走出家门，参加社区活动，广交朋友，在人与人交往中，可以交流思想，抒发感情，相互安慰鼓励，学习交流生活经验。这样可使老人感到生活充实，心情愉快，在生活中感受自己的价值。老年人在松弛环境中可分散对情感的过分关注而减少焦虑。

2. 鼓励老人及家属面对压力源时积极寻找应对技巧的信息和资料，主动寻求帮助。指导老人合理使用应对技巧，采取自我护理行为，树立信心，完成角色调整，过理想的晚年生活。

第十四章　老年人常见妇科疾病的护理

第一节　老年性阴道炎患者的护理

老年性阴道炎（senile vaginitis）是老年妇女常见疾病之一，因卵巢功能衰退、雌激素水平降低、阴道壁萎缩、黏膜变薄、上皮细胞内抗原含量减少，阴道内pH增高，局部抵抗力降低，致病菌容易入侵繁殖引起疾病。

一、病情观察

1. 观察体温。发热者每天测量体温4~6次直至正常。
2. 观察排尿情况。

二、休息

在急性期需卧床休息。

三、饮食护理

进食富含多种维生素、易消化的饮食，多饮水，必要时给予静脉输液补充营养及体液。

四、皮肤护理与卫生

1. 指导患者注意个人卫生，勤换内裤，内裤要宽松舒适，应选用纯棉布料，减少刺激。

2. 外阴瘙痒时不可用热水烫洗，不可搔抓，以免损伤局部皮肤，加重感染，宜使用温水清洗，可适当在水里加入少许食盐或食醋。外阴出现不适时，不宜乱用药物，应在医生指导下用药。

3. 不宜使用肥皂等刺激性强的清洁用品清洗外阴，不要与他人混用盆及毛巾。

4. 指导患者或家属阴道冲洗上药的方法。比如用0.5%~1%乳酸或醋酸做阴道冲洗，拭干后放入已烯雌酚片0.2~0.5mg至阴道，每日1次，共7天。注意操作前洗净双手、消毒器具，以免感染。

5. 协助患者按各种诊断检查及治疗，顾及患者的隐私权，让患者了解治疗的过程，以配合治疗。

五、健康指导

1. 告知患者注意个人卫生，如厕后的会阴清洗（由前往后擦干）保持外阴清洁、干燥。

2. 若病情加重或久治不愈随诊。

第二节　老年子宫脱垂患者的护理

正常子宫位于盆腔内，子宫颈外口在坐骨棘水平以上。如果子宫沿着阴道下降，子宫颈外口低于坐骨棘水平，甚至连子宫体也一起脱出阴道口外，称为子宫脱垂（descensus uteri），是老年妇女常见病。子宫脱垂常伴发阴道前后壁膨出。

一、休息

嘱患者多卧床休息，减少站立活动时间。

二、饮食护理

加强营养，进食高蛋白、高热量、高维生素饮食，增强体质。鼓励患者多饮水。

三、防止便秘

保持大便通畅，防止便秘。必要时遵医嘱用大便软化剂，减少腹压。

四、对症护理

1. 嘱患者注意保暖，预防感冒，有慢性咳嗽者应遵医嘱用药治疗。

2. 保持脱出阴道上的组织的卫生：Ⅰ度脱垂者，每日用1∶5000高锰酸钾或1∶20的碘伏溶液坐浴2次。Ⅱ、Ⅲ度脱垂者，特别是有溃疡者，应阴道冲洗，冲洗后局部涂擦紫草油或抗生素软膏（冲洗液温度在41～43℃以免烫伤），然后戴无菌手套将脱垂子宫还纳入阴道，平卧半小时。

3. 如需使用子宫托，应教会患者取、放的方法、时间（晨放入，晚取出，消毒后备用）。

五、功能锻炼

指导患者锻炼盆底肌肉，如做提肛运动。具体方法：随着放慢的呼吸节奏，在吸气时收紧肛门括约肌，在呼气时放松，如此反复，每天2次，每次5～10分钟。

六、手术后护理

1. 对于非手术治疗无效及Ⅱ、Ⅲ度脱垂或有症状的膀胱，直肠膨出者，可行经阴道全子宫切除术及阴道前后壁修补术。

2. 术后应卧床休息7~10天，尿管留置10~14天，避免增加腹压的动作。

3. 术后休息3个月，半年内避免重体力劳动。出院后1月到医院复查。

七、健康指导

1. 指导患者养成每天排便的习惯，避免久蹲，多饮水，保持小便通畅有利于预防泌尿系统感染。

2. 勤洗会阴，注意大小便后会阴清洁，避免提、挑等重力劳动。

3. 嘱使用子宫托的患者每晚取出，次晨放入，不可放置过久，防止阴道受托盘摩擦或压迫发生糜烂溃疡、感染或坏死。

4. 平时注意加强营养和体能锻炼，有利于脱垂子宫的恢复，不适随诊。

第十五章 老年人常见急危重症的护理

第一节 老年高热患者的护理

发热（caley）是机体对致病因子产生的一种全身反应，表现为体温升高。它是一种症状而非独立的疾病，临床将发热者在39.1～41℃称为高热，41℃以上为超高热。老年人高热一般标志着存在严重的感染，除协助医生寻找原因并积极治疗外，做好护理十分重要。

一、病情观察

1. 监测体温。体温在39.0℃以上者，应每4小时监测体温一次，37.5℃以上者，每日测体温4次，直到体温恢复正常3天后，改为每日测1次。

2. 注意观察患者末梢循环情况。高热而四肢末梢厥冷、发绀等提示病情加重。

3. 观察有无意识障碍、昏迷、惊厥。

4. 观察呼吸的节律、频率、脉搏及血压的变化。

5. 观察大小便及呕吐物的量、颜色、性质及治疗效果。

二、降温措施

1. 开放静脉输液通道，补充液体。

2. 物理降温法。体温超过39℃者，可予局部冷疗，将冷毛巾或冰袋或化学制冷袋于额部、腋下或腹股沟部；体温超过39.5℃者可采用酒精擦浴、温水擦浴或冰水灌肠等冷疗法。

3. 药物降温法。应用解热剂使体温下降。常用药物有乙酰水杨酸（阿司匹林）、氨基比林、吲哚美辛（消炎痛）或双氯酚酸钠栓剂等。护士应注意药物降温过程中患者的反应及降温效果。老年患者体温不可降得过快，并要及时补充液体，防止发生虚脱。

三、口腔护理

应在晨起、餐后、睡前协助患者漱口，做好口腔护理，防止口腔黏膜溃疡，并使患者舒适。

四、休息

高热者应绝对卧床休息；低热者可酌情减少活动，适当休息。注意调节室温与环境。环境应舒适，避免噪声、直射光线、污染空气及臭氧刺激。

五、皮肤护理

应随时揩干汗液，更换汗湿的衣服与床单，防止受凉，保持皮肤清洁干燥。对长期持续高热者，应协助其改变体位，防止压疮、肺炎、肠蠕动减弱等并发症出现。

六、饮食护理

高热时，应给予高热量、高蛋白、高维生素、易消化的流质或半流质饮食，根据患者饮食爱好，注意食物的色、香、味，宜少食多餐，鼓励多饮水。对不能进食者，给予静脉输液或鼻饲，以补充水分、电解质和营养物质。

七、心理护理

耐心解答患者的问题，尽量满足患者的要求。积极寻找致热的原因，尤应注意保暖。帮助患者了解疾病进展并给予安慰。

八、健康指导

1. 指导患者穿宽松、棉质、透气的衣服以利于排汗。
2. 鼓励患者使用高碳水化合物、低蛋白饮食，多饮水。
3. 告知患者发热的危害、性质及处理方法。
4. 切忌滥用退热药及抗生素。

第二节　老年昏迷患者的护理

昏迷（cataphora）是一种严重的意识障碍，是高级神经活动的极度抑制状态，表现为意识完全丧失，对外界刺激不起反应，出现运动、感觉、反射功能障碍，大小便失禁。可由多种病因引起。老年患者体质衰弱，昏迷后容易发生多种并发症，因此做好老年昏迷患者的护理十分重要。

一、病情观察

1. 观察生命体征。昏迷初期每0.5～1小时观察意识、脉搏、体温、血压、呼吸1次，病情稳定后4小时观察1次。
2. 观察意识状态、瞳孔大小、对光反应、角膜反射及眶上压痛反应。
3. 注意皮肤黏膜状况、二便次数、性状及量，注意痰的量、色、性状。

二、营养与饮食

营养是老年昏迷患者维持生命及疾病康复的重要条件，应供给足够的营养及水分。

（一）禁食及鼻饲

昏迷患者一般禁食3~5天，如无不良反应，方可正常鼻饲高热量、高营养的流质饮食。

（二）制订每日食谱

结合患者自身的病理生理状况，确定机体所需热卡，调配合理鼻饲饮食。

（三）鼻饲方法

1. 灌食前，将患者头部抬高15~30cm，先回抽胃液后方可注入。

2. 灌注量以每次150~200ml，间隔时间2~4小时，灌注速度以30~50ml／min为宜，温度以在38℃左右。

3. 注入完毕后再注入少量温开水冲洗胃管。

4. 鼻饲注意事项

（1）药物经磨碎后注入。

（2）注意保持胃管通畅，定时观察回抽液性状，以及早发现上消化道出血并予相应处理。

（3）灌食后不要立即翻身、拍背。

（4）鼻饲管每周更换1次。

（5）加强口腔护理。

三、安全护理

1. 躁动不安者，加用床挡或保护带。

2. 牙关紧闭、抽搐者，应用牙垫垫于上下磨牙之间，防止咬伤，如有活动假牙应取出，以防误入气管。

3. 经常修剪指甲以免抓伤。

4. 室内光线宜暗，动作宜轻，避免不良刺激。

5. 热水袋时水温不可超过50℃，以免烫伤。

四、呼吸道护理

1. 保持呼吸道通畅。取下活动假牙，头部转向，如有舌后坠应用舌钳夹住舌体牵拉出。及时吸出口、鼻、喉中分泌物及痰液，以免痰误吸入气道，造成窒息与吸入性肺炎。

2. 呼吸困难、发绀时给予吸氧，必要时行气道切开并按气管切开护理。

3. 预防肺部感染。每2~3小时翻身拍背1次，并刺激患者咳嗽，及时吸痰，注意保暖，避免受凉。

五、皮肤黏膜护理

（一）压疮预防及护理

昏迷的老年患者极易发生压疮，因此要加强皮肤护理。

1. 床单保持清洁、干燥、平整，保持皮肤清洁干燥。

2. 避免局部长期受压。建立翻身卡，每2～3小时翻身1次；搬动患者时应将患者抬离床面，不要拖拉，以免擦伤皮肤。骨隆起处垫软垫。

3. 如果出现溃破应每天做好压疮换药。

4. 增加营养摄入以提高机体抵抗力。

（二）预防口腔感染

1. 每日口腔护理2～3次，可用棉球蘸冷开水、生理盐水、3％过氧化氢或复方硼酸溶液进行。

2. 注意观察口腔有无溃疡或真菌感染，一旦发现口腔感染，及时对症涂药处理。

3. 张口呼吸者，可用双层生理盐水湿纱布盖于口和鼻部，以湿润自口、鼻腔吸入的空气，避免呼吸道干燥，口唇干裂时涂以甘油或润唇膏。

（三）预防角膜损伤

伴眼睑闭合不全者，每日用生理盐水或9％硼酸水洗眼1～2次，并用无菌生理盐水布覆盖眼部或用眼罩保护，也可用0.25％氯霉素滴眼，用甘油纱布或凡士林纱布覆盖眼部。

六、大小便护理

（一）留置导尿管护理

1. 有尿失禁或尿潴留者应留置导尿管。定时夹放导尿管，每3～4小时放一次为宜。

2. 尿袋应每日更换，尿管应不超过1月更换1次。

3. 外阴护理，每日外阴冲洗2次，每日膀胱冲洗2次。

（二）大便护理

应保证每日排便1次，便秘时用开塞露、泻剂或灌肠。

第三节　老年咯血患者的护理

喉以下呼吸道的出血，从口腔咯出时称为咯血（empsyxis）。咯血量＜100ml／d称为小量咯血；100～600ml／d称为中量咯血；咯血量600ml／d称为大咯血。老年人咯血不是独立的疾病，而是多种疾病的临床症状。

一、抢救护理

（一）迅速清除积血

1. 体位引流

（1）对大咯血无窒息征象者，先将患者移至床旁，取头低足高位体位引流，同时轻叩患者胸背部促使咯出血凝块。

（2）对大咯血已有窒息征象者立即抱起患者下半身使其倒立，使其身体与床边呈45°～90°，由另一人将患者的头托自背部屈曲，并轻拍背部。

（3）尽量采用患侧卧位，健侧在上，促使气管内瘀血排出，防止肺不张、窒息及血块流入健侧。

2. 器械吸引。患者平卧，用铁压舌板或铁汤匙撬开患者牙齿，用粗的鼻导管迅速吸引口腔与咽部的血液与血块。此方法还能刺激咽部诱发咳嗽，咳出堵塞在气管内的积血；也可直接经鼻腔插入吸痰管，吸出咽、喉、气管内积血；或直接进行气管插管吸出血块，以缓解气管梗阻，保持通畅，维持正常呼吸。

（二）充分给氧

呼吸道通畅后给予高流量湿化氧或高频通气，直至呼吸困难及发绀消失，以此纠正缺氧，并防止气管内分泌物黏稠、结痂而影响呼吸道通畅。

（三）自主呼吸微弱或消失

给予呼吸兴奋剂，进行人工呼吸或机械通气等，以期尽快恢复自主呼吸运动。

（四）迅速开放静脉输液通路

遵医嘱给予有效止血药，紧急情况下垂体后叶素10U加入25％葡萄糖20～40ml，缓慢推注（5～15分钟），然后将垂体后叶素10～20U加入5％葡萄糖液500ml静脉滴注。高血压病、冠心病患者禁用。主要不良反应有头痛、恶心、心悸、面色苍白及有排便感等。使用时应注意剂量并控制滴速以减少不良反应发生。若观察到以上不良反应发生应减慢滴速，严重者应停药。

（五）反复咯血

对反复咯血及大咯血患者可少量多次输血，最好输新鲜全血，以补充血容量，增加凝血因子。输血速度要缓慢，1次不可过多，因输血量过多可增加肺动脉压力而加重出血。

（六）行纤维支气管镜检查及治疗

必要时行纤维支气管镜检查及治疗，检查前应向患者做好解释工作，嘱咐注意事项，以取得配合。术前4小时禁食、禁水，术前半小时肌肉注射安定和阿托品。术后注意有无咯血及咯血加重情况，如有咽喉部疼痛及声嘶者可给予雾化吸入或服用口含片。

二、病情观察

1. 了解咯血频率、咯血量，注意患者能否将血液顺利咳出及表情有无异常。

2. 痰量及颜色有无改变。

3. 患者有无发冷、发热的感觉。

4. 注意生命体征、意识状态、发绀、呼吸运动、呼吸音及啰音的变化。

5. 疑有感染及时通知医生，并留痰做细菌培养及药物敏感试验，并注意追踪检查结果。

三、环境与休息

病室要保持安静，减少会客，病室内禁止吸烟，保持室内空气新鲜。咯血后及时更换污染被服，减少对患者的不良刺激。少量咯血患者可适当休息，大量咯血的患者应绝对卧床休息，不宜搬动，以免因活动而增加肺运动，加重咯血。

四、体位

病变部位明确者取患侧卧位，有利于止血且可避免血流入或堵塞健侧气管，有利于健侧的肺通气，防止吸入性肺炎或肺不张；也可取半卧位减少下肢及腹腔血液回流，降低肺循环压力，有利于肺血管收缩。

第四节　老年低血糖昏迷患者的护理

老年低血糖昏迷（hypoglycemic coma）是指因某些病理和生理原因使老年人血糖浓度低于2.8mmol／L以下的异常生化状态，引起以交感神经兴奋和中枢神经异常为主要表现的临床综合征。低血糖昏迷不是一个独立的疾病，但是持续严重的低血糖可导致患者死亡，因此必须紧急处理。

一、抢救护理

1. 病情观察。严密观察患者意识、面色、呼吸的变化，每半小时测1次生命体征，发现异常立即与医生取得联系。

2. 立即留取血标本，快速送检查血糖。然后定时监测血糖，每2小时查血糖1次。

3. 饮食。给能吞咽的患者喂糖水。

4. 立即建立静脉通道，推注50％葡萄糖液40~60ml。为防止低血糖反复发作，最好再持续静脉滴注10％葡萄糖，直到患者清醒，血糖正常。

二、卧床休息

低血糖发作时患者应绝对卧床休息，给氧吸入，保持呼吸道通畅。

三、用药护理

（一）降糖药物引起的低血糖昏迷

应重新审查胰岛素及口服降糖药的用量和时间，指导患者正确用药。

（二）肿瘤致低血糖昏迷

包括胰岛B细胞瘤和各种胰外肿瘤，手术是首选的根治方法。应建议患者尽早手术摘除肿瘤，不具备手术条件的患者应采取药物治疗。给予高糖饮食，提高血糖水平。必要时晚上睡觉前加餐，防止清晨空腹时发作低血糖。

（三）功能性低血糖所致昏迷

应保持心情舒畅，避免精神刺激，同时注意加强体育锻炼，小量多餐，适当提高蛋白质和脂肪量，减少糖量，进较干食物，从而避免餐后高血糖的反应性低血糖的发生。

四、健康指导

1. 定期监测血糖。
2. 按时、按量、规律进食。服用降糖药或注射胰岛素后，要准时、定量进餐。
3. 食欲欠佳时，及时通知医生调整胰岛素及药物的用量。
4. 不宜空腹运动，运动量不宜过大，要循序渐进，持之以恒。
5. 在医生的指导下增减用药，告知患者如何服药及用药的注意事项。
6. 外出时随身携带含糖食品及糖尿病生命卡。
7. 指导患者和家属注意观察，发现如下症状：出汗、心慌、饥饿、软弱无力、面色苍白、肢体发冷、头晕、反应迟钝、步态不稳时，立即处理并及时就诊。

第五节　老年多器官功能障碍综合征患者的护理

老年多器官功能障碍综合征（multiple organ dysfection syndrome in the elderly，MODS）是以老年人多器官功能减退为基础，老年多器官慢性疾患为先导，在某种诱因应激下，序贯性发生两个或两个以上的器官功能衰竭。

一、重症监护

立即将患者送入重症监护室（ICU），及时、正确地采集各项化验标本，利用现代化的临床检测技术进行精细的检测，及时掌握病情进展并进行处理，有效地预防更多个器官的功能衰竭。

二、病情观察、监测及护理

（一）肺功能衰竭急性呼吸窘迫症

1. 观察呼吸的频率、呼吸道是否通畅、有无呼吸困难、发绀等。

2. 每4小时采动脉血1次，监测动脉血氧分压值的变化。

（二）心功能衰竭

1. 严密观察心率、心律、心电图的变化。

2. 监测动脉压、中心静脉压、肺微动脉楔压、排血量。

（三）肾功能衰竭

1. 留置导尿，密切观察尿量并详细记录每小时尿量。

2. 监测肾功能。每小时测1次尿比重。

3. 测血电解质以分析电解质失衡的情况。测定血二氧化碳结合力或pH以了解酸中毒情况。

4. 测中心静脉压，据此调整输液量和速度。

5. 密切观察患者生命体征、心电图、意识的变化，及早发现高钾血症和水中毒并进行急救处理。

6. 限制液体入量，详细记录24小时出入量。

（四）消化系统护理

1. 密切观察患者意识、面色、呼吸气味。

2. 每12小时检查1次血白细胞、红细胞及凝血酶原。

3. 抽血查血清转氨酶、总胆红素、血小板计数、部分凝血酶时间。

4. 观察患者呕吐物及大便颜色，有无咖啡色呕吐物及黑便、血便，以确定患者是否合并有应激性溃疡。

（五）预防弥漫性血管内凝血（disseminated intravascular coagulation，DIC）

1. 严密观察患者皮肤黏膜出血情况。

2. 常规检查如有白细胞$\leqslant 10 \times 10^9 / L$，或血小板$\leqslant 20 \times 10^9 / L$或红细胞比容$\leqslant 0.2$，则提示有DIC发生，应立即通知医生采取治疗措施。

三、保持呼吸道通畅

必要时给予呼吸机辅助呼吸，并进行气管插管和呼吸机应用的常规护理。合并ARDS综合征缺氧是患者死亡的主要原因之一，常选用呼气末正压（PEEP）通气方式。

四、预防感染

1. 患者最好住单人房间，室内保持环境清洁，空气新鲜，紫外线定时消毒，定期做空气培养。

2. 严格各项无菌操作技术，做好床边隔离，防止交叉感染。

3. 加强各留置导管的护理，定时更换、消毒。

4. 加强各项基础护理，预防压疮、呼吸道感染及泌尿系感染。

五、饮食护理

1. 患者合并肾衰时供给高热量饮食，减少内源性蛋白质分解，有利于肾组织的再生与修复。限制蛋白质入量，限制食物中钾与钠的含量，以避免高钾血症和水中毒。

2. 患者合并肝功能衰竭时，饮食应高糖、低脂、低蛋白；合并应激性溃疡时，应暂禁食。

3. 患者合并DC时应给予高营养、富含维生素、易消化的食物。

4. 意识障碍患者给予鼻饲。

5. 对不能口服营养的患者可用全胃肠道外营养疗法。

第六节　老年休克患者的护理

休克（shock）是指由于各种严重的致病因素引起的神经—体液因子失调与急性微循环障碍，心排血量降低，不能满足机体代谢的需要，导致重要器官广泛细胞受损为特征的综合征。休克本身不是一个独立的疾病，而是由多种原因导致一个共同的病理生理过程，即有效循环血量相对或绝对不足及器官组织微循环灌注障碍，老年人休克典型的临床表现是意识障碍、皮肤苍白、湿冷、血压下降、脉压减小、脉搏细速、发绀及尿少等。

一、病情观察

1. 密切观察患者的意识与表情。

2. 观察脉搏与血压的变化，观察呼吸的频率与深度。

3. 观察皮肤、黏膜的颜色、湿度与温度以评估末梢循环状况。

4. 观察尿量、伤口情况与体温。

二、体位

仰卧中凹位，上身抬高15°，下肢抬高20°，这样在增加回心血量的同时有利于维持呼吸循环功能。

三、维持呼吸功能，改善缺氧状况

1. 清除患者呼吸道血块、异物、分泌物等，保持呼吸道通畅，头偏向一侧。

2. 给氧以减轻组织缺氧状态，流量4～8L／min，多采用鼻导管或面罩给氧，必要时面罩加压给氧以增大潮气量。

3. 出现呼吸困难时及时行气管插管或气管切开术做人工辅助呼吸。协助患者咳嗽、咳痰，及时吸除呼吸道分泌物。

四、输液护理

1. 早期建立输液通道，尽快补充血容量，对于休克伤员的输液，应先快后慢，选用粗大针头、多通路、提高输液瓶高度及加压输液等方法使液体迅速输入。

2. 若休克严重，静脉已萎陷，穿刺确有困难行静脉切开术以免耽误抢救时机。

3. 有条件时严重休克患者可行中心静脉压测定，以了解血流动力学状态，从而估计休克状态、右心功能、输液速度，衡量治疗的效果，也便于输入高渗或刺激性较强的液体，如氯化钾。

五、用药护理

（一）纠正酸中毒

由于组织缺氧，体内乳酸、丙酮酸堆积，若不予纠正，及时补液和用血管活性药物，休克仍难以缓解，故应用碱性溶液如5％碳酸氢钠溶液、11.2％乳酸钠溶液等。

（二）应用血管活性药物

1. 使用血管扩张药之前应补充血容量。

2. 心率大于120次／分钟者忌用异丙肾上腺素以免引起心律失常。

3. 使用血管活性药物应注意从小剂量开始，停药时逐渐减量，以防血压骤降。用升压药应从最低浓度，慢速开始，每5分钟测血压1次，待血压平稳与全身情况好转后改为每15～20分钟测1次，并按药量浓度与剂量计算滴数，在患者感觉头痛、头晕、烦躁不安时应立即停药。

4. 使用血管收缩药如去甲肾上腺素，切忌药液渗于血管外引起皮肤坏死。

（三）改善心脏功能

重度休克可使心脏功能降低。如果经上述补液、纠正酸中毒、应用血管活性药物后，休克仍未好转，血压较低而中心静脉压升高，反映心功能受累明显，选用洋地黄制剂如毛花苷C以增强心肌收缩力，增强心搏血量。

六、对症护理

（一）保温

休克患者，因周围循环衰竭，体温常低于正常，有四肢厥冷，应盖棉被或毛毯保暖。被盖应轻暖，忌压盖过重，但不宜用热水袋加温，因能使周围血管扩张，加重休克，过度加温还可增加组织氧耗量，增强分解代谢，使酸中毒加重。

（二）高热

为了降低代谢，减轻缺氧，应及时给予物理降温，但一般不要求将老年患者的体温降得过低（低温治疗除外），维持在37～38℃即可。

（三）止血及妥善包扎伤口

对于有活动性出血者应立即止血。一般外出血多采用加压包扎法，少用或慎用止血带止血法。对骨折者加以固定制动，对开放性胸部伤应及时实施密封包扎。

（四）镇静止痛

酌情使用镇静或镇痛药物。疼痛剧烈时，可给予肌注或静注吗啡5～10mg，或哌替啶50～100mg。严重的颅脑损伤或胸部损伤伴有呼吸困难的患者禁用或慎用。

七、预防压疮

休克的老年患者病情重，多卧床，应保持床单整洁干燥，定时翻身拍背，保护好受压部位，做好皮肤护理。

八、心理护理

对烦躁不安、不合作者，应体谅劝解，温和耐心地加以抚慰。如果患者意识模糊，则应避免在患者面前谈论危重病情，增加恶性刺激，同时适当向家属讲解病情，安抚其情绪，使家属共同配合医疗护理。

第七节　老年心搏骤停与心肺复苏患者的护理

老年人心搏骤停（cardiac arrest）是指老年患者意外地发生心脏射血功能的突然终止，导致脑血流的中断，随之出现意识丧失、呼吸停止、瞳孔散大，是心血管急症中最严重的情况。

一、急救护理

1. 确定心搏骤停是否存在。通过一看、二摸、三听来确定，即一看面色，二摸动脉搏动，三听心音。

2. 心前区叩击1～2次。

3. 置患者于硬板床上，去枕仰卧位，松解衣领、裤带，头后仰，保持呼吸道通畅。

4. 立即进行口对口人工呼吸，并争取尽早行气管内插管，以人工气囊挤压或人工呼吸机辅助呼吸，同时加压给氧。

5. 双手交叉互握，置于胸骨中下1/3交界处的正中线上或剑突上2.5～5cm进行胸外按压，按压速率80～100次/分钟。按压与人工呼吸之比，一人复苏时为30：2，两人复苏时为5：1。

6. 按压有效指标

（1）呼吸恢复，能触摸到大动脉搏动。

（2）肱动脉收缩压≥8.0kPa（60mmHg）。

（3）有知觉反射、呻吟，面色、口唇由发绀变红润。

（4）瞳孔由大变小，光反射存在，有眼球活动或睫毛反射。

二、复苏后护理

1. 尽快除颤和复律。一般以200J能量行非同步直流电复律，不成功时可增大电量。

2. 建立静脉通道。一般取1~2处上肢静脉通道并遵医嘱使用急救药物。

3. 心电监护。密切监测心律、心率的变化，随时处理突发事件。

4. 脑复苏。尽早行低温疗法、脱水疗法等，以减轻脑水肿。

5. 记录。详细记录意识、呼吸、心律、心率、治疗用药、出入量等情况。

6. 心理护理。专人守护，减轻患者的恐惧心理。

三、健康指导

1. 有心搏骤停病史者，应教会家属心肺复苏的方法及技巧，以争取抢救时间。

2. 教会患者自我监测心率、心律的方法，了解心搏骤停的先兆症状。

3. 积极治疗原发病及诱因。

第八节　老年气管插管患者的护理

一、病情观察

1. 注意观察患者的生命体征变化。

2. 注意观察导管是否通畅、扭曲和移位。

3. 观察痰的量、颜色、性状。

二、严格遵守无菌技术操作规程

做各项操作时，均要严格遵守无菌技术操作规程。

三、环境

保持病室清洁、整齐、安静，温湿度适宜。温度20~22℃，湿度50%~60%。使用紫外线消毒2次／天，限制人员探视。

四、妥善固定气管导管和牙垫

在导管上做好标记，经口插管者应防止导管及牙垫脱落或移位。

五、吸痰护理

1. 选择质地柔软、外径合适的吸痰管。

2. 吸引器的压力适当。

3. 吸痰时间以10～15秒为宜，一般不超过20秒。

4. 吸痰管插入深度适宜，边吸边提边转动吸痰管，将痰液洗净。

5. 吸痰前后增加给氧浓度，清醒患者指导深呼吸。在吸痰过程中边吸边观察监护仪上的心率、心律和氧饱和度，出现异常应暂停吸引。

6. 严格无菌操作，口鼻吸引和套管内吸引所用的吸痰管要严格区分，不得混用。每根吸痰管只用一次。

7. 留取痰标本，根据肺部感染的情况指导有效抗生素的使用。

六、口腔护理

观察口腔黏膜及舌苔情况，行口腔护理时，对神志不清不能配合者，由两名护士协助完成，一人固定好导管和牙垫，另一人则负责清洁口腔。

七、气囊护理

每4小时气囊放气一次，每次10～20分钟。气囊充气量一般为3～5ml，进食时气囊要冲气，防止发生误吸。放气前做好气道分泌物吸引，放气后立即吸取气囊上端遗留的分泌物。

八、气道湿化和气管内滴药

1. 可根据医嘱用输液泵24小时持续气道湿化。

2. 分泌物黏稠且量多时可行气道灌洗，方法：用0.9%氯化钠经气管插管处注入10～20ml，保留15秒后吸出，反复2～3次；或用生理盐水+适量抗生素+地塞米松+糜蛋白酶配置的液体，每1～2小时一次，每次5～10ml进行气管内滴药。

3. 保持充足的液体入量2500～3000ml／d。

九、保持呼吸道通畅

1. 不定时随时吸痰，吸痰前后酌情提高吸氧浓度。

2. 吸痰时严格无菌操作，吸痰时应先吸气管，再吸口腔，最后吸鼻腔，每次吸痰时应更换吸痰管。

3. 吸痰时应严密观察病情变化及痰液性质。

十、心理护理

1. 向清醒患者说明操作的必要性和注意事项，取得患者的配合。

2. 安慰和鼓励患者，消除其紧张、恐惧心理。

第九节　老年气管切开患者的护理

气管插管（life saver）72小时后，老年患者病情仍不缓解者，应行气管切开术。

一、术前护理

1.皮肤准备：准备颈前区皮肤及剃胡须，备皮范围上自下唇，下至第3肋骨，左右至两肩。紧急气管切开是例外。

2.术前禁饮食6～8小时，术前0.5小时注射安定、阿托品。

3.准备氧气、吸引器、气管切开包等急救物品。

4.观察呼吸、血压、脉搏、意识的变化及呼吸困难程度。

二、术后护理

1. 保持适宜的室内温湿度，空气新鲜及流通。

2. 局麻者取半卧位，全麻未完全清醒者去枕平卧位，头偏向一侧，清醒后6小时改半卧位。给氧，心电监护，吸痰。手术当日不宜过多变换体位以免套管脱出。

3. 妥善固定气气管切开管，防止脱落。

4. 吸痰护理

（1）选择质地柔软、外径合适的吸痰管。

（2）吸引器的压力适当。

（3）吸痰时间以10～15秒为宜，一般不超过20秒。

（4）吸痰管插入深度适宜，边吸边提边转动吸痰管，将痰液洗净。

（5）吸痰前后增加给氧浓度，清醒患者指导深呼吸。在吸痰护理过程中边吸边观察监护仪上的心率、心律和氧饱和度，出现异常应暂停吸引。

（6）严格无菌操作。口鼻吸引和套管内吸引所用的吸痰管要严格区分，不得混用。每根吸痰管只用一次。

（7）留取痰标本，根据肺部感染的情况指导有效抗生素的使用。

5. 对全麻者应约束双手，防止抓脱套管。

6. 保持套管通畅

（1）给予翻身拍背、吸痰、雾化吸入等措施。

（2）每日消毒内套管至少3次。

（3）保持充足的液体入量2500/d，套管内滴入1%碘化钾稀释痰液。

7. 观察呼吸变化，如出现烦躁不安，口唇发绀，应及时检查处理。

8. 术后第2天调节套管系带松紧，以系带与皮肤间能插进一指为宜。

9. 气管切开处敷料每日换药，如有污染及时更换。保持伤口敷料清洁干燥，观察并发症，如伤口出血，皮下气肿，感染等。

10. 注意口腔卫生，并保持患者和床单清洁，禁止淋浴，以防误吸。

11. 鼓励患者早日下床活动，防止肺部并发症发生。

12. 气管切开患者禁用镇静止咳剂，以免抑制咳嗽反射。

13. 心理护理。了做好充分的解释、安慰工作，协助患者克服因气管切开带来的不适，积极配合治疗。

14. 拔管前先试行堵管，堵管后严密观察患者呼吸情况，如堵管48小时后无呼吸困难可拔管。拔管后继续观察1~2天。

15. 患者戴管期间，拔管前后，应随时准备好气管切开或气管插管等急救器械，以备万一。

16. 长期戴管出院者，出院前交代患者掌握以下处理方法：内套管煮沸消毒法；气管套管内滴药法。

第十节　老年机械通气患者的护理

一、上呼吸机（breathing machine）前的护理

1. 向清醒患者说明治疗目的，建立人工气道。患者取半卧位或平卧位。

2. 清理呼吸道内分泌物。

3. 测量血压、心率、做血气分析。

4. 根据患者情况调节通气模式和通气参数。

二、呼吸机治疗期间的护理

（一）病情监测

1. 临床观察。观察患者生命体征、精神症状及末梢循环、出入液量，观察患者的呼吸情况、有无缺氧的表现，仔细听诊两肺的呼吸音。

2. 呼吸功能监测。血气分析是监测的重要内容，接呼吸机15~30分钟查动脉血气，并根据结果对呼吸机设定参数做适当调整。

3. 呼吸机参数的监测与调节。使用呼吸机过程中，随时根据病情调节呼吸机工作参数，观察各项指标是否正确。

4. 观察有无自主呼吸与机械通气对抗，针对原因进行处理，根据医嘱应用镇静药、镇痛药或肌肉松弛药。

（二）及时记录呼吸机的工作参数

参数调节前后或治疗用药前后的病情变化及血气分析结果等。根据病情变化采取相应的护理措施。

（三）预防肺部感染

1. 严格执行无菌操作，减少交叉感染。

2. 吸痰机管道7天更换，每日更换湿化器内的蒸馏水。

3. 充分吸痰。

4. 及时清除呼吸机管道中的冷凝水。

5. 根据医嘱预防性应用抗生素。

6. 保证水分和营养素供给。

（四）预防并发症的发生

预防气压损伤、低血压或休克等并发症。

（五）心理护理

1. 主动关心患者，了解患者的心理状态，减少患者的心理压力，增强患者对治疗的信心。

2. 使用呼吸机患者无法说话时，要教会患者通过击掌、书写、手势等方式表达意图，充分满足患者的需要。

三、撤离呼吸机的护理

1. 向患者解释清楚脱机的目的，取得配合。消除患者对呼吸机的依赖心理。

2. 密切观察血流动力学改变，出现异常应停止撤机。

3. 脱机后提供足够的氧气吸入。询问患者有无气促、憋气和呼吸困难，观察口唇发绀情况并记录。

4. 对未拔管的患者要保护好管道，保持气道通畅。

5. 鼓励患者行有效咳嗽和缩唇腹式呼吸以改善通气。

第十六章　中老年养生保健与生理

一、养生保健知识

（一）男人中年要重视健康

中年的男人正当不惑之年，事业有成，家庭美满，真是羡煞他人。殊不知，在这圆满的背后，经年的积劳如蓄势的"火山"随时可能爆发，"慢性疲劳综合征"的疾病征候群已尾随着中年男人团团转，"亚健康状态"已在他们身上占了上风。除去西装解下领带中年男人还剩下什么？站着，乏力的躯壳，凸起的肚腩无地自容，腰酸背痛；坐着，耷拉着脑袋昏昏欲睡，老态尽显，记忆力减退甚至记不起孩子与妻子的生日；躺着，睡眠不稳，辗转反侧，夜尿增多，噩梦也开始增多；还有食欲不振、性欲不振、精神不振、视觉紊乱、头晕耳鸣、关节疼痛、焦虑不安，周身不适。发展下去，胃溃疡、冠心病、高血压、糖尿病、腰椎间盘突出、前列腺肥大、心肌缺血、心肌劳损、心肌梗死、脑血管意外、癌症等将危及健康生命。

临床医生提示，男人中年是健康的一大关口。从儿时身体器官的发育，到青少年的成长成熟，到了中年已是炉火纯青，巅峰已过。组织器官的"健壮"开始走下坡路，这时，如不以自我保健来搭救，则往往就会是组织器官的"使用性""自然"得病，即所谓积劳成疾，而非指"天灾人祸"而得病。事实上，更令专家忧虑的是，这"中年"之驿站关隘已大有向前移动的趋势。

心身医学专家分析，中年男人在近30年的学习、工作、生活、婚恋、家庭、社交的多重压力下，胃黏膜日复一日、年复一年地充血缺血、缺血充血，胃酸分泌增多，体内儿茶酚胺浓度也逐渐升高，胃黏膜在"无保护""无休养"情况下最终导致溃疡出血。长期的紧张、焦虑、压抑、嫉妒、积怨、深沉，使交感神经活动亢奋，人体肾上腺素分泌失调、增多，血液黏稠度增高，与生俱来、与日俱增的血脂最终导致心脏冠状动脉粥样硬化和脑血栓形成。超负荷的劳作，永不言倦的开拓奋进，心力、体力、精力在人海、商海、情海中漂泊沉浮，随波逐流，恶性透支，结果是神经、精神、心理、生理、微循环、内分泌、组织器官功能受到困扰，继而疾病便如杂草丛生，火烧不尽。

因此，医学专家提出倡议：男人中年，治理整顿。

具体而言，首先思想要重视。审视、自剖自己的健康态度，反省、反思自己的健康观念，领会健康的重要性。治理整顿分宏观调节和微观调节。前者是指从整体上对自己的生活、工作、事业、身体进行全面的调适，善待生活，善待生命，控制不良的行为和习惯，缓和生活节奏，调理生活密度，提高生活质量。微观调节是指某些具体的做法，如保证足够的时间进行运动、休闲、娱乐、天伦之乐、手足之情。保证定期到医院检查身体，对身体进行一次又一次的"修理""洗油""充电"。如果遇身体不适，应引以为意切莫若无其事，放任自流，讳疾忌医。

（二）人到中年要"五戒"

人到中年是"危机四伏"的"多事之秋"，所以要积极预防一些常见的隐患疾病，注意做到"五戒"。

一戒懒惰：中年人常感两腿沉重，易疲劳，这表明衰老已悄悄降临。此时应力戒懒惰，经常参加体育活动，以延缓衰老。

二戒过劳：中年人既有工作又有家务，负担较重，故应注意劳逸结合，切勿"涸泽而渔积劳成疾"。

三戒多食：多食可导致肥胖，从而诱发多种疾病。

四戒发怒：怒则伤肝，并容易诱发胃溃疡、高血压、冠心病等。

五戒纵欲：祖国医学认为"房劳过度则伤肾"。

（三）中年女性保健的重要环节

40岁的女性人到中年，既承担着赡老抚幼的义务，操持着繁重的家务，又是社会的中坚力量，每天忙碌于单位、家庭之间，身心疲惫，殚精竭虑，因此正是需要加强养生保健的关键时期。中医认为组成人体的基本物质有精、气、血、津液，对中年女性而言，应当重视以下环节。

1. 女性以"血"为根本。中医认为血是人体各种生理活动能够正常运行的最基本的物质基础。眼睛由于血的滋养以能够看清世界，手足由于血的供应以能够拿取东西和行走，乌黑的头发、聪明的智慧等一切生理活动和组织器官都离不开血的营养作用。对于女性而言，因有乳汁、月经、生儿育女等生理现象，血容易消耗而不足。由于中年女性既担当着家庭主妇的同时，又要工作与学习，不仅体力、脑力的消耗量增加，而且特殊生理现象对血的损耗也增加，就更需要得到血的补充，所以中医认为"妇女以血为根本"。

有人说：我的血红蛋白、红细胞水平都在正常值范围，非常健康。这部分人是不是就不存在血的保养问题呢？其实中医所说的血虚与西医说的贫血概念并不相同，如果红细胞减少，血色素降低，出现面色苍白，口唇、指甲不红润，西医认为是贫血，中医也认为是血虚，在上述情况下中西医的观点是一致的，但中医认为的血虚表现远远超过单纯的红细胞、血红蛋白低于正常，如血虚还可出现头发变脆且缺少光泽和弹性、眼睛视力下降、乳房过早下垂和不丰满、产后乳汁稀少、月经量由多转少、月经由鲜红变得淡红等，这种情况下，即使血中红细胞、血红蛋白、血清铁、叶酸都正常，中医也认为有血虚的表现。由于中年女性的特殊生理特点，故更需要注意血的保养。

2. 女性以调"肝"为重。中医认为大多数女性疾病都与肝有关，这里所说的"肝"与西医所说的肝脏有所区别。原因是，肝的经脉经过了女性生殖器官，包括子宫、卵巢、输卵管，还经过乳头、颈部、头部太阳穴侧直至头顶。因此，中年妇女常见的月经、带下、妊娠、产后、乳房病、甲状腺疾病及血管性头痛等都与中医的肝经有关。经脉既是内在脏器与体表和其他组织联络的通道，也是营养物质运输的路径。如果肝的生理功能发生变化，就会影响肝经的正常功能，造成肝经所联络的各个组织器官发生异常，甚至产生疾病。保护好肝，保持肝经的畅通，对各相关部位的保健具有重要意义。

精神上的抑郁、忧思会直接影响肝的生理功能。中医称怒、喜、忧、思、悲、恐、惊为七情。每一个正常人都存在着以上7种情绪的变化，一个心理健康的人懂得如何去掌握七情变化的度，而该怒的时候不怒，该喜的时候不喜，硬性地去压抑自己的情绪对健康是没有好处的。如果过度过长时间的情绪变化，而不能及时进行调节，同样会影响健康，甚至产生疾病。中年女性由于生理、家庭、工作、社会各方面的原因，情绪波动较大，容易因心情不舒畅而抑郁少欢或烦恼多思，日积月累容易影响肝的生理功能，所以很多亚健康状态和疾病都与中医所说的"肝气郁结"有关。中医认为肝脏是一个多气少血的器官，所以心情不愉快，便很容易造成气的流行不畅，出现胸闷、胁胀、腹部胀满，甚至产生乳腺增生、乳房纤维瘤、甲状腺腺瘤、月经不调及消化道疾病。所以对中年女性来说，调养肝脏显得尤为重要。

3. 中年女性的生理特点。从身体的结构与机能方面来说，女性到中年已进入一个较稳定的阶段。

《黄帝内经》里说"中年，五脏六腑十二经脉，皆大盛以平定"，这里的"平定""大盛"皆是言中年已是成熟而定型的阶段。同时中年又是向老年的过渡阶段，中年后期则会出现某些衰老的现象。如果不能正确地认识和重视这些改变，就可能导致疾病的发生以致危害健康。

4. 心血管生理功能的特点。人的心血管活动具有显著的年龄特征，一般地说，心血管的功能在青春发育期的末尾，便达到了一生中的顶点，之后就渐渐减退，近来国内规模最大的一次病理普查，发现冠状动脉狭窄在中年时期发展最快。心排血量从30岁到80岁，约减少30%，中年女性在运动或其他负荷时心率和心排血量的增加都较年轻人少，且负荷解除以后的恢复时间也较长，所以，中年女性所能负担的运动量和劳动强度都不及青年。有的中年女性由于不了解这一点，因过重的体力负荷或高度的精神紧张而导致心肌代谢、心肌耗氧量过度增加，冠状动脉血液供不应求，心律失常乃至骤停。这就是有的中年人发生猝死的一个重要原因。此外，人到中年以后，对血压的反射性调整能力也减退，因而容易出现高血压病，以及直立性低血压。

5. 神经、精神活动的特点。人的精神活动是以精气为基础的，而精气藏于五脏，正如《黄帝内经》所说："心藏神、肝藏魂、肺藏魄、脾藏意、肾藏志。"因此，五脏的盛衰就决定了精神活动是否正常。女性到中年，精神活动比较稳定，这表现在中枢神经系统的兴奋与抑制过程比较平衡，创造性的思维可达一生中的最发达时期，表现出经验丰富和精力充沛的特点，且理解力增强，往往补偿了机械记忆的下降。中年女性神经传导和突触传导的速度，一般随年龄的增长而减慢，所以中年女性对外界各种刺激的反应速度不及青年人快，也不如青年人敏捷。

女性进入中年后期，由于脑细胞不断减少，大脑逐渐萎缩，重量减轻，致使脑组织内的水分、蛋白质、脂肪、核糖核酸等的含量及它们的转换率都随着年龄的增加而逐渐降低；且因为脑内褐色素的增多，影响了脑细胞的正常功能，表现为脑力劳动能力降低，记忆力渐渐减退，睡眠欠佳，现实生活逐渐缺乏感情色彩，此种情况在女性的后期将越来越明显。因此，延缓脑细胞的衰老变化，减慢中年女性的脑细胞的各种衰老变化过程，是中年女性保健工作的又一重要任务。一般来说，人脑有很大的潜力，大脑皮质的神经细胞就达140亿之多，有人推算，一生之中，实际使用的脑神经细胞只占总数的1／3。因此，中年仍然是创造性思维的"黄金时代"。

6. 呼吸功能的特点。中年以后，肺脏功能减弱，清浊之气的交换能力降低，最大通气量减少，使得中年人的呼吸功能低于青年人，这也是中年人体力不如青年人的重要因素。

现代医学认为，中年初期，女性的呼吸功能一般都很旺盛，但随年龄的增加，胸廓前后径逐渐增大，胸廓活动亦渐受限，肺组织的弹性降低，肺泡扩大，肺总容量及肺活量均渐减少。上述这些改变都可能导致氧的肺扩散容量减小，也就是中年人氧气通过呼吸膜的扩散能力不及年轻人，如30岁的人最高肺活量可达5.7升，40岁时只有5.1升。与此同时，呼吸道的黏膜逐渐萎缩，黏膜的纤毛功能及保护性咳嗽反射的敏感性降低，造成气管的分泌物易潴留，因而容易发生慢性支气管炎。

人的呼吸系统与外界环境直接相通，极易受到外界环境因素的变化影响。因此，在不同环境、不同工种条件下生活的中年女性，其呼吸功能的差异可能很大。据观察，在各种有害气体条件下，或在各种粉尘环境中工作的中年女性，其肺功能显著地比其他工种的同龄人差。为了保持呼吸系统的健康，必须大力减少空气污染，如从事有害职业的职工应该多进行户外活动，呼吸新鲜空气。实践证明，体力劳动或进行体育锻炼时，肺通气量可增大几倍到十几倍，从而吸入更多的氧，排出更多的二氧化碳。因此，中年女性应积极参加体育锻炼，这样肺与气管的功能可以增强，全身的健康状况通常也比较好。

7. 消化代谢的特点。人的消化和代谢功能，主要靠脾胃的腐熟与运化，称脾胃为后天之本，如《黄帝内经》里说"胃者，五脏六腑之海，水谷皆入于胃，五脏六腑皆禀气于胃"，意思是人体所有的脏腑、器官、组织，皆需要脾胃供给的各种营养素，脾胃是生命的源泉，无论是养生、治病、康复，都必须时时刻刻注重保护胃气，但人到中年以后，脾胃功能日渐衰退，如《素问·上古天真论》说"女子……五七阳明脉衰"，这里的阳明脉，即指胃的经脉；五七，是指35岁之时，适逢中年，这说明中年以后消化代谢功能便开始下降。

现代医学认为，进入中年以后，女性的消化功能和代谢率均明显下降。约从30岁以后，胃液等消化液的分泌量即明显下降，其中所含的消化酶等有效成分也减少，到50岁以后，消化能力可下降2／3之多。基础代谢平均每年以0.5％速度下降，例如，31～40岁的男性基础代谢率，平均为每小时每体表平方米37.9千卡；41～50岁的人，下降为36.8千卡；51岁以上的人，下降为35.6千卡。女性比男性更低一些。中年的味觉也逐渐变差，舌苔上的味蕾减少，牙齿表面的珐琅质也随年龄增长而磨损。有人分析，如30岁时掉牙2颗的话，40～50岁掉7颗，60岁掉8颗，便影响了咀嚼功能。

在物质代谢过程中，维持人体生命的基本营养物质是糖、脂肪、蛋白质、矿物质、维生素和水。比如糖是人体重要的能源物质，所需能量的70％是由糖提供的，尤其是脑组织的能量几乎全靠糖的有氧分解来提供。因此，怎样保证能量供应，是中年女性保健的一个重点。又比如蛋白质是维持生命和构成身体组织所必需的物质，但中年女性随着年龄的增长，分解代谢渐渐增加，合成代谢减少，往往需要质量更高的蛋白质食物，以补充分解代谢的消耗。

8. 内分泌系统的特点。人体内分泌系统指生理功能各不相同、位于身体各种不同部位的系列内分泌器官，如脑组织中有丘脑、脑下垂体（简称垂体）及松果体，颈部有甲状腺、甲状旁腺，腹腔左侧有胰腺，两个肾脏上端有肾上腺（肾上腺外周组织称为皮质，中心称为髓质，它是内分泌系统一个比较重要的调节器），此外腹腔中有卵巢等些内分泌器官，这些内分泌器官都由不同腺体直接分泌出内分泌激素（以往曾称荷尔蒙），内分泌激素可以直接进入血液中，作用于各个有关脏器来调节人体一些生理功能。随着年龄增长，在衰老过程中这些内分泌器官几乎都要发生不同程度的萎缩，产生组织结构的变化，使相应的分泌出的激素引起质和量的变化，促使组织衰老或引起某些疾病。

中年人内分泌紊乱会引起高血压、冠心病、糖尿病等，如男性心脑血管疾病发生率和病死率均高于女性，原因之一由于男性雄激素会抑制高密度脂蛋白胆固醇（HDL-C），而HDL-C是动脉硬化的防御因素，HDL-C减少则容易诱发高血压、冠心病、脑血管意外等。女性在数十年排卵期中雌激素水平较高，而雌激素能增高HDL-C水平，所以在绝经期前，妇女上述疾病发生比男性要低些，但绝经后或双侧卵巢切除术后先天性卵巢发育不全，心脑血管疾病发病也相应增高。有人观察了20～104岁不同年龄男性和女性HDL-C，结果绝经期女性HDL-C水平低于青壮年妇女，因此说明不同年龄激素变化会影响血脂代谢，从而导致一些疾病发生。

人在衰老过程中胰腺的细胞功能逐渐减低，抗胰岛素的激素增高，周围组织对糖的利用逐渐减少，因此中年人糖尿病发生率随年龄增加而逐渐增大。肾上腺皮质能分泌皮质、雄激素、雌激素等，皮质激素失调可引起脂肪、蛋白质、碳水化合物等代谢的紊乱。肾上腺髓质分泌肾上腺素、去甲肾上腺素、多巴胺等，对心血管功能调节有一定作用，中年人内分泌功能失调以后，势必引起抗体内环境的变化，一旦遇到外界不良的刺激，如感染、手术、重大精神因素打击就不容易耐受和适应，从而发生比较严重的疾病。

一些内分泌器官之间尚有互相联系和反馈作用，如丘脑-垂体-肾上腺轴，丘脑-垂体-甲状腺轴，这些轴功能与祖国医学理论有比较密切的联系，年龄增加不可避免会引起脏器衰老，通过中医潜阳、滋阴一些固本治则来调节不同内分泌器官和这些轴功能，对延缓衰老达到人体健康是有一定帮助的。

9. 泌尿生殖系统的特点。泌尿系统由肾、输尿管、膀胱及尿道组成。肾脏是泌尿系统的主要组成部分，每个肾由100多万肾单位构成，一个肾单位包括肾小球和肾小管两部分。肾小球有过滤的功能，当血流经过肾小球中一些毛细血管球时，可把大量水分、无机盐重新吸收到血液中去，把部分水、盐类、废物排出体外。中年人肾脏清除废物和重吸收功能均有所减弱。尿中常可见一些微量蛋白、红细胞，有时会出现尿糖等。

正常成年人两侧肾脏血流量每分钟约1000～1200毫升，血浆流量每分钟约600～700毫升，由肾小球滤过的血浆量（称为肾小球滤过血浆）为180升／日，为全身重量的3倍。肾小球滤过率是测量肾功能的重要指标。研究表明40岁以上成年人肾小球的滤过率每年平均下降1%左右，因此肾功能是随着年龄增长而递减的。

膀胱的功能是储存尿液和周期性排尿。在人的正常生理情况下，尿液在膀胱内积存到一定程度才引起人们的感觉，而进行排尿。排尿可以受意识的控制。正常成年人膀胱内尿量达到100～150毫升时，就有膀胱充盈感觉，150～450毫升的尿液量是膀胱所能耐受而无不适之感的最大容量，称为膀胱生理性容量。膀胱生理性容量一般随年龄及精神因素而变化。中老年人由于膀胱萎缩，因此尿液容量也减少。膀胱由平滑肌围绕膀胱颈部形成圆形的组织结构，称为膀胱底盘。当膀胱充满尿液时，底盘转变为漏斗状，这样膀胱颈部开放就能排尿。随着年龄的增加，膀胱肌层逐渐变薄、萎缩，纤维组织增生，男性中老年人常常因前列腺肥大而影响排尿；中老年妇女常常因子宫脱垂，膀胱膨出，使组织松弛，开始时常在咳嗽、大笑、解大便时膀胱压力增加，尿液外溢产生尿失禁，而后由于控制膀胱收缩神经功能失调，膀胱常不自主地收缩，形成排尿经常失禁、尿急、尿频或夜尿增多。另外膀胱收缩功能较差，尿液不能及时地排净，所以膀胱内剩余尿液也增多。这样常会引起尿路感染等病症。尿失禁原因比较复杂，要进行全面检查，力求能找出尿失禁的确切原因，采取相应措施，使症状有好转或缓解。

女性生殖器包括卵巢、输卵管、子宫、阴道和外阴，卵巢呈扁平卵圆形，位于下腹部，左右各一个。卵巢中含有发育各阶段的卵泡，中年人除妊娠其外，每28天都有一部分初级卵泡开始发育，其中有一个发育达成熟，直至排卵。随着年龄增大，卵巢渐有萎缩，绝经期后，萎缩变小得更明显。

10. 脑与脊髓的特点。脑和脊髓是人的中枢神经，是人体的总指挥部。脑称为高级中枢，脊髓称为低级中枢。脑在头颅骨里，分大脑、间脑、脑干（包括中脑、脑桥、延髓）和小脑。大脑为球形，大脑半球的表面有许多沟和裂，在沟和裂之间是大脑回，大脑半球的表面称为大脑皮层，皮层下面的部分叫作皮层下组织，脑向外分出12对脑神经，管理与支配头面部器官和胸腔、腹腔的脏器，它们分别为：嗅神经、视神经、动眼神经、滑车神经、三叉神经、外展神经、面神经、前庭蜗神经、舌咽神经、迷走神经、副神经、舌下神经。

脊髓与脑相连，它实际上是脑的延伸，呈圆柱形，位于脊椎骨构成的椎管里，脊髓向外分出31对脊神经。脑下达的各项指挥命令都得通过脊髓传至身体各部，人体所感受的刺激，大部分先传入脊髓，而后再传入大脑。

脑是管理全身运动、感觉、语言及内脏运动等的最高司令部，这是人体内起主导作用的器官，它在体内支配和调整其他各系统、各器官和功能，从而保证了机体的完整性和统一性，并使人体能适应和改造外界各种复杂的环境。如果左侧内囊区大脑中动脉发生血栓，出现脑梗死，从而发生右侧偏瘫、言语不利、口角歪斜等表现。

人到中年后期，大脑细胞可能不断减少，大脑逐渐萎缩，重量逐渐减轻，脑子里的空腔（脑室）渐渐扩大，其中脑脊液增多，脑组织内的水分、蛋白质、脂肪、核糖核酸等的含量及它们的转换率都随着年龄的增加而逐渐降低。近来还发现，由于脑细胞的一种代谢产物——褐色素，随年龄增加而增多，从而影响脑细胞的正常功能。脑力劳动能力降低，需要从事较慢的活动和较轻的工作负荷，较易出现疲劳、记忆力逐渐减退、睡眠欠佳、理解现实生活逐渐缺乏感情色彩这种情况在中年后期将越来越明显。

11. 感觉器官的特点。人体对外接受、传递、转化的器官称为感觉器官。感觉器官根据功能的不同又分为一般感觉器官和特殊感觉器官两类。凡是感受温、痛、触、压等刺激的器官，它们分布在全身皮肤、关节、肌肉、内脏、血管等处，通常称为一般感受器官。另有一些感受光线、声音、位置、味觉等器官如眼、耳、鼻、舌等称为特殊感受器官。

一般感觉器官的结构比较简单，而特殊感觉器官是在人类长期进化的过程中，结构和功能得到高度的分化和发展，它对外界刺激具有极高的敏感性和选择性，因此需要重点介绍一下特殊感觉器官的生理功能状况，尤其是视听功能在中年人的生活、工作中影响最大。

人对外界的视觉是由眼、视神经和视觉中枢的共同活动来完成的。眼是视觉的外周器官，外界物体发生的光，透过眼的透明组织发生折射，在眼底视网膜上形成物像。视网膜感觉光的刺激，并把光能转变为神经冲动，通过视神经将冲动传入视觉中枢，从而产生视觉。

眼随着年龄的增大，睫状肌调节功能的减弱和晶状体弹性减少较明显，使眼的前后径变短，如40岁的人平均有4屈光度调节力，而到50岁调节力平均减到1屈光度，这样使过去能看清楚的近物体，必须移远（距离增加）才能看清楚，随年龄的增加，此种现象越来越明显，这就是平常人们常说的"老花眼"，医学上称为远视。中年人如果在日常生活中看书、写字时间稍长即感觉头晕、眼痛时，要当心远视（老花）的可能。

在眼球内，由睫状体上皮细胞分泌和血管渗出而产生的一种液体称为房水。房水对角膜和晶状体不但有营养作用，而且使眼球内有一定压力，能维持眼的形状，房水充盈眼球而呈现的压力称为眼内压。任何引起房水回流障碍的因素都可使眼内压升高，眼内压长期升高使视神经受损，从而导致青光眼。房水、晶状体和玻璃体都是透明体，加上角膜，组成眼的折光系统。晶状体无色透明，随着年龄的增加，晶状体出现不同程度的混浊，便称为"白内障"。

耳是人的听觉器官，分为外耳、中耳、内耳三部分。外耳包括耳郭和外耳道；中耳主要包括：鼓膜、听小骨（锤骨、砧骨、镫骨）及鼓膜张肌、镫骨肌；内耳包括耳蜗、前庭和三个半规管。耳蜗与听觉有关系，前庭、半规管与身体平衡感觉有关。

耳蜗中的毛细胞是听觉的感受器，人接受声波刺激时，声音先经过听觉器官的传音装置（外耳、中耳），再传到感音装置（耳蜗内），这时毛细胞接受刺激而兴奋，产生神经冲动，传入听觉中枢便产生听觉。由此可见，内耳、耳蜗中的毛细胞在产生听觉过程中起着重要作用。人到中年后，多有动脉粥样硬化，毛细胞因其供血不足或本身的功能衰退，造成不同程度的听力下降。

12. 骨与肌肉的特点。正常人体有206块骨，骨与骨之间由关节相连，肌肉附着于骨骼上，在神经系统的调节下，肌肉的收缩与舒张牵动有关的骨骼，可产生各种运动。

全身的骨骼按人体部位可分为颅骨、躯干骨、上肢骨、下肢骨。每块骨都由骨膜、骨质和骨髓三部分组成。骨膜内有丰富的血管、神经，可以供给骨组织的营养，如骨膜损坏了，骨就容易坏死，骨膜附于骨的表面，其骨膜里边是骨密质，骨密质的里层呈网状为骨松质。长骨（四肢骨）的中间部分骨密质增厚、骨松质减少，形成一个较大的空隙，称为骨髓腔。在各个骨的骨松质的网眼内和长骨的骨髓腔中充满着骨髓。中年人长骨两端、短骨、扁骨和不规则骨的骨松质内是红骨髓，保持造血功能。

骨是由骨细胞和细胞间质组成，细胞间质包括骨胶原纤维和骨基质，其中的骨胶原纤维在中年人初期约占骨重量的1/3，使骨具有弹性，不易折断，而其中的无机盐约占骨重量的2/3。随着年龄的增加，骨盐逐渐增加，骨更坚硬，但脆性增加，弹性减小，因而年龄越大，骨越容易发生骨折。

13. 血液系统的特点

（1）血沉。若用显微镜观察手指甲的毛细血管较小的血管内流动的血液，当血流慢地流动时，许多红细胞成凹面相贴，重叠在一起，称为红细胞叠连。这是由物理聚集性能所形成的。血流缓慢时，红细胞容易叠连也即聚集在一起，像缗线一样。血流增快时则红细胞叠连散开。医学上利用红细胞叠连现象来测定红细胞沉降速率（简称血沉），健康人血沉很慢，说明红细胞能稳定地悬浮于血浆之中。如果红细胞在血浆中悬浮性差一些，红细胞就叠连起来，其单位体积重量增加，与血浆接触总面积减少，于是血沉加快。

血浆中一些成分也能影响血沉。比如血浆中有一种对凝血功能有影响的球蛋白—纤维蛋白原，能促进红细胞叠连，使血沉增快，在急性感染如肺炎、肺结核进展期的血沉都会加速。因此医务人员有时根据血沉快慢来推导病情变化情况。红细胞表面带有负电荷，根据电荷同性相斥，异性相吸的道理，在正常状态下，红细胞之间相互排斥，所以彼此间保持悬浮与分散状态混悬在血浆中。纤维蛋白原和球蛋白增加，能降低红细胞表面的负电荷，能使红细胞形成像铜线用绳串在一起，在医学上称为"缗线状"或成串状的聚集。

老年人由于纤维蛋白原含量增高，会形成血沉升高。中老年人血沉增高是属于生理性改变，但是一些感染、动脉炎、结缔组织疾病，某些未能诊断出的隐性疾病，也能使血沉增高，所以中老年人血沉增高应注意观察。

（2）血细胞比容（又称血球压积）。测定一定容积血液中红细胞所占百分比称为血细胞比容。人类血球压积变化规律是：刚出生婴儿血球压积较高，1岁以后开始下降，成年后上升，60岁后开始下降。男性血球压积比女性高，主要原因是雄性激素能促进红细胞增生，雌性激素抑制红细胞产生，所以男性血细胞比容高于女性。青壮年血细胞比容高于老年人，随着年龄的增长，老年人血细胞比容逐渐下降。血液和水都是液体，具有一定的流动性，但是在相同压力作用下水容易流动，血液不易流动。因为血液内含有大量血细胞、蛋白质、电解质、脂质等，起着阻抗液体流动的内摩擦力的作用，这种内摩擦力称为黏度。

血液流变学是研究血液的流动性、凝固性和变形性的科学。现代医学认为：血液流变学对冠心病、脑中风、糖尿病、红细胞增多、肺源性心脏病等的发病都有关系。因此有人发现脑中风时全血黏度、血浆黏度、血球压积会发生一定变化，建议可利用这些变化规律预报中风，减少中风发病。当然这还需要深入研究才能做出正确预报。中老年人随着年龄的增长，全身脏器结构和功能都会发生不同程度衰变，血液系统亦有同样的变化。中老年人由于心脏"泵"的作用不足，使心排血量减少，血流缓慢，血管弹性减退，血液流动性变差，从而使血液黏度增高，特别在急性心肌梗死，血液黏度增高更为明显。

（3）纤维蛋白原增多。纤维蛋白原是一种分子量较大的长链状分子。人体纤维蛋白原可随着年龄的增长而增加，纤维蛋白原的增加分子间互相牵引的作用，使血浆变成网状一样的结构，对液体的流动产生较大阻力。因此纤维蛋白原增加，能使血浆黏度增高，还能使悬浮在血浆中的红细胞聚集成缗线或串状。红细胞相互聚集在一起就增加血沉速度。纤维蛋白原在些中年人疾病中如恶性肿瘤、脑血管意外、冠心病、感染、糖尿病以及血栓形成阶段都会增加。

在中年人血浆成分中，除纤维蛋白原增高外，球蛋白、免疫球蛋白增高也会影响血液黏度。

（4）红细胞变形性改变。正常人体成熟红细胞是没有细胞核、形状圆而扁的，平均为7.5微米。红细胞可因血流速度、血管口径大小不同而暂时改变自身形态，当红细胞要通过比自身周径更窄的毛细血管时，就进行变形，通过毛细血管，供应人体组织氧气。这种变形在医学上称为红细胞变形性。年龄越高，变形能力越差。由于红细胞变形能力衰退，会引起许多疾病，如耳聋、糖尿病、冠心病、智力改变等。目前国内外正在研究一些改善红细胞变形性的药物，这将对疾病防治、延缓衰老起一定作用。

14. 免疫功能的特点。人体免疫功能是人体内部存在的抵抗疾病的能力。一般从两个方面来观察人体的免疫功能，一是体液中的特异性抗体、溶菌酶、补体等；二是人体的反应细胞，如淋巴细胞、浆细胞及巨噬细胞等。骨髓、胸腺和淋巴结是人体主要的免疫器官，骨髓干细胞分化出来的淋巴细胞，一部分受胸腺的影响称为胸腺依赖性淋巴细胞，即T细胞，分布于淋巴结的副皮质区或脾脏；另一部分为骨髓依赖性淋巴细胞，即B细胞，分布于淋巴结髓质、脾脏和骨髓。T细胞主要负责细胞免疫，B细胞主要负责体液免疫。当骨髓发生免疫功能受损时，可发生细胞及体液免疫皆缺乏的免疫病，通常称为混合型的免疫缺陷病。胸腺中可提取多种免疫活性物质，主要有胸腺增生素和胸腺素等，它们对T细胞有直接的影响。如果胸腺发生退行性变或损伤，可能产生免疫缺陷病、恶性肿瘤、部分自身免疫性疾病及淀粉样变性等疾病。

中年人的免疫功能一般地说是比较好的，也是"身强力壮"的，人体中的免疫器官都是功能最强的，体液中的抗体也是比较多的。但是，随着年龄的变化，免疫器官的功能也会发生改变，胸腺的年龄改变就是很明显的，年龄增大后，胸腺皮质变薄，胸腺细胞显著减少，人的细胞免疫功能已随增龄而下降，体液免疫的水平也随增龄而相应地发生一些变化，人体中的特异性抗体水平也有所下降。有些中年人的感染性疾病相对增多。

15. 中年女性的体质由盛转衰。中医学在论述人的生命历程时，明确指出："中年，五脏六腑十二经脉，皆大盛以平定，腠理始疏、荣华颓落、发鬓斑白。"意思是人到了40岁左右，身体的发展、生理功能已到了最完善的时候，这表现在人体的五脏、六腑、十二经脉的功能活动非常正常，不能再好了，即原文所说的"大盛以平定"。但"物极必反"，与此同时，人体某些老化的征象也开始显露，表现在面部的荣华开始逐渐消失，头发显出了白色，肌肉的纹理变得稀疏，不易抵抗外来风邪的侵袭。即是说，人到中年，虽然还是年富力强，精力充沛，但体质状态和生理机能已不如青年时代那样壮实，多种生理机能正逐渐地出现减退现象。大体上人过30岁以后，每增长1岁，身体各种机能的总和便减少1%，其体质特点是由盛转衰，正如我国最早的医学典籍《黄帝内经》里所说："女子，五七阳明脉衰，面始焦、发始堕；六七，三阳脉衰于上，面皆焦，发始白；七七，任脉虚太冲脉衰少，天癸竭，地道不通，故形坏而无子也。"以上讲的是女性中年后身体所出现的一些衰老征象：35岁时，头发开始脱落，42岁时，头发逐渐变白，49岁时，由于与肾气密切相关的一种物质天癸的衰竭，而导致了女性生殖机能的完全丧失，即月经停止，没有生殖能力。因此，女性的中年保健就显得特别重要，这关系到下半生的健康和能否获得长寿。

16. 中年女性易患骨质疏松症。流行病学调查发现，骨质疏松症在40岁以上的男性发病率为5%，女性为22.2%，40岁以上的各年龄段女性的骨质疏松症发病率均高于男性。

女性较男性更易患骨质疏松症的原因主要有两个：①女性比男性骨质含量低，所以40岁以后骨骼的变化对女性的影响更大；②女性自绝经期开始，骨质变化加剧。中年以后，妇女体内雌激素下降，使得保护骨质的力量削弱，骨质开始疏松。由于骨质疏松使患者的骨密度缓慢而稳定地降低，使得骨骼抵抗外力的能力减弱，易发生骨折或腰背及四肢关节酸痛。可以说，骨质疏松是骨质老化的表现，这时只要未发生骨折，骨的外形不会有变化，但X光片上可见骨密度减小。70～80岁的人骨密度只相当于青年人的50%左右。事实上，骨密度的降低和骨质的疏松是一个缓慢的过程，当一个人出现身高减低，或是驼背，或是跌跤造成股骨颈骨折的时候，骨质疏松的发生已经历了几十年的过程了，这就是为什么人们常把骨质疏松症与老年妇女联系在一起的原因。其实，骨质疏松从30岁或40岁就已经开始了，只是在绝经期或绝经前期症状会加剧。作为中年女性，对该病一定要有充分的认识，注意保养，尽可能提早预防。

由上可见，女性的年龄越大，受到骨质疏松症的威胁就越大，也就是说，性别是骨质疏松症发生的一个影响因素。不过仍然有其他因素影响骨质疏松症的发生，包括可以控制的因素，如饮食因素；也包括无法改变的因素，如遗传因素。亚洲人与非亚裔美国人相比，前者更易患骨质疏松症，如果本家族中，母亲或祖母有骨质疏松症的家族史，那么患病的概率也会增加。目前，研究人员还不清楚骨质疏松症如何在一代人与另一代人之间传递，但有研究资料表明，一种维生素D基因与此有关。研究表明，维生素D有多种受体，有的与破骨细胞有关，有一种则与成骨细胞有关。遗传了某种维生素D受体的女性也许更容易发生这种病症。

若饮食中摄入的钙质少，同样易导致骨质疏松症。钙是骨骼的主要成分，若不能获得足够的钙质，新骨质的生长就无法与旧骨质的退化相平衡，当后者超过前者时就会发生骨质疏松。

吸烟女性患病的概率增高，这种现象的原因还未明了，但专家怀疑是由于吸烟加速了雌激素代谢，使得雌激素量不能满足骨骼发育的需要所致。

肥胖的妇女与体重较轻的妇女相比，似乎前者骨折的可能性小。可能是因为多余的体重刺激了骨骼的发育。另外，肥胖女性脂肪储存较多，脂肪能将雄激素转化为雌激素，因而就有更多的雌激素供给骨骼发育。

曾经节食又恢复食量的女性和饮食不正常的女性易发病。因为这部分女性缺乏正常的营养。

因饮食失常而出现闭经的女性易发此病，闭经意味着雌激素水平下降，这些女性体内的雌激素达不到刺激骨骼生长的水平。

某些疾病和药物会导致骨质疏松症的发生，如肝病、癌症、风湿性关节炎等，使用类固醇激素等药物会加速骨质疏松症的发展。

17. 中年女性要警惕肿瘤。全国肿瘤防治办公室提出了中年女性常见肿瘤的警告信号。

（1）皮肤癌：要提防一颗痣的大小变化，检查上面是否出现暗色点，还要提防皮肤的其他部分有无起鳞片、脱毛、溃烂、液体流出、肿痛。

（2）乳癌：乳房有硬块，乳房皮肤像酒窝似的凹入，乳头痛或乳头会流出液体。

（3）胃癌：持续性消化不良。

（4）食道癌：吞咽食物时哽噎感、疼痛、胸骨后闷胀不适、食管内有异物感，或上腹部疼痛。

（5）鼻咽癌：耳鸣、听力减退、鼻塞、鼻炎、咳出的鼻咽分泌物带血、头痛、颈部肿块。

（6）子宫癌：月经期不正常的大出血，月经期外或绝经后不规则的阴道出血。

（7）肺癌：持续性嘶哑、干咳，每次咳出的痰的颜色有变，痰中带血。胸部持续不适，吸烟者的咳嗽忽然加剧乃至不停，伤风不愈及支气管炎一再发作。

（8）大肠及直肠癌：原因不明的大便漆黑色或带血及黏液或腹泻、便秘交替，大便次数不规则，原因不明的血尿，每餐以后都觉得肚胀。

（9）舌癌：久治不愈的伤口溃疡，原因不明的较长时间体重减轻。

（10）膀胱癌：尿中有血及尿意越来越频繁。

（11）血癌：早期的警告讯号包括疲倦、面色苍白、不明原因的体重减轻、容易患传染病、流鼻血及容易瘀肿。

18. 中年女性不可忽视暴发性耳聋。短时间内突然发生耳聋，称暴发性耳聋。这种暴聋造成的听力丧失可是暂时性的，也可是永久性的，通常为单侧性。专家指出，暴聋好发于40岁左右的中年人，女性稍多见。

暴聋发病前多无明显病因或诱因，有些患者有先兆表现，大约70%的患者有强度不同的耳鸣，一般先于耳聋前数小时出现，多在一个月内渐渐减轻或消失，极少数可持续存在。90%的患者出现轻度或暂时性眩晕，一周左右慢慢减轻，还有耳内堵塞、恶心、呕吐、耳胀等先兆征候。

暴聋几乎全是由听觉神经病变引起的。多数专家认为，由于病毒感染和血管病变，使内耳神经组织缺血、缺氧，新陈代谢发生紊乱，以致听力丧失。如果能早期用药，积极纠正内耳血液循环和新陈代谢紊乱，则能使多数患者的听力得到不同程度的恢复。在发病后24小时内进行治疗效果较好，一周后用药疗效较差。因此，发生暴聋要尽早诊治。

19. 要防中年生理早衰。中年本是人生的黄金时期，处在巅峰时刻，但有些人却过早地出现了未老先衰的现象。这是不正常的，究其原因有以下几种：

（1）心理失衡：医学上早就认为，精神长期忧郁、悲伤、烦恼苦闷、孤独、紧张、恐惧、焦虑等，可使内分泌系统紊乱，导致重要器官供血不足，组织损伤，器官过早老化。同时，在精神作用下，还会减少脑的血流量影响大脑皮质功能，使大脑过早出现老化——脑动脉硬化。因此，中年人应该保持精神愉快，乐观向上，心胸豁达，心理平衡。

（2）起居失常：许多中年人由于工作、家庭、生活等压力过重经常开夜车，特别是一些有造就的科学家、作家、学者等，把夜晚当作白天，使生活规律发生了变化。长期睡眠不足，可损伤大脑中枢神经系统功能，造成组织细胞代谢和脏器功能紊乱，促使人早衰。正常的起居、充足的睡眠是健康的保障，中年人每天的睡眠时间保持在6～7小时比较合适。

（3）饮食失调：《内经》指出："五谷为养，五果为助，五畜为益，五菜为充，气味合而服之，以补精益气。"充分体现了古人重视全面均衡的营养和食物的多样化。直到现代，我们也认为只有各种食物都吃，才对健康有益。如果从年轻时候就不注意饮食调节，过饥或过饱、偏食、挑食，营养膳食失衡，会引起长期营养过剩或营养不良，一过45岁以后，即可出现老年病。因此，中年人除了注意营养之外，还必须注意饮食有节，每餐只需八分饱就行。

（4）房事失控：祖国医学认为，有的人所以未老先衰，体弱多病，不知节欲保精是一个重要原因。因为房事过多必然伤及精、气、神三宝，损人寿命。

性生活过度的人比一般正常人要提前衰老15年左右，主要表现为头晕、眼花、腰酸背软、全身无力精神不振，从而影响身体健康和工作。因此，35岁以上的人，房事应以1周1次，最多不超过2次为宜，而50岁以上的人，房事应以2周1次为宜。超过这个限度，就容易引起肾亏、内分泌失调、免疫功能下降等，影响健康。

（5）工作超量：一些中年人担任领导或科研骨干，工作负担过重或本人能力有限，只好拼搏进取，经常处在超负荷的状态下，致使疲劳过度，心神紧张，天长日久，必然导致秃发、近视、体力和记忆力减退、内脏功能失调等。

二、生理与养生保健方法

（一）神经系统的结构与保健

人们能够正常地适应生活和环境的变迁，保持体内环境的相对恒定，全赖于神经系统和体液的调节。神经系统分为中枢神经系统和周围神经系统。中枢神经系统主要包括大脑、小脑、脑干和脊髓；周围神经系统主要包括脑神经、脊神经、自主神经等。

接受外部刺激的器官，如皮肤、耳、眼等，称为感受器；对外部刺激做出相应反应的器官，如肌肉、分泌腺等，称为效应器。最重要的是连接感受器和效应器的神经系统，其中大脑起核心作用。所以，有人把大脑称作人体的司令部。在这里将主要讲述大脑的结构与功能。

1. 脑的结构。脑很柔软且容易受到损坏，所以由硬膜、网膜、软膜三层膜包裹着。而且，在这些脑膜之间充满了称为脊髓的液体，起着缓解来自外部的冲击作用。脑又分为大脑和小脑。

（1）小脑。小脑约占整个脑重的10%，与精神活动没有直接关系，其作用是调整姿势和运动。

（2）大脑。大脑由左右两半球以及夹在两半球中间的脑干组成。

①大脑半球：其表面有许多沟，其中最大的是中央沟和外侧沟，两沟前方称为额叶，后方部分有顶叶、枕叶与颞叶。

沿大脑左右半球之间切开，可见包括胼胝体的大脑半球的内侧面，在这里也有许多沟。胼胝体是连接沟通大脑半球神经细胞的神经纤维束。

②脑干：接在胼胝体的下端部分，由上而下分为间脑、中脑、脑桥和延髓。延髓的下面与脊髓相连。紧挨着胼胝体下端的间脑，有视床和视床下部等。脑干是由进出大脑半球的神经纤维束及其间的神经细胞核构成。

③大脑皮层：将大脑横向切开，表面有2～3毫米厚灰白色的大脑皮层。大脑皮层由140亿个神经细胞构成。神经细胞的大小和形状各异，由同样大小与同样形状的细胞组成一层，一般有6层。

据说人类大脑皮质的面积约为2200多平方厘米。大脑皮层内部为白色。其中有位于中央部的视床和视床下部等的间脑以及在其外侧称为大脑核的神经细胞集团。

大脑皮层中，排列有神经细胞的构造层。但这个构造层由于大脑皮层的部位不同而有很大区别，主要区分为新皮层、原始皮层、古皮层三种。而且，越是低级动物，原始皮层越发达，越是高级动物，新皮层越发达。人类的脑，因大脑半球表面完全被新皮层所占据，所以原始皮层和古皮层被赶到大脑半球的底层。构成大脑的神经细胞，大部分集中于大脑皮层，所以一般认为大脑的综合功能由大脑皮层承担。上述种皮层分别承担各自的综合功能。这种综合功能，以来自感受器的信息为材料，并将处理结果作为指令输向肌肉与分泌腺。惯例上将古皮层和原始皮层统称为边缘皮层，所以古皮层和原始皮层又可称为大脑边缘系统。

2. 脑的保健

（1）脑干——脊髓系统除了调整大脑皮层的活动、控制苏醒与睡眠节奏外，还通过运动神经与感觉神经保持一定的姿势。反射就是在重力下与其对抗保持一定姿势的作用，伸肌承担主要角色。另外，防御反射可摆脱加害于身体的危险，主要是屈肌发挥作用。例如，当手指触及灼热物体时就无意识地将手缩回来，预防烫伤。除此之外，呕吐、咳嗽与喷嚏都是复杂的防御反射。

在多变的外在环境中保持身体内在环境正常，叫作体内平衡，也是脑干中心的自律神经的调节作用。这一作用是支配内脏器官的交感神经系统与副交感神经系统相互协调的结果。对生命活动具有重要作用的激素分泌，也是由位于脑干的间脑一部分——视床下部以及与其相连的脑垂体所支配。

（2）大脑边缘系统产生本能与情绪的精神活动。本能行动是维持旺盛的生命力与保存种族的基本生命活动要求的表现，如食欲、性欲与集体欲等所产生的饮食行为、性行为和集体行动等。发现这些要求与行动的信息来源，主要是内在环境的变化，为视床下部的特殊细胞群所感受，并将这里产生的信号送到边缘皮层而引起种种要求，由此表现为行动。

本能行动没有理性的控制，完全属于自发，即有种能够引起和停止本能行动的机制，能够送出与这机制相应的信号的细胞群位于视床下部。

情绪是指在不能满足自己本能的欲求时所产生的不快感，满足自己欲求时可产生快感。当不能满足自己欲求时，就要暴发愤怒，与对方进行争夺。而且，对方很强大时，就会产生恐惧心理而退却。这种快感、不快感、愤怒与恐惧的情绪，就是本能行为的原动力，仍然是由边缘皮层所产生。

自主神经在脑干中起指挥作用，而边缘皮层则是从更高级的角度作用于脑干以调整自律功能。只要边缘皮层功能正常，就不会对自律功能产生不良影响。但是，一旦边缘皮层功能紊乱，就会以某种形式影响自律功能。这种紊乱就是由新皮层所产生的压抑所致，即本能欲求和情绪是受理性所控制与制约的。

近年来，精神医学有了显著进步。认为没有器质性变化也会引起疾病，是由于精神紊乱作用于脑干的结果，因此，可以说精神和身体的区别就在于边缘皮层对脑干作用的机制。

（3）新皮层系统具有综合功能。在皮肤感觉区、听觉区、视觉区有接受由各自的感觉器官所输送来的信号所引起的触觉、听觉、视觉神经细胞。在运动区有向身体肌肉发出运动指令的神经细胞。

位于感觉区与运动区之间的部位称为连合区。连合区有对接收到的信号——情报进行处理和分类并以此为基础做出运动指令程度的神经细胞。

①顶-枕连合区功能：人类是用全身的感觉器官接受情报，但是由各种感觉区所获得的内容则是通过颞叶的记忆机制同语言一起记忆。只要记住了各种事情，便可将新接收的内容与已经铭记的内容相对照而形成知觉、理解与认识。而且，其结果可通过语言表情或动作等的运动表现出来。这是由跨顶叶与枕叶的顶-枕连合区所完成。

②额连合区功能：人类并不是将经过处理后的信息按原样表现出来，而是将收到的信息与已经贮存的信息进行综合，当不足时能继续引进新的信息综合出新的内容，将思考与创造的内容通过语言、表情及动作表现来决定意志。这种思考、创造以及意图的精神，就是额连合区的作用结果。当我们要进行某种行动时，如果实现了自己的意愿就可产生喜悦，如果失败可产生悲伤。与他人相比，如果认为自己不如别人，就可产生嫉妒和自卑感。这种喜悦、悲伤、嫉妒、自卑感等情感变化也同样是由额连合区所完成。

（二）呼吸系统的结构与保健

呼吸系统主要由鼻、咽、喉、气管、支气管和肺等器官组成。鼻、咽、喉、气管、支气管构成传送气体的呼吸道，肺是进行气体交换的场所。呼吸系统的使命，就是执行机体与外界进行气体交换的任务，吸入氧，排出二氧化碳。

1. 呼吸道。呼吸道是人体进行呼吸的通道，具体地说，就是由外界向体内输送氧气、由体内向外界排出二氧化碳的通道。由鼻到喉的部分，称为上呼吸道，气管以下的部位称为下呼吸道。

外界空气通过呼吸道时，具有一定的温度和湿度。一旦有异物或刺激物进入呼吸道，即通过打喷嚏或咳嗽将其祛除，灰尘或细菌等可贴在呼吸道黏膜上，随痰经口腔排出。喉部有声带。

2. 肺。肺由支气管、肺泡、血管、淋巴管、胸膜等组成。肺有左右两叶，由气管分出的两根支气管分别进入左肺和右肺，然后在肺门处分成一定数量的细小支气管，并与其前端的极小的袋状组织肺泡相连。被吸入的空气与血液在肺泡里进行氧与二氧化碳的交换。

左右两肺，左肺分为两叶，右肺分成三叶。由于左肺的内侧有心脏，所以左肺比右肺稍小一些，容积比率约为55∶45。肺泡总数约有3亿～5亿，其面积总和为70～90平方米，实际上大约是体表面积的50倍。人体正因为有如此广阔的面积进行呼吸，所以每次仅用几秒钟的呼吸时间就可不停顿地进行气体交换。肺的血管系统有两个，一个是小循环系统，由心脏左心室出来的肺动脉与左心室的肺静脉组成。在这一循环系统中进行气体交换，以净化全身血液。另一个是大循环系统的血管，它们承担肺本身的营养，有支气管动脉与支气管静脉。

淋巴管分布于肺的各个部分，一部分淋巴液流向肺的表面，但大部分流向肺门然后进入肺门淋巴结。

3. 附属器官

（1）胸膜（肋膜）由直接包裹肺的胸膜与在肺门部折回去包裹胸腔内侧的壁侧胸膜组成。这两个胸膜之间是胸膜腔，患胸膜炎时可有积水。

（2）肺门淋巴结（腺）由两肺肺门部起，沿支气管和气管分布有许多淋巴结，通过淋巴液流进右侧的颈静脉。

（3）横膈肌为胸腔与腹腔的分界线，通过其上下运动，使肺伸缩以帮助呼吸。

（4）肋骨、脊椎、胸骨是组成胸廓的骨骼，分别附有肋间肌和胸大肌等呼吸肌，可帮助呼吸运动。

（5）纵隔是左右肺的分界线，其中有肺门淋巴结、气管、食道、胸腺、大血管等。

4. 呼吸生理。所谓呼吸现象，可分换气与气体交换两方面。从鼻孔到细小支气管是换气器官，气体交换则在肺泡里进行。此外，呼吸还可分内呼吸和外呼吸。一般所说的呼吸是外呼吸。内呼吸又叫作组织呼吸，血液将氧运送到各个器官与组织，并将在那里产生的二氧化碳运送出体外。

呼吸器官承担着排出血液中的二氧化碳与吸入氧气的作用，此作用与肺及心脏有密切关系。肺中进行的气体交换与心脏中进行的血液循环，需要一定的平衡条件。一旦这种平衡遭受破坏，就可出现心跳与呼吸困难。呼吸器官发生疾病将影响换气与气体交换过程，并使心脏右心室的工作量加大，以便向肺里输送更多血液。这种状态长时间继续下去，会使右心室扩大，搏动减弱，而造成慢性肺性心脏病。

主管呼吸运动的呼吸中枢位于脑下部的延髓处。血液里的二氧化碳达到一定浓度后，就会刺激这个中枢而加快呼吸。

5. 呼吸运动。肺本身没有扩张能力，而是依靠胸廓和横膈肌的运动被动地使肺伸缩以便换气。以横膈肌与腹肌为主的呼吸为腹式呼吸，以胸廓运动为主的呼吸为胸式呼吸。

呼吸次数一般为每分钟15～20次，年龄越小，呼吸次数越多。呼吸次数可由意识控制，浅呼吸（胸式小呼吸）次数可增加，深呼吸（腹式大呼吸）次数可减少。深呼吸时气体交换效率增高。

呼吸次数还可因各种原因而有所增加，如精神兴奋、运动、发烧、患呼吸器官疾病时，则呼吸次数增加。当增加到某种程度时，可感到呼吸困难。

呼吸是按一定的节奏进行的，但是患重病与熟睡时，有时会打乱这一节奏。

（三）循环系统的结构与保健

人体内循环系统的任务和作用是不断地将代谢活动后产生的二氧化碳和老化废弃物排出体外。

循环系统由心脏、动脉、静脉和毛细血管组成，是一套遍布全身的封闭的管道系统。人体通过肺和消化道等器官将氧气和营养物随着血液循环送到全身各部位，同时将二氧化碳和老化废弃物按一定经路排出体外。在整个血液循环过程中，心脏起着泵的作用，血管是运送血液的管道。

1. 心脏。心脏约为本人的拳头大小，夹在左右两肺中间，位于胸廓中前方，整个心脏约有2／3在中央偏左侧。

（1）左心与右心。心脏功能是由左右两个泵发挥作用。左侧的泵（左心）是将来自肺部含有氧气的红色血液（动脉血）输送到身体各部位。右侧的泵（右心）是将由全身汇集而来的含有二氧化碳的黑色血液（静脉血）送到肺里，以便再生新鲜的动脉血。这两个泵，由一个隔所分开。

（2）心室和心房。左右泵分别有心室、心房，心室与心房之间由瓣隔开。心室是将血液排挤出去的强有力器官，所以由较厚的心肌壁组成。心房是将返回到心脏里的血液暂时贮存的器官，每当心室完成一次收缩而舒张下来时，贮存在心房里的血液就可流到心室，心室可再次收缩。

（3）四个瓣。为了使血液沿一定方向流动，心脏就要像手压泵一样，在每个重要地方都要有一个瓣。位于左心室入口（左心房和左心室之间）处的为二尖瓣。位于左心室出口处（左心室与主动脉之间）的为主动脉瓣。另外，位于右心室入口（右心房和右心室之间）处的为三尖瓣，位于右心室至肺动脉出口处的为肺动脉瓣。

瓣的功能：二尖瓣与三尖瓣在心室收缩期间闭合，防止血液由心室向心房逆流；在心室舒张期间张开，心房血液流进心室。主动脉瓣和肺动脉瓣在心室舒张期间闭合，防止输送出去的血液向心室逆流；在心室收缩期间张开，心室内的血液分别流向主动脉和肺动脉的血管里。

（4）心脏搏动节律。心脏搏动与人的意志无关，每分钟以60~90次的节律反复跳动。决定这一节律的是位于上腔静脉与有心房分界线的叫作窦房结节的特殊心肌组织。该组织每隔一定间隔时间产生电冲动性兴奋，这一兴奋首先刺激心房使左右心房收缩，然后传到位于心房与心室之间的房室结。兴奋由此传到分隔左右心室的室中隔，进而波及左右心室使整个心室受激励而引起收缩。

（5）心脏功能的调节。安静时，心脏每分钟输出的血液量约为5立升。心脏的跳动数每分钟为60~90次，故跳动一次可输出70~90毫升的血液。但是，随着身体组织需氧量的增加，心脏可相应地增加跳动次数，或使每次输出量增加，从而输送超过安静时的4~5倍的血液量。这种调节与意志无关，是在自主神经作用下无意识地进行的。

（6）冠状动脉心肌本身不停地收缩与舒张，需要一定的能量。冠状动脉就是输送这种能量的管道。冠状动脉从主动脉根部分出两支，然后又分为细支，由心脏表面进入心脏内部。

2. 血管

（1）血液循环经路由左心室出来的主动脉首先分支为营养心脏本身的冠状动脉，然后再向全身分支出许多小动脉。小动脉进一步再分，其末端形成细微血管网，体内的组织和血液之间在这里进行物质交换，即将氧与营养物质输送给组织，并回收二氧化碳与老化物。当血液在通过毛细血管的过程中完成上述物质交换后，就可逐渐汇集起来而流进小静脉，接着汇集到大静脉，最终流进上、下腔静脉回到右心房，此称为体循环或大循环。该血液经右心房通过右心室送到肺动脉，肺动脉在肺里不断再形成毛细血管网附于肺泡表面。血液在这里将二氧化碳排到肺泡里，并从进入肺泡的空气中吸进氧气再生为新鲜血液，逐渐汇集以后经数条肺静脉回到左心房，此称为肺循环或小循环。

（2）血管功能主动脉与其他大动脉的壁很厚，在心室收缩期里呈弹性膨胀而变粗，在舒张期恢复原状，由此使血流与血压形成一定的节奏。小动脉壁又分布有许多自主神经，所以根据需要可改变血管直径，用以调节血流与血压。毛细血管壁呈薄膜状，故使血液与组织间的物质交换易于进行。静脉的整体容量很大，通过很薄的血管壁收缩或舒张就可以改变血液量，从而调节返回心脏的血液量。为了防止逆流，在许多处有类似衣袋样的瓣。

（四）食管的结构与保健

食管从咽的深部开始到脊椎前端沿气管和心脏的后部下行，通过横膈膜（胸部和腹部的分界线）自右后方与胃相接，是一条长约25厘米的肌肉性管道。

食管总是呈收缩状态，使内脏闭合，只有在食物通过时，才扩展到3平方厘米左右。不过，食管并不能发生扩张，有的部位则呈生理性狭窄，即食道入口、气管分支的交叉部及通过横膈肌等三个狭窄处。这些部位以前认为是容易患食管癌的部位，但实际上是容易卡住误吞食物或异物的部位。此外，在误服毒物以后，此处也是容易发生炎症、腐蚀、溃疡的部位。

咽下的食物用3～5秒钟即可通过食管而到达胃里。食管的蠕动运动以及食管腺所分泌出来的黏液，可帮助食物通过。

（五）胃的结构与保健

胃是连接食道的袋状器官，在左横膈膜的下方，即位于左上腹部至左侧腹部。

胃的形状主要可分为类似鱼钩状的钩状胃和类似牛角状的牛角胃。一般来说，胃壁紧张正常的钩状胃多见于消瘦型的人；胃壁紧张程度高的牛角胃多见于肥胖型的人。

在胃的内侧（黏膜）由贲门到幽门处，有许多皱褶，分泌胃液的胃腺有无数个开口。

胃的入口叫作贲门，出口叫作幽门，其中有幽门括约肌，可调节食物的流动。

胃一方面将食物弄碎而消化一部分蛋白质；另一方面又将变成了粥状的内容物一点一点地送进肠里，因此胃有运动和分泌两种功能。

胃的运动一般称为蠕动运动，这是由胃壁肌肉层的周期性收缩而引起的，自贲门下部开始像波浪样传导到幽门部。当胃中有食物时，每隔20～25秒钟的时间就进行一次运动。通过这种运动可将食物彻底混合、弄碎并慢慢送进十二指肠。

胃液的分泌是在食物进入胃里以后才开始，但是当看到食物或者闻到食物的香味，以及想起可口的食物时也会分泌。

分泌是由位于黏膜内的胃腺所引起。胃液的主要成分有盐酸、胃蛋白酶、黏液。盐酸可使胃蛋白酶原转变成胃蛋白酶，并具有杀菌能力。胃蛋白酶可分解（消化）食物中的蛋白质而形成胨。黏液覆盖在胃的黏膜表面，保护黏膜免受各种刺激。

胃的运动和分泌功能，是通过自主神经（有促进作用的迷走神经和有抑制作用的交感神经）和各种激素来调节的。此外，也会由精神感情的变化而发生微妙的变化。

由胃幽门附近的黏膜所产生的促胃泌素的激素，介入血液以后，会加强胃酸的分泌。相反，由肠黏膜所分泌的肠促胰液肽会抑制胃酸的分泌。另外，由胰脏分泌出来的胰岛素以及脑垂体和肾上腺皮质所分泌出来的甾类激素都能加强胃酸的分泌。

当看到好吃的食物、闻到香味以及发生愉快、兴奋的感情变化时，都会加强胃运动和胃液分泌。相反，当看到脏东西、闻到难闻的气味以及出现担心、忧郁、恐怖的感情障碍时，则会抑制胃的运动和胃液的分泌，而引起食欲不振、恶心等不良反应。

（六）肠的结构与保健

肠主要由小肠和大肠组成。不管小肠还是大肠都是由自主神经调节的，但也受肠的内容物的机械刺激和化学刺激的影响。另外，精神感情的变化也对肠的运动和分泌有促进或者抑制的作用。

1. 小肠。小肠分为十二指肠、空肠和回肠，是连接胃的幽门部，长约6～7米的管道。由十二指肠开始，经空肠、回肠在腹腔内曲折下行，在右下腹部与盲肠（大肠的开始部位）相接。

小肠通过蠕动慢慢运送食物，经过约3～4个小时就可运到大肠。食物在这个过程中，接受各种消化液的作用而被充分消化和吸收。

（1）十二指肠自幽门部开始呈"J"字形弯曲，与空肠相接，长约25～30厘米。胆囊和胰脏由一根细管与十二指肠相连，向十二指肠输送在消化上起重要作用的胆汁和胰液。胆汁可乳化脂肪使其易于消化，胰液则是含有糖、蛋白、脂肪等消化酶的强力消化液。

（2）空肠和回肠在腹腔里曲折下行通向盲肠部，其黏膜有许多皱褶，而且黏膜表面生长着密密麻麻的称为绒毛的小突起，使小肠的吸收面积显著扩大，同时又加快了吸收速度。

绒毛内的毛细血管和淋巴管像网一样张开，旺盛地摄取吸收进来的养分。另外，在绒毛之间还有许多肠腺开口，分泌含有各种消化酶的肠液。

肠液与胆汁和胰液一同作用于食物，在通过小肠的过程中，将食物中的糖、蛋白质、脂肪分别消化分解成葡萄糖、氨基酸、脂肪酸和甘油。

（3）小肠的运动和调节小肠的运动有三种，即振子运动、分节运动和蠕动运动。振子运动和分节运动是搅拌肠内的内容物，使食物与肠壁充分接触以易于吸收；蠕动运动则起运送内容物的作用。

小肠的黏膜也能分泌出各种激素以调节肠的功能。

肠促胰液肽可促进胰液和肠液的分泌，肠促胰酶素会促使排出胰液，缩胆囊素可促使排出胆汁，缩肠绒毛素具有使黏膜表面的绒毛运动活泼化的作用。

2. 大肠。大肠比小肠要粗得多，长约1.5米，可分盲肠（前端与阑尾相连）、升结肠、横结肠、降结肠、乙状结肠、直肠。位于右下腹部至右上腹部以及左上腹部至左下腹部。直肠的下端是肛门。

（1）大肠的功能。大肠黏膜没有绒毛，肠腺只分泌保护黏膜并解肠内容物的通过黏液，不含有消化酶，所以在大肠里不能进行消化。大肠主要是吸收水分、部分矿物质和维生素，使呈半流动状态的内容物变成粪便形。

在正常情况下，大肠里还存在有大肠菌及其他许多细菌。这些细菌可使在小肠内未能被吸收消化完的食物腐败，通过发酵作用使其分解并产生气体，并制造出各种维生素，如叶酸、维生素K、烟酸、维生素B及泛酸等。

由细菌作用等使肠内产生的气体，大都被肠壁的血管所吸收，一部分排出体外。

（2）大肠的运动。大肠的运动同小肠一样，分为蠕动运动和分节运动，但其运动一般较慢，经8～9个小时才能将内容物由盲肠运送到乙状结肠。

除此之外，当胃里进入食物以后，还有引起反射的大蠕动运动，这是引起排便反射的重要运动。

（七）内分泌系统的结构与保健

内分泌系统是由许多内分泌腺和内分泌组织构成的人体重要功能的调节系统。内分泌腺包括脑垂体甲状腺、甲状旁腺、胰腺、肾上腺、性腺、胸腺等。

人的身体里有制造和分泌各种必需物质的腺体。其中将分泌物直接分泌到皮肤、黏膜、消化管等的腺体叫作外分泌腺，将分泌物分泌到血液中的腺体叫作内分泌腺。

内分泌腺分泌的生物活性质叫作激素，过去叫作荷尔蒙。最初发现的激素是性激素，其他激素是在进入20世纪以后才弄清的。因此，即使在今天，一提起激素，也有很多人首先想到性激素。然而，性激素不过是激素的一种而已。除此之外，还有几种对维持生命具有重要作用的激素。这些激素根据体外的温度及其他变化以及身体的活动状态等，可及时地分泌出适宜的量，以帮助身体各种功能顺利进行。

激素分泌过多和过少都可引起疾病。因激素分泌过多引起的疾病有甲状腺功能亢进、肾上腺皮质机能亢进等。

能引起激素不足的疾病有手术摘除内分泌腺、放射线照射、炎症等。

使用激素治疗各种疾病的激素疗法有两种：一种是在因激素不足而导致疾病时，对不足的激素给予补充；另一种是其激素没有什么特别的不足，只是期待着将激素作为一种特殊的药物去发挥作用。不管哪种疗法，由于都会对全身发生各种影响，所以要遵照医生的指示行事。

（八）肾脏的结构与保健

1. 结构。肾脏是位于上腹部的后方，隔着脊柱左右各一个如蚕豆形、重约120克的脏器。中央的凹陷部叫作肾门，肾动脉、肾静脉、输尿管、神经等由此出入。将肾脏纵向切开来看，可分外侧的皮质和内侧的髓质两部分，进而在内侧面向肾门部有一个成扇形张开的肾盂。

在显微镜下观察，可见肾脏是由像乱线一样裹成团的血管集合体的肾小球、包裹肾小球的鲍曼氏囊、与肾小球相连的尿细管以及其间的血管、间质等组织所构成。

肾脏的功能之一是制造尿，将身体不需要的物质排出体外。

在体内随着细胞的活动不断产生无用的物质，肾脏则有通过尿将这些无用的物质排出体外的作用。肾脏的这种功能在正常情况下是相当充足的，即使因疾病和外伤而失掉了一侧，另一侧也能发挥健康人所需要的作用。但是，当因某种原因使肾脏的功能变坏而没有这种能力时，肾脏就不能承受其负担而使无用的物质蓄积、体液平衡紊乱，从而表现出各种症状。这种情况严重，就称为肾功能不全或尿毒症。

（1）肾小球：进入肾脏的肾动脉，分成几条分支以后，最后成为毛细血管而形成肾小球。在肾小球的血管腔和鲍曼氏囊之间有内皮细胞、肾小球基底膜、上皮细胞。水分和其他物质经过这一中间被过滤而形成尿。

由全身集中来的血液，经肾动脉进入肾脏内，到达肾小球里，除了血液成分中的细胞和蛋白质等不能通过毛细血管壁的物质以外，大部分物质在鲍曼氏囊内被过滤。这个液体就是原尿。

在正常情况下，每分钟可过滤100毫升（每天约150公升）的原尿。在原尿中，不仅有身体不需要的物质，还含有身体所需要的水分、糖、氨基酸、电解质等物质。这种原尿并不是原封不动地作为尿排出体外，其中的大部分物质，在尿细管里会再度被吸收。

（2）尿细管：尿细管在肾脏内有着复杂的走行，因部位不同而有各种名称，但最后作为集合管向肾盂开口。尿细管虽然是让尿的基础液体通过，但又具有使基础液体在尿细管的各个部位再度吸收和分泌等作用，最后形成尿。

原尿在流经很长的尿细管期间，身体所需要的物质经尿细管细胞所吸收而再度返回到血液中。

尿细管中的再吸收机制很复杂，是维持身体的正常活动所必备的。

在尿细管里进行再吸收的同时，将不必要的物质排出体外。原尿中的1%，即每天约有1.5公升的物质变成尿。

（3）肾单位：将肾小球、鲍曼氏囊、尿细管统称为肾单位。据说左右两个肾共有200万个肾单位，肾脏的主要功能就在于肾单位。

2. 功能。通过集合管集中到肾盂里的尿，经输尿管进入膀胱，进而经尿道排出体外。这样，肾脏一方面通过制造尿，另一方面再吸收身体所需要的必要物质而使身体的内部保持一定的环境（胶体渗透压和酸碱平衡等）。另外，肾脏作为产生激素的器官也具有重要的作用。

（九）眼的结构与保健

1. 结构。眼是人体的视觉器官，包括眼球、视神经及附属器官。

（1）眼球：成人的眼球直径约24毫米，重约7.5克，由以下几个部分组成。

①巩膜：是眼球的最外层，为白色坚韧的纤维膜，与角膜共同保持着眼球的一定形状。

②角膜：位于眼球最前面，无色透明，像表蒙子一样。

③脉络膜：是眼球壁的中层，富于色素细胞和血管。由于此膜类似葡萄外皮的颜色和形状，故称为葡萄膜，有遮光作用，并主管眼球的营养。

④睫状体：是连接脉络膜前方的轮状部分，其中的肌肉收缩，可使晶体变形，使所要看的物体清晰可见。

⑤虹膜：与睫状体相接，位于晶体前面，根据入射光线的强弱发生反射性收缩，

以调节瞳孔大小。虹膜的颜色因人种而异，与其所含的色素量有关。在东方民族中，由于色素多，所以呈黑色；白种人由于色素少，可呈蓝色或白色。

⑥瞳孔：虹膜中央的圆形小孔，是光进入眼球内的入口，由于虹膜肌纤维收缩，瞳孔可缩小或扩大。

⑦视网膜：位于脉络膜内面。此膜的外层分布着感光和颜色的视细胞。由视网膜出来的神经纤维在眼球后部集中形成视神经，通过眼窝和视神经管到达大脑。视网膜中，把相当于眼球后极，围绕视线终止处叫作黄斑。与此相反，视神经由视网膜向外穿出眼球的部分，无视细胞，称为视神经乳头。

（2）视神经：由眼球后方到大脑视觉中枢的神经束，称为视神经。左右眼视神经的一部分，在进入大脑之前形成交叉。

其他眼球内容物有晶体、玻璃体、房水等。位于瞳孔后的晶体，以微细的纤维（秦氏小带）与睫状体接连，其后部与玻璃体相邻。由角膜、虹膜、晶体、睫状体所围绕的空间，称为眼房（又分前房和后房），其中充满房水。

由外界进入眼内的光线，首先在角膜发生屈折，进入前房后通过瞳孔。在晶体再次发生屈折，进入玻璃体内，于视网膜上成像并刺激视细胞。该刺激通过视网膜、视神经，于视神经交叉处一半交叉，经视索达外侧睫状体，再由视放射到达大脑枕叶视中枢。

（3）附属器有眼睑、结膜、眼肌、眶筋膜、泪器、脂肪、骨膜及睫毛等。

眼睑分上下两部分，其开闭可使角膜显露或隐蔽。眼睑周围有睫毛，与眼睑共同保护着眼球。覆盖眼睑里面的是睑结膜，覆盖在眼球前面的巩膜表面是球结膜，与角膜相连。支配眼球运动的眼外肌有上直肌、下直肌、内直肌、外直肌、上斜肌、下斜肌，使眼球可向各方向活动。泪器有泪腺与泪道，泪液由泪腺流到上穹隆结膜，湿润结膜、角膜后，经上、下泪点流向泪道，最后流进下鼻道。

2. 功能。眼所具有的最重要的功能是：光觉、形觉（包括视力、视野）和色觉。

（1）光觉：眼能够感光的能力叫作光觉。光觉障碍有：光觉减弱、对暗适应迟缓的夜盲。

对光刺激发生反应的是视网膜的视细胞，分锥细胞和杆细胞两种。锥细胞感强光及色视觉，使视力良好，辨别颜色；而杆细胞是感受暗光或弱光，且没有色视觉。

将主要由锥细胞作用的眼的状态叫作明适应状态，主要由杆细胞作用的眼的状态叫暗适应状态。

（2）形觉：将眼分辨物体形状的功能叫作形觉。形觉分为视力和视野。

视力是眼认识物体存在和形状的能力，在视机能中最重要。日本人的正常视力为1.2（标准光照度为200勒克斯），我国人的正常视力为1.0。所谓弱视，即指视力低下而无他觉（客观）变化。弱视有斜视性弱视、屈光参差性弱视、屈光不正性弱视、遮眼性弱视等。

将眼部活动所能看到的范围叫作视野。正常人视野的广度以白色为最宽，其次为蓝色、红色，绿色最狭窄。

（3）色觉：是指眼辨别颜色的能力。完全无色觉者，称为全色盲；色觉全面减弱者，称为全色弱；只欠缺红绿色觉者，称为红绿色盲；较红绿色盲程度轻的，称为红绿色弱。

（4）双眼单视：正常眼，双眼注视同一物体时，传入大脑皮质中枢，融合成一个像，称为双眼单视机能。由于我们的右眼和左眼是分开的，所以映射到右眼的物像与映射到左眼外界的物像多少有些不同。因此，我们可以判断外界物体的远、近，并能把外界物体看成是立体的，将此叫作立体视觉。

另外，将两眼的视线集中于注视物体的功能叫作辐辏。为了避免左右眼的视网膜像的复视（不吻合），而让眼球的运动相一致，使两眼的映像成为一个，这种机能称为融像。

眼的调节是由于睫状体中的睫状肌收缩，使悬韧带松弛，晶体就以自身的弹性变凸，从而提高眼球的屈光力。因此，调节机能是与睫状肌的功能和晶体的弹性有关。所以，当睫状肌麻痹或晶体失去其弹性时，便不能进行调节。在调节机能完全静止的状态下，根据眼的屈光状态分为正视、近视、远视、散光四种。

决定眼的屈光状态的要素是：角膜、房水、晶体、玻璃体的屈光力、晶体的位置与眼球的长度（眼轴长度）等。其中最重要的是角膜的屈光力、晶体的屈光力和位置、眼轴的长度三项。根据这3个因素的相互关系，可区别为正视、近视、远视。由于角膜表面不是一个球面，能引起散光。眼的屈光状态并不是终生不变的，婴儿时，大多数是远视，但随着成长，有向近视转化的倾向；成人时，约有半数会变成近视；老年时，由于调节力减弱，远视会随之增加。

（十）鼻的结构与保健

1. 鼻的结构。鼻由外鼻、鼻腔和鼻窦三部分组成。

（1）外鼻：外鼻是由外侧可以看到的鼻子的部分，自眼眉之间的耳根开始，到下端的鼻尖部。在鼻尖的下面左右各有一个外鼻腔。将外鼻腔左右分开的壁是鼻中隔，从壁的根部到上嘴唇中央成纵向走向的是人中。外鼻孔两侧的鼓起部分为鼻翼。外鼻的表面为皮肤所覆盖，由于在鼻翼和鼻尖的很厚的皮肤中有汗腺，所以鼻子也会出汗。鼻尖部和鼻中隔是由软骨组成的，具有弹性，所以即使受到碰撞也不易受伤。

（2）鼻腔：鼻腔是外鼻孔内部的既宽广又复杂的洞腔。这个洞腔在里面再度狭窄，通过左右后鼻孔的孔向咽部张开。鼻腔由鼻中隔的壁左右对称地分开。在左右的鼻腔中，有着从侧壁中对称地突出来的鼻甲和鼻道。鼻道是使呼吸的空气和流动分泌液的通道，由眼睛流出的眼泪也流进下鼻道。鼻腔的内面被黏液所湿润的黏膜覆盖着。鼻腔的上方有一个黏膜的颜色稍微有所变化的部位，这是感觉气味的重要部位。

（3）鼻窦：是被位于鼻腔外侧的骨所包围着的空洞，左右两侧各有4个，成对称性排列。都与鼻腔以细小的通路相连，鼻腔的黏膜通过通路延伸覆盖于空洞的内面。

2. 鼻的保健。鼻的功能是可以感知味道；使呼吸的空气通过；使声音发生共鸣等。

在鼻腔上方的嗅觉部分布着大量的感知气味的细胞，在呼吸运动中所吸进来的空气中的气味分子接触到嗅细胞以后就会感知。另外，广泛分布于耳黏膜的三叉神经也具有帮助感受味觉的作用。

由外鼻腔吸过来的空气，在通过狭窄而又有许多凹凸的鼻腔时，就会充分吸收由黏膜所分泌出来的黏液的湿气，使其温度接近于体温，变成了湿润的空气以后被送进肺里。另外，空气中的灰尘会吸附在鼻毛和黏液上，从而保证将干净的空气送进肺里。

此外，当人在发声时，软口盖能够自由活动，在发声时所呼出的部分空气进入鼻腔而引起共鸣，从而使声音更加响亮。

另外，还可关闭鼻的深部，使空气不能由鼻通过而清楚地发出某些声音来。

（十一）耳的结构与保健

耳是感觉器官之一。耳由外耳、中耳和内耳组成。耳朵在发挥听觉功能的同时，还维持身体的平衡（平衡感觉）。

1. 外耳。外耳是由耳郭和外耳道组成的。

（1）耳郭：动物的耳郭相当大，而且通过活动，耳郭的肌肉便可灵活地活动以发挥搜集外部声音的作用；但是人类的耳郭，集音的功能已经退化，现在只是起到一种装饰作用。由于耳郭露于体表，容易患冻伤、外伤等。

（2）外耳道：是一条由耳穴至鼓膜长约3.5厘米的细管，为集音的入口。外耳道呈"S"型，稍弯曲，在入口附近丛生耳毛，并有皮脂腺和耳垢腺等，可分泌含脂肪的分泌物。这种分泌物的淤积，便成为耳垢。

由于外耳道呈弯曲状，所以由外面进来的异物会受到阻碍而不易进入耳朵的里面。不过在毛根部易发生感染而容易长疖子。

鼓膜是一厚约0.1毫米的薄膜，但比较结实，不容易破裂。由于它对声音非常敏感，可随着音波振动，并将声音传导到内耳处。鼓膜上也分布有血管，但在平时的状态下由于很细看不出来。不过，在因急性中耳炎等引起炎症以后，血管会因扩张充血而变红。

鼓膜有裂孔，可使听力下降。但是，仅仅有裂孔，一般不会出现令人担心的听力困难。

2. 中耳。中耳位于鼓膜的内侧，又叫作鼓室，如同一个很小的房间，其中有能够灵活活动的听骨。

（1）听骨：在中耳的"天棚"上，悬垂着3个连在一起有半个大米粒大小的骨头。听骨根据其各自的形状，分别被称为槌骨、砧骨、镫骨。槌骨与鼓膜紧密相连同鼓膜一起振动，镫骨与内耳的分界线的前庭窗松软地连在一起，鼓膜的振动就是经过3块相连的听骨传到内耳的。

（2）咽鼓管：由中耳腔到鼻咽腔有一个通道，这个通道叫作咽鼓管。咽鼓管时常张开，使中耳的气压与外面的气压保持一致，具有使鼓膜内外的气压保持平衡的功能。不过，当患感冒而引起鼻咽腔发炎时，炎症就会通过咽鼓管累及中耳。

3. 内耳。内耳是与听觉和平衡感觉有关的部位，是由耳蜗（蜗牛形的器官）以及与其相邻的前庭及3个半规管所组成的，又称为迷路，都是位于硬骨中的器官。

（1）耳蜗：耳蜗是感受来自中耳声音的器官，为中空的螺旋形骨管，其中充满了称为内耳液的淋巴液。在这个液体的表面上有秩序地排列着听神经末端的听细胞。当由中耳传来声音时，内耳液便振动，听细胞捕捉这些音波后传给听神经。

（2）前庭器官：前庭器官是由3个半规管和前庭两个器官组成的。3个半规管为轮状的3个小软管，分别成直角交叉。前庭由内部充满液体的卵形囊和球形囊这两个小口袋组成的。通过上述液体的振动，可使人感到身体的倾斜程度、回转运动、活动的开始以及结束等变化。一旦刺激前庭器官，就会引起强烈的眩晕。

（十二）咽喉的结构与保健

咽位于鼻、口与气管和食道之间。在医学上称为咽或喉，具有下咽、呼吸和发声等功能。

咽是鼻腔和食道中间的漏斗状部分。看一下嘴的深部，口腔逐渐变为狭窄。该部分的上方是软腭，其前端是悬雍垂，左右为舌腭弓。在其根部可见核桃状的物体，这是腭扁桃体，其里面很开阔，为口咽。其上方向软腭的后方开阔形成鼻咽，向下方开阔形成喉咽。在鼻咽有咽鼓管隆起和咽扁桃体，喉咽有舌扁桃体。

咽黏膜的知觉主要是由舌咽神经和咽神经丛所控制，而肌肉的运动主要是受迷走神经控制。

咽的首要作用是调节空气的流通和咽下作用。另外，扁桃体可以产生免疫抗体，这对身体的防御功能具有重要意义。

喉是位于气管上部的发声器官，与气管相连。整个喉由数个软骨、肌肉、韧带、黏膜等组成，通过结缔组织和肌肉等与音骨和口腔底相接，其中央有声带，声带之间的缝隙叫作声门。

喉的主要作用是发声。声带是呈"V"字状排列的两根白带。当左右两侧的声带在声带肌的作用下密切相连而使劲呼气时，声带就会振动而发出喉原音。这个原音通过咽、口腔、鼻腔的共鸣，就会变调并变成语言。

正常呼吸时声带会张开，当异物进去后，整个喉受其刺激会发生强烈收缩，接着就会进行很强的呼出，这就是咳嗽。但是，在下咽时，由于从一开始声门就关闭，所以食物不会进去。

（十三）牙齿的结构与保健

人在出生后7个月左右开始长乳牙，6岁左右开始换成恒牙。其名称，从中线起向两旁分别为：乳中切牙、乳侧切牙、乳尖牙、第1乳磨牙、第2乳磨牙，左右各5颗，上下合起来共20颗。

恒牙按中切牙、侧切牙、尖牙、第1前磨牙、第2前磨牙、第1磨牙、第2磨牙、第3磨牙的顺序排列，上下左右共32颗。

牙齿分牙冠（露在外面的部分）和牙根（深入颌骨中的部分）两部分。

牙冠表面由身体中最硬的组织牙釉质覆盖，牙根的表面由同骨的构造一样的牙骨质覆盖。

牙釉质和牙骨质的内面为牙本质，其中有柔软的牙髓。牙髓有丰富的血管和神经，掌管牙齿的营养和感觉。

牙齿除有咀嚼食物，即咬碎、磨碎并与唾液混合的功能以外，还可帮助发音。另外，牙齿也是创造嘴部完美形态的重要因素。

（十四）口腔的结构与保健

口腔由上颌骨、下颌骨、腭骨支撑，是由唇、颊、腭、口底所围成的器官，是消化系统的组成部分。其中有舌、牙齿、牙龈、牙槽等。口腔最重要的作用是咀嚼。咀嚼是以下颌骨位于耳孔下的颌关节为轴进行活动，是下颌牙向上颌牙咬合的运动。其中有许多咀嚼肌和神经发挥作用，从而使咀嚼运动顺利进行。

1. 唇。具有闭合口腔的作用，外侧为皮肤、内侧覆盖黏膜。

2. 颊。在咀嚼时，将食物集中送到牙的咬合面上，以便彻底咀嚼。另外，还具有使口张大的功能。

3. 腭。位于口腔和鼻腔之间，腭的前2／3的黏膜下有骨质，称为硬腭；后1／3的黏膜下无骨质，称为软腭。软腭在咽下食物时，闭合后腔鼻，不使食物进入鼻中。

4. 口底。口底是指舌和唾液腺的所在部位，为很薄的黏膜所覆盖。

5. 舌。由许多横纹肌组成，运动非常灵活。除了咀嚼和吞咽以外，也能帮助发音。另外，在舌上有味觉细胞等组成的味蕾小体，主管味觉。

6. 牙槽骨。在上颌骨和下颌骨有包裹牙齿的牙槽骨，以支撑牙齿。牙根所进入的窟窿为牙槽窝，在牙根和牙槽骨之间，有叫作牙周膜的结缔组织，将牙根牢牢固定在牙槽窝内。

7. 牙龈。牙槽骨上面覆盖着牙龈。健康的牙龈一般呈鲜艳的粉红色，但有的有黑色素沉着而呈褐色（这不是病）。牙龈是被很厚的上皮层覆盖的黏膜，对饮食物及其他的外来刺激有很强的抵抗力，即使受伤了也会很快再生。

8. 唾液腺。除三对大唾液腺（腮腺、舌下腺、颌下腺）有导管开口于口腔外，在口腔黏膜上还有无数小唾液腺。这些唾液腺所分泌的唾液，成人每天约为1升。

唾液的作用，一是使口腔黏膜表面始终保持湿润，以保护黏膜；二是与食物混合，使之保持适宜的柔软度，以便咀嚼和下咽；三是溶解食物，使味蕾能感受到食物的味道；四是唾液中的酶可分解淀粉；五是清洗牙齿和口腔，以保持清洁等；六是具有酶和抗体，对抗进入口腔的细菌和病毒；七是具有血液的成分。

9. 口腔黏膜。覆盖整个口腔（除牙齿以外），表层是复层扁平上皮细胞，其下是有许多血管和神经走行的固有层。口腔黏膜的这种构造与其表面总为唾液所湿润的状态，对保护口腔不受来自外界毒物和毒气的损害、酒和烟的刺激、食物的冷热刺激、进入口腔的细菌所释放出来的毒素和酶的作用等，具有非常重要的意义。

口腔黏膜因部位不同，其构造也有很大的差异，这与该部位的作用有关。比如，在硬腭和舌上，黏膜既厚又结实，表层一般角化，这是咀嚼食物时，挤压食物和移动食物所必需的构造，牙龈的黏膜很厚并显示出角化倾向，是为了能牢固地附着在齿根上及咀嚼食物时流动通畅。

唇的黏膜之所以很薄，是为了更好地发挥触觉和温度觉作用；最薄的舌下黏膜和唇黏膜，具有吸收各种物质的作用。口含片和舌下片就是利用这一吸收作用而制造出来的药剂。

（十五）皮肤的结构与保健

皮肤由头顶至脚底包在人体表面，将机体与空气隔开，可预防外界对人体的机械刺激与化学刺激，炎热时可通过皮肤出汗来调节体温。皮肤的作用很多，如果没有皮肤，人的生命就难以维持。

1. 结构。皮肤上有无数个纤细的沟，每个沟都呈菱形交叉，即使用肉眼也能够看出来。皮肤上有毛，汗腺向表皮开口，汗腺用肉眼看不见。皮脂腺与毛根相连，皮脂经导管排入毛囊或皮肤表面。皮肤可分表皮、真皮、皮下脂肪组织三层。

（1）表皮由角质层、透明层、颗粒层、棘层、基底层组成。基底细胞不断分裂增殖，逐渐分化为其余各层细胞，成为角质层细胞后脱落，形成皮屑。由基底层到角质层的时间，约为3周左右。

角质层细胞含角蛋白，细胞膜厚，有预防外界刺激及水、化学物质渗透和细菌侵入的作用。

（2）真皮位于表皮下面。向表皮底部伸出许多乳头状突起，为乳头层，与表皮突起相连接。乳头层内有毛细血管、淋巴管和神经等。乳头层下有较厚的网状层。真皮下为皮下组织，其下方与肌膜等组织相连。

2. 功能。皮肤的作用，用一句话说，就是保护身体免受外界刺激，使体内活动得以顺利地进行。其功能主要有以下几点：

（1）对机械刺激具有某种程度的抵抗力和弹性，不太大的力量不会使皮肤剥落。

（2）皮肤的黑素细胞能形成黑素，黑素可以减轻日光对细胞的损伤。黑种人的皮肤强健，对日光照射的耐受性比白种人的皮肤要强，原因就在于此。

（3）皮肤表层能防止水分侵入。目前在空气污染中出现的各种化学物质，可溶解在皮肤表层的汗液内，由于角质层的保护作用，使之不容易侵入。溶解于油类的化学物质也不可能轻易侵入，但有些物质可通过毛根侵入体内。当皮肤受伤以后，即使是很小的外伤，水分也容易侵入。

（4）预防空气中化学物质的侵入。气体状态的化学物质，能在皮肤外层的薄脂肪层溶解，然后通过毛孔侵入体内。不过，其侵入量甚微。

（5）预防细菌侵入。细菌不会侵入正常皮肤。

（6）调节体温。外界温度高时，通过出汗以降低皮肤温度。另外，皮肤毛细血管扩张，向外界放散热量，从而保持体温恒定。对于寒冷，则皮肤毛细血管收缩，使皮肤温度下降，减少散热，减少出汗。皮肤的体温调节作用由自主神经支配，由大脑中枢统一指挥。

此外，皮肤的感觉神经末梢能感受各种感觉，如触、压及温觉感觉，还有干、湿、光滑、粗糙等感觉，因而能感受外界多种变化。

（7）预防皮肤粗糙。青年人的皮肤有光泽而且显得湿润，老年人的皮肤则没有光泽，这是由于皮脂腺排出的脂质在发挥主要作用，脂质还能溶解汗水而使皮肤湿润。

（十六）骨的结构与保健

骨骼在人体中起支撑身体的作用。全身骨骼分硬骨和软骨两类。软骨主要覆盖在关节表面，椎骨之间。此外，部分肋骨也为软骨（肋软骨）。

骨的形状多种多样，有像四肢那样的长骨，像肋骨那样既薄又细长的骨，像椎骨那样的块状短骨，像颅骨和骨盆那样的扁平形薄骨等。

1. 硬骨。硬骨由骨皮质、骨膜和骨髓组成。骨皮质是骨的表层，致密而坚硬。一般所说的骨，是指骨皮质，其中充满了骨髓。骨膜是覆盖在骨表面的薄膜，有造骨作用。年轻时骨髓呈红色，为红骨髓。到了老年，由于脂肪增多而变成黄骨髓。骨髓有丰富的血液，在这里制造血细胞。造血特别旺盛的是椎骨和骨盆。

四肢的长骨叫作管状骨，在其两端的关节附近，内部由网状细骨所组成，这就是骨松质。在骨端部有一软骨层，软骨层在婴幼儿期很厚，随着小儿的成长会逐渐变薄而消失。软骨层是骨的成长带，骨的长度是从这个部位发育的。

2. 软骨。许多骨骼首先是形成软骨，然后再转变成骨。不过，也有以软骨状态持续终生的。软骨有透明软骨、弹性软骨、纤维软骨三种。透明软骨是最普通的软骨，软骨基质非常多，其间散在着软骨细胞。颜色像珍珠一样白，像玻璃一样透。软骨的大部分是由透明软骨形成。此外，覆盖在关节表面以及骨的软骨性成长带上，也有这种软骨。

弹性软骨位于耳轮和喉头盖（会厌）。在软骨基质中有丰富的弹性纤维。纤维软骨在椎骨之间的椎间盘、关节等处可见到，这种软骨富于胶原纤维。

3. 骨的发育。从胚胎第五周左右开始形成软骨，这种软骨逐渐转变成骨骼。从胚胎第七周开始向骨骼发育。

骨的长度是由于骨两端的成长带（骨端软骨层，骨后软骨板）发育的；骨的粗细是由骨膜内侧制造出新骨而不断变粗的。不过，由于骨不像管道那样笔直，而是与人体的形态相适应，所以在发育过程中骨骼会不断地吸收和增殖而逐渐形成完整的形态。

像骨盆和颅骨那样的扁平形骨骼，主要是由骨膜发生骨化以后逐渐变大的，即不经软骨雏形，直接形成了骨骼。一般女性在15~16岁，男性在17~18岁，骨骼的发育就完成了。其后在骨骼内部，也旺盛地进行着新陈代谢。

（十七）关节的结构与保健

关节位于骨与骨的结合部，通过肌肉的活动来进行运动。

严格来讲，关节可分五类，但是主要的有纤维软骨性关节和滑膜性关节两种。纤维软骨性关节位于骨盆前面的耻骨联合等部位，一般不活动。

滑膜性关节是能够灵活活动的关节，由结缔组织构成的膜囊附于关节周围，囊壁分内外两层，外层致密，与肌腱或韧带相连，内层为滑膜层。

滑膜内是关节腔，滑膜分泌透明的有黏性的关节液（滑液）。健康的关节液只是少量地润滑关节软骨和滑膜表面，当有某种疾病时，关节液就会增多而使关节腔内积存大量的液体。

在滑膜表面有许多小突起，叫作滑膜绒毛，当该部位有病时，也会大量增多。

为了控制运动的方向，在关节外侧有韧带，但由于关节不同，在内侧也有制动韧带。另外，在关节之间还有软骨板，可以使运动灵活地进行。

关节的形状有合页关节和球窝关节。另外，也有称为滑动关节的膝关节。

球窝关节的运动范围很大，如肩关节和髋关节不仅能屈伸，而且能回旋；而合页关节和滑动关节像手指和膝关节，只能够进行伸屈。为了不使关节发生异常运动，各种韧带起着控制作用。不过，巨大的外力会使韧带伸长或断裂。当韧带断裂后，关节大都会脱位。

第十七章 中老年养生保健与运动

一、运动养生保健知识

（一）如何从运动中获得保健

生命在于运动，但随着社会的大力发展，人们的生活水平有了很大的提高。出门多以车代步，家电代替家务劳动。晚饭后常常坐在电视机前看电视，往往看电视连续剧一看就是好多天，这部未等放完另一部好看的又接着放，这样多数人长期缺乏运动，新陈代谢缓慢，脂肪过多地贮于体内，使人过早地发胖，使内脏脂肪充填，负担加大，很快心、肺、肾等主要器官会出现障碍，使你不得不到医院去看医生。大量的时间消耗在医院里，更多的钱花在吃药打针上。

（二）做好体检和心理准备

根据自己的健康状况，制订一个适合自己的运动健身计划，定期总结运动效果，适时调整锻炼方法和运动量。

（三）运动健身要循序渐进

根据自己的身体情况，将运动健身科学地进行，具体来说就是有目的、有计划、有步骤地进行。掌握适合自己的锻炼规律，要达到既健身又防病治病的目的。要循序渐进，要本着先易后难，由浅到深，由简到繁，由慢到快，运动量由小到大，强度由弱到强，要按动静结合，逐渐适应、逐渐过渡的原则进行。

（四）运动健身要坚持始终

运动健身一旦进行，就要坚持不懈地进行下去，不可半途而废。运动健身的关键在于持之以恒，有没有恒心，是将决定运动健身的成败。所以，最好能相邀结伴相互鼓励，互测成绩，增进友谊，共同提高。

（五）运动要劳逸结合

运动健身要科学地进行，刚一开始时，不应进行剧烈的运动。选择适合自己的运动规律，应以快乐中不感疲劳最好，过量、过度的运动，对身体没有益处，反而会出现意外的损伤。

（六）运动要因地制宜

户外一般选择花草树木繁茂的公园，以场地平坦，环境雅致，阳光明媚，空气新鲜的地方最好。当然也可在家门口或在室内进行，而为找场地，不辞劳苦，四处奔波这样费时又费神，不可取，一切要适可而止。

（七）健身项目、时间因人而异

每个人应根据自己的健康状况、性别、年龄、生活习俗、兴趣、锻炼基础不同选择适合自己的健身项目。一般有快走、慢跑、保健操、太极拳、太极剑、气功、举重、原地跑步、踏步、仰卧起坐等，也可利用健身器材进行锻炼。可以同和自己身体情况差不多的朋友结伴锻炼，千万不可结队每天跑步，强行要求自己跟上别人的步伐，但参加运动量适中的集体活动还是可以的，例如扭秧歌、跳集体舞、做集体操等。使锻炼和兴趣相结合、锻炼和自身条件相结合。每天的运动时间要根据自己体力水平而定，半小时至2小时均可。

（八）运动要顺应季节

人类赖以大自然为生存条件，经受四季气候变化的制约，运动必须顺应这种规律而变化，随机应变，提高健身效果。春季是锻炼的最佳时机，应早睡早起抓紧锻炼。冬季是万物生机潜伏闭藏的季节，应减少户外活动，锻炼应在10～15时为佳。夏季气温较高，防暑是前提，户外活动不宜过长，不宜剧烈运动，适可而止，保重身体。秋季气候适宜锻炼，食欲明显增多，人的体力增强，可以适当增加运动量、锻炼时间。

（九）运动要根据生活、工作特点进行

脑力劳动者应多锻炼，户外活动必不可少；体力劳动者，往往固定某一种劳动工作，局限于部分组织和器官活动，身体得不到全面而系统地锻炼，要采取弥补的办法进行锻炼。常站立工作者应经常坐坐、走走。常坐办公室者尽量利用上下班走走楼梯，以步代车，适时进行户外活动。

（十）做好准备活动和整理活动

准备活动可提高神经系统兴奋性和敏感性，增强肌肉关节的灵活性。准备活动包括体操、走、跑、跳等的练习。运动后要做些放松的整理活动，使紧张状态逐步恢复到松弛安静状态。一般通过慢跑、步行、徒手操、自我按摩肌肉的过程，逐步达到肌肉放松，呼吸、心率平稳，还应将汗液擦干，穿好衣服，以防着凉。

（十一）运动保健的主要项目

1. 选择项目原则

（1）要让自己的身体保持健康的状态，达到强身健体的目的。

（2）要让自己感兴趣，使运动得以持久并可陶冶情操。

（3）要符合自身生理、体力特点，以平稳为主，避免剧烈性竞技活动。

（4）保证运动的安全性、可靠性，避免出现意外。

（5）选择多数人容易接受、喜爱的群体项目，便于互相督促，感受集体运动的娱乐性、趣味性。

2. 常见运动项目

（1）气功：它是现代的心理疗法、体育疗法、自然疗法、信息疗法等的综合运用，它能发挥人的能动性，通过心理调节、意识和身体锻炼，提高人体对自然与社会环境的适应能力，达到"身"与"心"的高度和谐和健康发展。

（2）太极拳：适合身体弱者和慢性病者。太极拳涉及全身主要关节和肌群，长期坚持可增进关节灵活性、增强韧带的机能，促进血液循环和胃肠蠕动。

（3）步行：坚持每天多走路，以步代车。步行不受年龄、体质和场地的限制，活动量可自行调节，并可充分利用零星时间进行锻炼，例如徒步上下楼梯、上下班等。

（4）徒步旅行：既可游览名胜，又可锻炼身体。步行要抬头挺胸，速度一般以每分钟60～90步为宜，或每小时5000米，快速可达7000米。要因人而异，以自己感觉良好为准则。每次最好不少于半小时。鞋袜要合脚，少穿衣服。注意安全。

（5）球类

①健身球增加指、腕关节功能，养心益智，陶冶情操。适合大多数人。常言道："十指连心"，健身球就有这个功效。人体12条经络，有6条经过手部，有阴三阳，而手太阴、手少阴、手厥阴三经贯于手掌，在练习健身球时可把经络与神经、五脏六腑紧密联系起来，起到通经活络、舒利关节的作用。

健身球操练方法：a. 单手托双球摩擦在掌心中行顺转与逆转运动。左右手交替进行，每3～5分钟交换一次。可让左手多活动些时间，开发大脑右半球功能。b. 单手托双球于掌中，在摩擦旋转的基础上逐步达到互相交替旋转，至双球互相离开旋转。旋转方向及动作与摩擦旋转相同。c. 带音节的旋转。d. 里外跳跃转动。e. 双手四球运动。

每个人的手掌不同，选球应注意选择适合自己手掌的。以空心球为佳。空心球不耗体力，运动量相对于其他的球类较小。

②乒乓球：打乒乓球可带动全身各个器官和组织，有全面健身作用。

③台球是一种国际上流行的室内娱乐活动，是智力与体力、运动与娱乐集于一体的健身运动。

④羽毛球老少皆宜，运动量可控制。

（6）舞蹈是一种既锻炼身体又有利于身心健康、陶冶情操的运动。

（7）扭秧歌是一种简单易学，娱乐性、趣味性极强的健身运动。

（8）旅游可开阔胸怀和眼界，增加情趣、锻炼身体，每周可近游一次，每年可远游一次。

（9）骑自行车是一种技术性的锻炼身体的方法，谨防交通事故。

（10）游泳是适合中老年人进行锻炼的一项全身性健身运动。水温宜在30℃以下，属于冷水浴。

冷水对人体的物理、化学刺激作用能使机体生理功能产生一系列变化。当皮肤受到冷水刺激时，血管则收缩，将大量血液驱入内脏和深部组织，引起肾脏器官的血管扩张，继而皮肤的血管又扩张，大量血液又从内脏流入体表，内脏血管又处于收缩状态，这样全身血管不断地一张一缩，得到锻炼，保持管壁的弹性，防止硬化，增强心脑功能，冷水浴能使血液得到更好的循环。

水压可改善心肺功能。人站在齐胸的水中，则受12～15千克的水压，必须加深呼吸，才能完成呼吸动作，使呼吸肌得到锻炼。因此游泳可以增加肺活量。

有利于各关节的锻炼。人在水中将平时的直立运动变成水平运动，使腰椎、四肢关节的活动量增加，使周身得到协调锻炼。

皮肤得到水中化学物质刺激，能改善血液循环和新陈代谢，保护皮肤，防止皮肤病发生。

中老年游泳要特别注意安全措施，要集体或结伴而游，不要单独行动，防止溺水和其他意外。下水前要用3～5分钟冲洗或擦身，使身体逐渐适应后再下水，预防着凉感冒。游泳过程中要量力而行，千万不可到急流、旋涡中游。游后用干毛巾擦干全身，穿好衣服，防止日光曝晒。

（11）跑步

①长跑：它是一种常见、不受器材条件限制的运动，也是一项全身性运动项目。在长跑时，全身各部位、各系统活动增强，肺活量加大，可改善心肌营养，减少心脑血管疾病的发生。促进机体新陈代谢使脂肪转化为热能，并有减肥、健美作用。

跑步时由于排除杂念，精力集中，使大脑皮质工作疲劳得到较快恢复，改善睡眠，使精力充沛，提高各器官的灵敏度。

跑步流汗可把体内的铅、锶、铍等致癌物质排出体外，故有防癌作用。此外还能提高机体的免疫力。加强机体对自由基的清除能力，减少自由基对组织细胞的损伤，延缓衰老。

跑步要领是上体稍前倾，两腿略弯，重心前移，速度每分钟80～120步，每次锻炼要保持30分钟，也可以因人而异。

②慢跑：当一个人情绪低落时可到户外慢跑30分钟。长期坚持按计划进行慢跑（中老年以傍晚为好），能振奋精神，有利于身心健康。

③原地跑：遇到雨、雪或大风天气，或因其他原因不能外出锻炼时，可在室内原地跑步替代，每分钟70～90步为宜，持续10～30分钟，先慢后快再减慢。最好出少量汗，以达到锻炼身体的目的。

（12）跳绳：这项运动能增加脑中多种神经组织的活力，使大脑的思维与反应更灵活、敏捷。经常跳绳，可以使人更加聪明、慧颖。绳头刺激拇指穴位促进全身经络循环，双脚有节奏地与地面接触，供给大脑更多的特殊能量，益智健脑。跳绳不受时间、地点限制。另外踢毽子也有同样的作用。

（13）举哑铃是一种使两臂至致全身肌肉得到锻炼的运动，达到体态健美，身强体壮的目的。一般每周训练3次，每次30分钟。

（14）做平衡操：面向墙壁，伸直双手，手掌紧贴墙壁，使身体成一条直线，然后弯曲手肘，全身做一前一后动作，每天8～10次，持之以恒、坚持不懈，受益颇多。平时站立、行走要保持平衡，成一条线，步伐稳健，忌侧身、弯腰、垂头等不良姿势，如果坚持做到这些同样能收到平衡操效果。

（15）练下蹲：若预防直立时产生头晕眼花等症状，练下蹲这种运动效果最佳。方法为：双腿弯曲，体质较好可全蹲，蹲下后停1～2秒钟再站起来，体质差或老年人可半蹲或略做屈膝状，逐渐加大下蹲力度。一般每天做2～3次，每次36下，贵在坚持。

（16）唱歌：既是一种艺术，又是一种运动。歌声可加快大脑中肽的分解运动，从而活跃以肺为主的全身器官。每天早晨、傍晚或工作之余面向蓝天大声引吭高歌，可防止慢性支气管炎、肺气肿等老年病。

（17）爬楼梯：用爬山的心态面对爬楼梯，可以取得与登山运动类似的健身效果。突出增强下肢肌肉和韧带的力量，保持下肢关节的灵活性，也增强内脏功能，心肺功能。

近年来，随高层住宅日增，爬楼已成为不少人日常生活中的不可避免的活动，此活动不受时间、条件限制，简便易行，安全可靠，是全民开展健身运动的好方法，值得提倡。

爬楼梯的锻炼方法，分三种：快跑登楼与慢跑登楼适合年轻人；缓步登楼适合中老年人。以一个楼层为12级，每级高20厘米为标准，1分钟可登6个楼梯组，中老年人可在开始1分钟登4个楼梯组，大约1秒钟登1级。12级用12秒，转弯平台用3秒。3分钟时间登12个楼梯组，等于上到7楼。下楼用2分钟。休息一段时间，再重复。开始只重复1次，逐渐增到2～3次。最后一般稳定在重复5次的状态上。身体好的可重复7次，或更多。运动量可参阅脉搏数，一般保持110～120次／分钟，比较合适，或以170–年龄＝运动后脉搏数为参考。如此锻炼，能使精力充沛，头脑灵活。锻炼时间以半个小时为佳。

爬楼时注意事项：时间选在楼道上行人稀少，楼梯要清洁，通风采光良好，以空手轻装便鞋为宜。

（十二）怎样锻炼能延年益寿

运动是保持健康、延缓衰老的有效措施之一。所以，自古至今养生学上都积极主张运动。通过动物实验发现，野生动物的寿命要比圈养动物长2倍以上。另外，国内外大量的资料也都证实，百岁以上的老人绝大多数为体力劳动者，并且从小就从事体力活动，直至老年还坚持力所能及的活动。

（十三）运动给全身带来的益处

运动使骨质更加坚固，延缓骨质疏松脱钙等老化；增强关节灵活性，可防止老年性关节炎和关节强直。改善心脏本身的循环，可预防或延缓老年人的心血管疾病。增强呼吸功能。加强消化系统功能，增加食欲易于消化吸收。增强抵抗力，精神抖擞，身手麻利。对肝、肾、胰、内分泌功能及皮肤等均有好处。

（十四）脑力劳动者要注意锻炼身体

坐着动脑动手，其他部位很少活动，对健康不利。由于低头工作，易头昏脑涨，肺活量小。多坐易引起下肢浮肿和生痔疮。易引起便秘、胃下垂、神经衰弱等。

（十五）体力劳动者的锻炼也很重要

不可忽视，由于动作单纯而导致机械化，活动部位局限，如站立者易发生腰酸腿痛、下肢静脉曲张等。农民劳动多弯腰，肺活量较小，上半身劳动者，下身活动就小。因此，体力劳动不能代替体育锻炼。

（十六）老年人的锻炼方法

锻炼前做全面的身体检查，遵医嘱进行，也可做自我检查，方法是连续下蹲15次左右，或原地跑15秒，如没有气急和不适等，可开始锻炼。锻炼要循序渐进，运动量从小到大，动作由慢到快，由易到难，由简到繁，循序渐进，逐步过渡。运动量适当，自觉发热。微汗即可，不要感到胸闷、心悸、气促和疲劳等才停。运动后感到轻松，以增进食欲和睡眠为适当。要持之以恒，不可半途而废。运动项目选择：根据个人的身体情况而定，选择各关节和肌肉都能得到锻炼的全身性运动项目。锻炼时间选择：早晨最佳，晚间也可以，饭后不宜运动，身体不适不应锻炼。运动时要用鼻吸气，自由呼吸，切忌憋气。

（十七）运动降低血脂的项目及方法

人体血液中的脂肪是可以通过动脉血管壁中的许多微小孔而被排出血管外的，但这种排出的前提是血管中的脂肪必须与高密度脂蛋白结合后才能穿透这些小孔，高密度脂蛋白含量越高，脂肪就越能够有效地被排出。运动能增加血液中高密度脂蛋白的含量，而降低血脂。人在进食富含脂肪饮食1～2小时后，做一些适当的运动，体内的高密度脂蛋白含量就会明显增加，使血液中的脂肪在未沉积于血管之前就能被排出；同时运动还能加快心脏搏动，增强血液循环，促进脂肪能量代谢。人体在这多方面的作用下，血管中的血脂含量就会大大减少，这对防止或减缓血管粥样硬化，避免心脑血管疾病的发生是极为有效的。

（十八）如何运动能预防糖尿病

经常参加体育运动可以预防糖尿病。男子每周消耗500千卡热量，得糖尿病的可能性就减少6％。这些热量大致相当于一个人游泳一小时或步行8公里所消耗的热量。

运动可以减少体内的脂肪，并促进糖和脂肪的新陈代谢。对于习惯久坐并有过度肥胖、高血压和糖尿病家族史的中老年人来说，体育运动产生的效果最为明显。因此，这些人应经常参加体育运动。上述研究结果同样适用于妇女。

（十九）如何运动能预防骨折

经常进行慢跑和步行的交替运动可有效防止骨折。如果男子每星期平均行走距离多于慢跑距离，那么他的骨质密度就会增高；而对于女子来说，通常其慢跑距离多于行走距离时，骨质密度才能相应提高。据此，老年人运动应掌握交替方式的适度，各取其相应的交替运动方式，这样才能有效地提高骨质密度，预防骨折的发生。

（二十）如何锻炼能促进戒烟

经常参加锻炼的吸烟者比不常参加锻炼的吸烟者要少得多。不仅经常参加体育锻炼的人吸烟少，而且吸烟者在参加锻炼后人数也大大减少，锻炼年限越长，放弃吸烟的人越多。

为什么经常参加锻炼的人不爱吸烟？大致有以下几个方面原因：

（1）良好的锻炼习惯打破了不良的吸烟习惯，如许多吸烟者都有早晨起床后吸支烟的习惯，早晨参加锻炼就顾不上吸烟了。

（2）经常锻炼的人对尼古丁的欲望和依赖性明显降低。

（3）经常锻炼的人自我控制能力较强，心情愉快，不需要或很少需要借助尼古丁消闷解忧。此外，体育锻炼能保护人体免受被动吸烟的危害。

二、运动养生保健方法

（一）运动预防结肠癌的方法

体育锻炼之所以能降低患结肠癌的危险性，有下列三方面原因：运动可增加消化液分泌，促进消化，并能增加肠蠕动，促进排便，从而减少潜在致癌物质通过结肠时与结肠黏膜接触的时间；运动可以增加人体前列腺生成的前列腺素可以抑制癌细胞的生长；多参加运动的人较不运动的人接触阳光的机会显著增多，阳光中的紫外线能将人体皮肤中的7–去氢胆固醇转化为维生素D，维生素D具有促进肠道吸收钙的作用，增加的钙离子能降低结肠内脂酸和胆酸转化为不溶解钙皂的致癌作用。

（二）夏天锻炼防止中暑的方法

夏天天气热，运动时体温有时可增高到39～40℃。这样高的体温就会引起身体机能、大脑的机能发生障碍，引起中暑。

中暑的症状是头痛、头晕、眼发黑、心慌、心跳、气喘、口渴、恶心、皮肤发烫、抽筋等，严重的会昏迷晕倒，不省人事。

1. 为了避免夏天锻炼中暑，应注意下列几点：

（1）尽量不在炎热的中午进行锻炼。

（2）如果必须在热天远足、行军、划船、劳动或运动，应戴上遮阳帽，以防日光直射。衣服最好穿浅色或白色，要宽松、透气以利于热量散发。

（3）在运动过程中，要增加休息次数，休息时应到荫凉的地方，并喝些含少量盐分的凉开水。

（4）运动的时间切不可过长，特别是没有锻炼习惯的人更应注意。

（5）在运动后立刻用温水冲澡，对消除轻微中暑症状很有好处。

（6）假如不幸发生了中暑要立刻到荫凉处休息，解开衣服，加强通风，喝几口淡盐凉开水。有条件时还可用手或毛巾沾凉水擦拭一下身体裸露的部位，吃些十滴水、人丹等，休息一会儿就可复原。

（7）如果晕倒，也不要紧张，抬放到荫凉处平卧，掐人中穴后就可苏醒。

（三）散步分为哪些种类及方法

老年人容易接受，比较喜爱的运动，是散步。散步简单易行，但不是随随便便走上几步。通常有5种散步法，可供参考。

1. 普通散步法。每分钟60～90步，每次20～40分钟，适合于冠心病、高血压、脑出血后遗症或患呼吸系统疾病的老年人。

2. 快速散步法。每分钟90～120步，每次30～60分钟，适合身体健康的慢性关节炎、胃肠病、高血压病恢复期的患者。

3. 反臂背向散步法。行走时把手背放在后腰命门穴，缓步背向行走50步，然后再向前走100步。一倒一前反复走5～10次。适合老年轻微痴呆症、神经疾病的患者。

4. 摆臂散步法。两臂前后做较大的摆动，每分钟行走60～90步，适合有肩周炎、上下肢关节炎、慢性关节炎、肺气肿等病的老人。

5. 摩腹散步法。步行时两手旋转按摩腹部，每分钟30～60步，每走一步按摩一周，正转和反转交替进行，每次散步时间3～5分钟，此法适合患胃肠病的老人。

6. 反常步行健身方法。现代人追求健康的体魄、苗条的身姿，而寓健身、健美于娱乐消遣之中的反常步行健身法，极具大众趣味，很受现代人青睐。

7. 倒退步行法。这是一种新兴的健身法，即双手反剪、倒退行走法，一次走数十米，坚持不停。此法在平地或楼梯上均可施行。逆步退行走能使腰椎、踝关节、膝关节周围的肌肉、韧带等得到锻炼，促进血液循环，防治腰腿痛。

8. 跳跃步行法。双脚并拢、双臂摆动进行原地跳或行进跳。适当地跳跃能丢弃一身疲惫和紧张，中老年人与青少年一起跳，更有利于健身、健美。跳跃可健身、健脑。

9. 四肢行走法。四肢行走法指双手、双足着地爬行。此法男女老幼皆宜。对防治心血管系统疾病及脊椎、腰部疾病有良好疗效。

10. 赤脚行走法。这是一种健足防病的锻炼方法。能提高大脑皮质的调节功能，并可预防流感。

11. 倒立爬行法。双手着地，双脚朝上靠墙或依附横空的绳索慢慢移动。倒立慢行2～3分钟，能改善血液循环，增强内脏功能，调节肌肉的收缩和放松，有健身之效。

12. 快速行进法。又叫作"小跑步"法。即跨步时一只脚迅速着地另一只脚向前抬起。能促进消化系统或呼吸系统疾病，以及慢性关节炎等病的康复。

13. 原地跑步运动的方法。原地跑步是在跑步的基础上演化而来的一项简易高效的运动项目。由于它不受场地限制，也不需专门时间，可穿插在学习、工作、家务中间进行，而且运动量、健身效益皆不亚于其他运动，这对快节奏生活的城市市民，尤其是工作忙、惜时如金的中年人来说，是非常适宜的。

原地跑的健身作用同其他跑步一样，是通过提高人体有氧代谢能力和增强心功能来实现的。通过锻炼，首先，可以增强呼吸能力，使呼吸变得深而慢，从而既为肺脏赢得了更多的休息时间，又保证了充足的呼吸量，促进了新陈代谢；其次，也锻炼了心脏，表现在单位时间内脉搏跳动次数有所减少，但搏动却越来越有力，这又意味着心脏得了较多的时间；再次，心脏功能增强，血液循环加快，可减少血中胆固醇在血管壁的附着，这对预防心血管疾病大有好处；最后，还能促进体内多余能量的消耗，预防肥胖。

要使跑步取得健身效果，应注意些什么呢？跑步前，先做适当的肢体放松动作，如伸伸懒腰、蹬蹬腿、弯弯腰，使全身肌肉逐步舒张，关节得到一定活动，使心脏的运动适应人体运动状况。

跑步时，以脚掌着地，身体尽量上腾，两臂轻松自然摆动，小臂弯曲呈90℃，整个动作以下肢动作为主，带动全身运动。开始时先慢跑，身体适应后，再慢慢加速。原地跑的步伐，可用小步跑、高抬腿跑、踢腿跑等交替进行，以避免单一跑的枯燥无味，提高跑步兴趣。每次跑的时间、速度，也应本着循序渐进的原则，从小量开始，慢慢增加。可采用以下方法自我选择：计时跑，从每次跑1分钟渐次增加到3～5分钟；计数跑，从每次跑300步，逐渐增至1000步；计速跑，从每分钟100步，渐次增至300步。

跑步后，做适当的放松运动，如做几节体操，伸展肢体，这对尽快消除运动中产生的疲劳大有好处。

经过一段时间锻炼后，要想了解自己的锻炼效果，除凭自我感觉外，主要通过测定安静时单位时间内的脉搏与锻炼前安静时的脉搏相比较，即可知道。如果锻炼后安静状态下的脉搏较以前减少，且搏动有力，即获得了锻炼效果。如果无变化，则说明运动量还不够。

（四）长跑的学问及方法

长跑锻炼既能培养坚强的意志，又能增进身体健康，但必须掌握要领，讲究方法，否则，用法不当将给身体带来负面影响。

长跑锻炼前要充分做好准备活动，让身体更加灵活。使全身感到温暖后，再脱掉厚衣服开始长跑，但不要一下子脱下过多衣服，这样容易发生扭伤和感冒。要保护好手、耳和面部皮肤，防止损伤。天气寒冷时戴上手套、耳套并经常揉搓易冻部位。

开始长跑锻炼不要心急，运动量的大小要循序渐进。开始几天，跑的速度慢些，距离近些，以后再根据每个人的具体情况逐渐加快速度和增加距离。长跑最好选择泥土路面、运动场或公园，这些场所空气新鲜，而且较为安全。

要掌握长跑的正确呼吸方法，一般是两步一呼两步一吸，也可以三步一呼三步一吸，用鼻吸气用嘴呼气，使呼吸节奏与跑步动作节奏协调一致。这样不仅可以提高进入呼吸道空气的温度，减轻冷空气对呼吸道黏膜的刺激，也可以过滤空气中有害物质和病原微生物，防止感染呼吸道传染病。如果呼吸方法不正确，跑起来就会缓不过气来，影响肺泡气体交换，造成氧气供应不足，容易发生大脑缺氧而晕倒。遇上大风、浓雾的天气，最好不要长跑，改在室内或院里做操。

遇上大风、浓雾的时候，可以用打拳、原地跑代替长跑。这样，不仅可以防止冻伤或感冒，还可以防止吸入雾中酸、碱、苯、酚、灰尘和病原微生物，引起气管炎、喉炎、眼结膜炎及过敏性疾病等。每次长跑完毕，要找个避风处做肌肉放松活动，及时擦干汗水，穿好衣服，防止着凉。

（五）锻炼脚的主要方法

对脚的保健，在日常生活中，往往被人们所忽视。这是非常错误的。双脚是运行气血、联络脏腑、沟通内外、贯穿上下的十二经络的重要起止部位，被称为"第二心脏"。脚上有很多通往全身的重要穴位，经常刺激这些穴位能治疗全身的疾病。因此做好脚的保健，是防病治病、健康长寿的重要方面。

1. 洗脚。勤洗脚能够使精神振奋、心情舒畅，还可预防各种皮肤病。冬天用热水洗脚，能促进局部和全身血液循环。劳动过后，用热水烫脚，可促进血液循环，消除疲劳，防止肢体麻木。睡前洗脚，对中枢神经系统产生一种良好而温和的刺激，促进大脑皮层进入抑制状态，非常有利于睡眠。

2. 暖脚。人的脚皮肤表面温度维持在28～33℃时，感觉最舒服，如果降到22℃以下，容易引起感冒等疾病，低于10℃就很容易引发冻疮。所以要注意选择保暖，防水，透气性能好，能使脚保持干燥的鞋袜，并要及时洗脚。经常在室内工作的人不要久坐不动，要适当活动，或做做课间操，使脚保持良好的血液循环和一定的温度。

3. 搓脚心。洗脚后，用右手搓右脚心，用左手搓左脚心，直搓到发红发热为止。具有益精补肾、强壮身体、防止早衰的作用，还能疏肝明目，清心安神，促进睡眠，对眩晕、咯血也有一定治疗作用。

4. 散步、慢跑或赤脚行。脚底有着与肾脏器官相联系的敏感区，步行或赤脚行就能使脚底肌肉、筋膜、韧带、穴位、神经末梢更多地接受刺激，把信号传入相应的内脏器官及与之相关的大脑皮层，大脑皮层又把它传到各个相应器官，从而调整人体全身功能，达到保健全身、防病及帮助治疗的良好作用和功能。

5. 高抬脚锻炼健身法。每天至少把脚抬高一次，每次十几分钟，就觉得浑身舒坦。因为当一个人跷起脚之后，脚部的血液就可流回肺部，使心脏得到充分的氧化，让静脉循环活泼起来，大大有利于心脏的保健。双脚跷起高于心脏，腿和脚部的血液产生回流，长时间绷紧的大小腿得到了松弛，双脚就得到了充分的休息。使身体重新健旺，可增强办事效能。

孩子放学回家后，平躺在床上休息5分钟至10分钟，不用枕头，将两脚抬高于心脏。这种姿势可以使血液从腿流回，使新鲜血液供应到脑。这样使身体和血管松弛一下，对中年人高血压患者或一般用以解除静脉紧张，都是有极大益处的。

现在流行的睡椅，多采用了便于跷高脚的设计。如果坐在摇椅上，又能把脚跷得高过头部，效果会更好。另外，在看电视时，把鞋子脱掉，将双脚放在沙发或椅子上，虽不雅观，也不失为一种方法。

（六）五禽戏运动方法

禽，在古代泛指禽兽之类动物。五禽，是指虎、鹿、熊、猿、鸟五种禽兽。戏，即游戏、戏耍之意。所谓五禽戏，就是模仿虎、鹿、熊、猿、鸟五种禽兽的动作，组编而成的一种锻炼身体的功法。

1. 养生机制。五禽戏属古代导引术之一，它要求意守、调息和动形协调配合。意守可以使精神宁静，神静则可以培育真气；调息可以行气，通调经脉；动形可以活动筋骨，利关节。由于是模仿五种禽兽的动作，所以，意守的部位有所不同，动作不同，所起的作用也有所区别。虎戏即模仿虎的形象，取其神气、善用爪力和摇尾、鼓荡周身的动作。要求意守命门，命门乃元阳之所在，精血之海，元气之根，水火之宅，意守此处，有益肾强腰、壮骨生髓的作用，可以通督脉、祛风邪。鹿戏即模仿鹿的形象，取其长寿而性灵，善运尾闾，尾闾是任、督二脉通会之处，鹿戏意守尾闾，可以引气周营全身，通经络、行血脉，舒展筋骨。熊戏即模仿熊的形象，熊体笨力大，外静而内动。要求意守中宫（脐内），以调和气血。练猿戏时，着重于内动而外静，体轻身健的目的。要求意守脐中，以求形动而神静。鸟戏又称为鹤戏，即模仿鹤的形象，动作轻翔舒展。练此戏要意守气海，气海乃任脉之要穴，为气血之海。鹤戏可以调达气血，疏通经络，活动筋骨关节。五禽戏的五种功法各有侧重，但又是一个整体，一个系统的功法，如果经常练习而不间断，则具有养精神、调气血、益脏腑、通经络、活筋骨、利关节的作用。神静而气足，气足而生精，精足而化气动形，达到三元（精、气、神）合一，能够强身健体、修身养性、健康长寿。

2. 练功要领

（1）全身放松练功时，首先要全身放松，情绪要轻松乐观。乐观轻松的情绪可使气血通畅，精神振奋；全身放松可使动作不致过分僵硬、紧张。

（2）呼吸均匀：呼吸要平静自然，用腹式呼吸，均匀和能动。吸气时，口要合闭，舌尖轻抵上腭；吸气用鼻，呼气用嘴。

（3）专注意守：要排除杂念精神专注，根据各戏意守要求，将意念集中于意守部位，以保证意气相随。

（4）动作自然：五禽戏动作各有不同，如熊之沉缓、猿之轻灵、虎之刚健、鹿之温驯、鹤之舒展等。练功时，应据其动作特点而进行，动作宜自然舒展，不要拘谨。

（七）太极拳运动招术

太极拳是我国传统的健身拳术之一。由于其动作舒展轻柔，动中有静，圆活连贯，精气相随，外可活动筋骨，内可流通气血，协调脏腑，故不但用于技击、防身，而且更广泛地用于健身防病，深为广大群众所喜爱，是一种行之有效的传统养生法。

太极拳以"太极"为名，"太极"指万物的原始"浑元之气"，其动而生阳，静而生阴，阴阳二气互为其根，此消彼长，相互转化，不断运动则变化万千。因而太极图呈浑然一体、阴阳合抱之象。太极拳正是以此为基础，形体动作以圆为本，一招一式均由各种圆弧动作组成，故观其形，连绵起伏，动静相随，圆活自然，变化无常；在体内，则以意领气，运于周身，如环无端，周而复始。意领气，气动形，内外合一，形神兼备，浑然一体。这样看来，以"太极"哲学指导拳路，拳路的一招一式又构成了太极图形。拳形为"太极"，拳意也在"太极"，以太极之动而生阳，静而生阴，激发人体自身的阴阳气血达到"阴平阳秘"的状态，使生命保持旺盛的状态，这就是太极拳命名的含义所在。

1. 养生机制。太极拳是一种意识、呼吸、动作密切结合的运动。"以意领气，以气运身"，用意念指挥身体的活动，用呼吸协调动作，融武术、气功、导引于一体，是"内外合一"的内功拳。

重意念，使神气内敛。练太极拳要精神专注，排除杂念，将神气收敛于内，而不被他事分神。神内敛则内无思想之患，而精神得养、身心欢快；精神宁静、乐观，则百脉通畅，机体自然健旺。

调气机，以养周身。太极拳以呼吸协同动作，气沉丹田，以激发内气营运于身。肺主气，司呼吸；肾主纳气，为元气之根。肺、肾协同，则呼吸细、匀、长、缓。这种腹式呼吸不仅增强和改善肺的通气功能，而且可益肾而固护元气。丹田气充，则鼓荡内气周流全身，脏腑、皮肉皆得其养。

动形体，以行气血。太极拳以意领气，以气运身，内气发于丹田，通过旋腰转脊的动作带动全身，即所谓"以腰为轴""一动无有不动"。气经任、督、带、冲诸经脉上行于肩、臂、肘、腕，下行于胯膝、踝以至于手足，周流全身之后，气复归于丹田，故周身肌肉、筋骨、关节、四肢百骸均得到锻炼。具有活动筋骨、疏通脉络、行气活血的功效。

由于太极拳将意、气、形结合成一体，使人身的精神、气血、脏腑、筋骨，均得到濡养和锻炼，达到"阴平阳秘"的平衡状态，所以能起到有病治病、无病健身的作用，保证人体健康长寿。怡如《累门·上古天真论》所说："提挈大地，把握阴阳，呼吸精气，独立神守，肌肉若一，故能寿比天地。"太极拳之所以能够养生，道理也正在于此。

2. 练功要领

（1）神静、意导：练习太极拳，要始终保持神静，排除思想杂念，使头脑静下来，全神贯注，用意识指导动作。神静才能以意导气，气血才能周流。

（2）含胸拔背、气沉丹田：含胸，即胸内含而不挺直；拔背，即指脊背的伸展。能含胸则自能拔背，使气沉于丹田。

（3）沉肩坠肘、体松：身体宜放松，不得紧张，故上要沉肩坠肘，下要松胯松腰。肩松下垂即是沉肩；肘松而下坠即是松肘，腰脊要松，不宜僵直板滞。体松则经脉畅达，气血周流。

（4）全身协调、浑然一体：太极拳要求根在于脚发于腿，主宰于腰，形于手指，只有手、足、腰协调一致，浑然一体方可上下相随，流畅自然。外动于形，内动于气，神为主帅，身为驱使，内外相合，则能达到意到、形到、气到的效果。

（5）以腰为轴：太极拳中，腰是各种动作的中轴宜始终保持中正直立，虚实变化皆由腰转动，故腰宜松、宜正直，腰松则两腿有力，正直则重心稳固。

（6）连绵自如：太极拳动作要轻柔自然、连绵不断，不得用僵硬之拙劲，宜用意不用力。动作连续，则气流通畅；轻柔自然，则意气相合，百脉周流。

（7）呼吸均匀：太极拳要求意、气、形的统一和协调，呼吸深长均匀十分重要，呼吸深长则动作轻柔。一般来说，吸气时，动作为合；呼气时，动作为开。呼吸均匀，气沉丹田，则必无血脉喷张之弊。

太极拳的流派很多，各有特点，架势也有新、老之分。目前，比较简便易学的，就是"简化太极拳"，俗称"太极拳二十四式"。其各式名称为：起势；左右野马分鬃；白鹤亮翅；左右搂膝拗步；手挥琵琶；左右倒卷肱；左揽雀尾；右揽雀尾；单鞭；云手；双鞭；高探马；右蹬脚；双峰贯耳；转身左蹬脚；左下势独立；右下势独立；左右穿梭；海底针；闪通臂；转身搬拦捶；如封似闭；十字手；收势。

（八）八段锦健身术

1. 养生机制。八段锦是由八种不同动作组成的健身术，故名"八段"。因为这种健身功可以强身益寿，祛病除疾，其效果甚住，有如展示给人们一幅绚丽多彩的锦缎，故称为"锦"。

八段锦是我国民间广泛流传的一种健身术，据有关文献记载已有八百多年历史。

八段锦属于古代导引法的一种，是形体活动与呼吸运动相结合的健身法。活动肢体可以舒展筋骨，疏通经络；与呼吸相合，则可行气活血、周流营卫、斡旋气机，经常练习八段锦可起到保健、防病治病的作用。八段锦对人体的养生康复作用，从口诀中即可看出。例如"双手托天理三焦"，即说明双手托天的动作，对调理三焦功能是有益的。两手托天，全身伸展，又伴随深呼吸，一则有助于三焦气机运化，二则对内脏也有按摩、调节作用，起到通经脉调气血、养脏腑的效果。同时，对腰背、骨骼也有良好作用。其他诸如调理脾胃"单举手""摇头摆尾去心火"等，均是通过宣畅气血、展舒筋骸而达到养生的目的。八段锦的每一段都有锻炼的重点，而综合起来，则是对五官、头颈、躯干、四肢、腰、腹等全身各部位进行了锻炼，对相应的内脏以及气血、经络起到了保健、调理作用，是机体全面调养的健身功法。

2. 练功要领。呼吸均匀，要自然、平衡、腹式呼吸。意守丹田，精神放松，注意力集中于脐。柔刚结合，全身放松，用力轻缓，切不可用僵力。

八段锦是包括八节连贯的健身法，具体内容如下：

双手托天理三焦；左右开弓似射雕；

调理脾胃须单举；五劳七伤向后瞧；

摇头摆尾去心火；两手攀足固肾腰；

攒拳怒目增力气；背后七颠百病消。

此外，尚有一种坐式的"八段锦"，为明代冷谦所编，具体内容如下：

叩齿三十六，两手抱昆仑。

左右鸣天鼓，二十四度闻。

微摆摇天柱，赤龙搅水津。

闭气搓手热，背摩后精门。

左右辘轳转，两脚放舒伸。

叉手双虚托，低头攀足顿。

河车搬运旋，发火遍烧身。

（九）锻炼腿的八种方法

1. 干洗腿。用双手紧抱一侧大腿根，稍用力从大腿根向下按摩直至足踝，再从足踝往回按摩至大腿根。用同样的方法再按摩另一条腿，重复10遍至20遍。这样，可使关节灵活，腿肌与步行能力增强，也可预防下肢静脉曲张、下肢水肿及肌肉萎缩等。

2. 甩腿。手扶树，先向前甩动小腿，使脚尖向前向上翘起，然后向后甩动，将脚尖用力向后，脚面绷直，腿也伸直，两条腿轮换甩动，每次甩动以80下至100下为宜。此法可防半身不遂、下肢萎缩、软弱无力或麻木、小腿抽筋等症。

3. 揉腿肚。以两手掌紧挟小腿肚子，旋转揉动，每侧揉动20次至30次，两腿交换6次，此法能疏通血脉，加强腿的力量，防止腿脚乏力和酸痛。

4. 扭膝。两足平行靠拢，屈膝微向下蹲，双手放在膝盖上，顺时针扭动数十次，然后再逆时针扭动。此法能疏通血脉，治下肢乏力、膝关节疼痛。

5. 扳足。端坐，两腿伸直，低头，身体向前弯，以两手扳足趾20次至30次，此法能练腰腿，增脚力，防足部之力无劲。

6. 搓脚。将两手掌搓热，然后用两手掌搓两脚心各100次，此法具有滋肾水、降虚火、舒肝明目等作用，还可防止高血压、眩晕、耳鸣、失眠、足部萎弱酸疼、麻木浮肿等症。

7. 暖足。就是每晚都用热水泡脚，可使全身血脉流通，同时，还对心绞痛的发作有一定的预防作用。

8. 蹬腿。晚上入睡前，可平躺在床上，双手紧抱住后脑勺，由缓到急地进行蹬腿运动，每次可达3分钟，然后再换另一条腿，反复8次即可。这样，可使腿部血液流畅，尽快入梦。

（十）打毛衣健身法

打毛衣时两手的手指、手腕、手臂、肩关节都在不停地运动，这就使上肢的肌肉、关节得到了锻炼，它们在有规律的协调一致的运动中，使局部的血液循环得到改善。长期打毛衣的人，上肢肌肉比较发达有力，关节的灵活性也明显增加。只要每天坚持进行适量的打毛衣活动，对神经衰弱、肩周炎、上肢骨折后遗症、手指麻木、肌肉萎缩等病具有明显的作用。

（十一）按摩双耳健身法

耳是肾之外窍，不仅是人的听觉器官，而且和脏腑的健康有密切的关系。耳朵的各部位与人体内脏器官存在着生理的内在联系。所以，经常按摩耳朵，能增强听觉、清脑醒神。

按摩耳朵的方法很简单，用两手掌按压耳孔，然后突然放开，连续做1~2分钟；再用两手拇指、食指自上而下按摩耳郭，持续1分钟；然后用同样方法按摩耳垂约1分钟，至耳部发热为止。再用两手掌心紧按耳子孔，五指置脑后，用两手中间三指轻轻叩击脑后，名曰"鸣大鼓"。

（十二）按摩双手健身法

按摩手心有疏经活络和理气宁心的功效，其方法是：用双手掌互相快速按摩30~50次，待手掌发热后，用右手掌心向左手前臂内侧从手指末端向肘部反复推擦50~100次。再用同样的方法向右臂内侧反复推擦。一般每天早晚各做一次。另外，按摩拇指可兴奋神经机能，维护体液酸碱平衡。按摩食指可调节消化系统功能，健脾和胃，疏肝利胆。按摩中指可预防各种心脑血管疾病。按摩无名指可很好地调整神经系统功能，提高其灵敏性。按摩小指可增强呼吸系统和泌尿生殖系统的机能，预防感冒及其他感染性病症。按摩大鱼际和小鱼际能预防便秘、腹泻和痔疮等多种疾病。

（十三）按摩腹部健身法

腹宜常运，摩腹"辅仓廪之官，助沤渎之功"有"祛病延年之效"。按摩腹部方法一般有四种。

1. 摩脾胃。右手全掌着力，贴于左肋弓下，并从左肋弓下推摸至右肋弓下，反复数次。

2. 推腹降逆。左手全掌横贴于剑突下，径直滑推至耻骨，然后以右手同样操作，反复数次。

3. 脐部蝶转。右手全掌按住脐部，手掌不移动，用暗劲反复顺时针方向旋压，着力点依小鱼际、掌根、大鱼际、四指端之顺序周旋，反复数次。

4. 腹周旋摩。右手掌部着力，从右下腹开始，沿升、横、降结肠之顺序在腹周旋转运摩，反复数次。

（十四）按摩背部健身法

擦背能祛病健身，因为人体背部有丰富的脊神经，摩擦背部可以刺激背部神经及皮下组织，促进血液循环，并通过神经系统的传导，增强内分泌系统功能，提高抗病防病能力。

人体背部有两条经脉，经脉上有大椎、命门等穴位。摩擦背部可以刺激这些重要穴位，通经活络，养心安神，调整各脏器的功能。擦背对失眠、便秘、高血压、高脂血症等慢性病有治疗作用。老年人如能坚持长期摩擦背部，定能祛病健身，益寿延年。

具体做法是用温热的湿毛巾自上而下，反复揉擦从风府穴沿颈椎、胸椎、腰椎、骶椎，以感觉舒服为佳。每天1~2次，每次3~5分钟。

（十五）推胸健身法

人到中老年，如能注意养生保健，对抗衰延年，大有裨益。推胸就是一种简便易行的健身方法。

推胸能宽胸、顺气、活血，起到自我按摩的作用。经常推摩胸部能起到调节胸腺的应激系统，使"休眠"的脑腺细胞处于活跃状态，使体液系统产生各种激素，作用于各种器官组织，从而提高人体免疫功能，有益于抗衰延年。

胸部推摩的方法是：用右手掌按在右乳上方，手指斜向下，适度用力推至左下腹，然后再用左手从左乳上方斜推至右下腹，这样左右手轮换交叉进行，一上一下为一次，连续推摩数十次，每次推摩胸部后如果能做一次深呼吸，有助于吐故纳新，健身效果更佳。

（十六）捶背健身法

捶背与捶胸有同样的健身效果。

背为筋脉所在，脊椎两旁的足太阳膀胱经与五脏腑密切相关，人体之脏腑、肝、心、心包、脾、肺、肾、大肠、小肠、三焦、胆、胃、膀胱、十二腧都集于背部。常用双手半握空拳或用小木槌捶背，可以激发和增强背部经络之经气，促进气血流通，平衡阴阳，疏通经络，振奋脏腑，从而起到增强身体免疫功能，延缓衰老的作用。

（十七）转腰健身法

转腰对肾有保健作用。具体方法是：双手叉于腰际，上身向前稍倾，以腰为轴，由左向右旋转腰部9次，再由右向左旋转9次，连做4次。接着双手手臂向上举起，掌心向前，前倾后仰10~20次。前后仰时速度和幅度要根据自己情况而定，防止头晕目眩。最后，上身微向前倾，两手轻握空拳，捶命门、肾俞穴2~3分钟。这样，能改善脊椎骨的血液循环和代谢，从而起到改善肾脏血液供应的作用，提高肾脏排泄代谢物的能力，延缓骨质疏松和脱钙等老化过程。

三、老年人运动的注意事项

（一）运动前必须体检

为了谨防意外事故的发生，老年人在运动前必须接受严格的体检，然后遵医嘱进行适应自己的运动。

（二）锻炼项目选择合理

对老年人来说，选择锻炼项目以比较慢、柔和，不过分激烈，能使全身得到活动，活动量容易调节掌握以及易感兴趣易学的为宜。

（三）运动负荷科学适量

一般认为，老年人安全的负荷可用心率掌握：一般可用本人最高心率60～70％左右，50岁 102～120次；55岁 100～116次；60岁 96～112次；65岁 93～109次；70岁 90～105次左右。当然，体质好者可酌增，而体弱者还可酌减。

（四）良好的生活规律

老年人在从事健康活动时，保持自己的良好生活规律，做到起居有常，睡眠充分，劳逸结合，可保持良好体力，不要过度劳累，要适时休息。

（五）注意自我控制

老年人运动的前提是健身，不是竞赛。运动时保持良好的锻炼心态，不要参加竞技剧烈的活动，更不要去做自己根本做不到的运动，这样对身体不但没有好处，反而还会损伤身体。不要过分激动，老年人运动时情绪如果过分激动往往容易发生心血管意外，因此，不可进行较激烈的运动竞赛，而应以娱乐健身为主。锻炼时心平气和，愉快从容。注意调节呼吸，老年人锻炼时要保持呼吸顺畅自然，切忌憋气屏息，因为这样往往容易诱发脑中风。选好锻炼地点，由于老年人反应较慢，锻炼不应该在熙熙攘攘的人群中，而应选择空气清新、地面平坦的草地林间，随时注意危险信号，如感觉胸痛、胸闷、头昏眼花、心律失常等时，应立即停止运动，以防意外。

（六）老年人锻炼的"五忌"

1. 忌快速跑跳。老年人年迈体弱，心肺功能衰弱，动脉血管硬化，呼吸弱浅，脑中供血量也相对不足，如果突然起动，快速跑跳，必然会引起心率剧增、供氧不足、血压猛升、眼花耳鸣，这些都是老年人所承受不起的，稍有不慎极易发生危险。

2. 忌激烈竞赛。尤其是一些足球、篮球、摔跤等与他人身体有直接接触的运动竞赛项目更要严格禁忌。因为这些项目免不了彼此碰撞，而老年人神经反应迟缓，注意力不易集中，加上骨质脆化，平衡能力和自控能力又差，稍不留神，极易摔倒，以致发生骨折或其他严重损伤。

3. 忌负重憋气。憋气用力时，肺、胸、腹内压都明显升高，造成血液循环受阻，很容易引起脑贫血。头昏目眩、胸闷恶心，甚至休克。因而，像举重、拔河、硬气功、引体向上、双臂屈伸、拉力器、俯卧撑、爬绳爬等、握力比赛、潜水运动项目是不宜参加练习的。

4. 忌头位置变换。比如前俯后仰、侧倒旁弯、各种翻滚、头下脚上的倒立等都是属于头部移位的动作。这些动作会使血液向头部流动，导致脑出血，甚至摔倒。

5. 忌晃摆旋转。老年人协调性差、平衡力弱、腿力发软、步履缓慢、肢体移位迟钝，因而像溜冰、荡秋千、弹跳板及各种旋转动作不要参加，相对老年人而言，这些则都是危险性极强的运动。稍有损伤，后果将不堪设想。

老年人骨质增生，关节僵硬，韧带伸缩性差，灵活性减退，因此，像劈叉、弓腰、压背等一些柔软性练习，易发生肌肉、韧带拉伤，同样是不适宜的。老年人应该有良好的自我认识心态，乐观地面对年龄逐渐增大，积极地进行锻炼。预防疾病，注意饮食，起居节律，正常运动，就一定能够健康长寿。

（七）老年人锻炼的"五不宜"

1. 不宜立即吸烟。运动后吸烟，吸入肺内的空气中混入大量的烟雾，一方面将减少含氧量，另一方面将因供氧不足而出现胸闷、气喘、头晕、乏力等。

2. 不宜马上洗澡。运动时体内大量血液分布在四肢及体表，一旦运动停止，增加的流量还要持续一段时间。这时如果洗澡，会导致血液过多进入肌肉和皮肤，而使心脏和大脑的供血不足。

3. 不宜贪吃冷饮。运动后失水较多，往往口干舌燥，极想喝水。这时如喝下大量的冷饮，极易引起胃肠痉挛、腹痛、腹泻等疾病。

4. 不宜蹲坐休息。蹲下休息，会使下肢血液回流，影响血液循环，加深肌体疲劳。

5. 不宜立即吃饭。运动时神经系统控制着肌肉活动，而管理内脏器官的神经处于抑制状态。同时，全身的血液也处于运动器官处，内脏处较少。这时进食，会增加消化器官的负担，引起功能性紊乱。

（八）老年锻炼护腰的方法

老年人椎间、椎旁的韧带相对松弛，椎间盘逐渐纤维化，若锻炼时腰部活动范围大，超过了韧带正常承受的缓冲、连接能力，就会发生腰椎受伤。

因此，老年人锻炼时应特别注意转腰动作要小，轻松柔和，且要由柔到强，由缓到急，逐步适应，腰部前后左右弯曲要适度，不可操之过猛。在锻炼开始时应做些必要的准备活动，尤其不要一起床就急着练，否则，会发生意外，伤害身体。

（九）老年跳迪斯科的利与弊

人到了老年，运动器官会发生一系列退化性变化，如骨质疏松、椎关节僵硬、关节活动范围缩小肌肉韧带的力量和弹性逐渐减弱等。针对这些不利因素，如果老年人经常适当地跳迪斯科，能提高韧带和关节的活动范围，增强关节的弹性和灵活性，并能有效地增大肌肉力量，它有助于防治老年性运动器官的劳损和常见病。但是如不能控制自己情绪，跳的时间过长，运动量过大或动作幅度过大，造成运动器官的局部负担过大，易发生关节扭伤甚至骨折，还会引起颈、肩、腰、腿痛。为此，老年人跳迪斯科应量力而行，掌握好运动量。适量的标准是次日凌晨，肌肉无明显的酸疼感，关节活动无僵硬感，夜间也没有肌肉抽筋、挛缩等不适的现象。

老年人的心脏退变表现为心肌纤维萎缩，结缔组织增生，脂肪沉着，因而使心肌收缩力量减弱、心血排出量少，对体力负荷的适应能力下降，经常适当地跳迪斯科，可改善和提高心肌功能，防止脂肪在血管壁的沉着，保持血管的弹性，对活跃体内的新陈代谢、增强体内的氧化作用和对预防常见的老年性肥胖、糖尿病、冠心病等疾病都有积极的作用。但是，在跳迪斯科时，如果情绪过于兴奋，运动量过大，造成心肌需氧量超过了冠状动脉的供氧限度，轻者会出现心慌、气急、头重、脸变色等症状，重者则会产生心绞痛，甚至心肌梗死。另外，在血管方面，老年人血管壁硬化，弹性减退，血压容易出现升高的倾向，如果运动量掌握不适宜，会诱发突发性的心血管疾病。有些无临床症状的心血管患者，在正常情况下未被发现，一旦运动量过大，超乎心脏所能承受的范围，会诱发心绞痛，甚至脑出血。为此，老年人跳迪斯科，为了避免万一，就要特别加强自我医务监督，方法是：在运动中每分钟脉搏控制在120～130次。每天凌晨都要测量自己的晨脉，每天的脉差不能超过每分钟5～10次左右。如果晨脉波动较大，并伴有主观的不适感，就应适当休息，还应请医生做些检查。

老年人的中枢神经系统，特别是大脑皮质功能，随着年龄的增长而降低，表现为对外界刺激的反应迟钝、记忆力减弱、神经细胞易于疲劳、疲劳后恢复较慢、大脑对各器官和系统活动的调节功能减弱。迪斯科舞由于动作多样化，并伴有强烈的音乐节奏，对大脑细胞确有良好的应激作用，对调整大脑皮层的兴奋和抑制功能，改善对各系统的调节作用，也起着良好影响。因此，经常参加迪斯科舞训练的老年人精神饱满、反应迅速、耳聪目明。

从以上分析可以看出，老年人根据自己的体力、健康水平，循序渐进、量力而行、持之以恒地跳迪斯科舞，并经常做全面的体格检查，加强自我医务监督，调整适宜的活动量，是利大于弊的。

（十）老年人游泳须知

坚持长期的游泳锻炼能够有助于治疗老年心血管病。游泳能使老人恢复呼吸肌的力量，提高呼吸深度，增加肺活量，有助于预防呼吸系统疾病；能提高体温调节的功能，增强对气候变化的适应能力；能改善血液循环，提高代谢功能，增强肌肉力量和关节的灵活性。对患有腰肌劳损、慢性关节炎的老年人来说，游泳也有一定的治疗作用。

虽然游泳对老年人而言益处颇多，但万事都讲究量和度，不宜过量、过度。老年人游泳应该注意以下几个问题。

1. 由于游泳消耗体力较大，故患有严重高血压、心脏病、活动性肺结核、病毒性肝炎的老年人不宜参加游泳活动。另外，老年人的动作比较迟钝，游泳时动作要缓慢，应逐步延长游泳的时间和距离。

2. 老年人的血管比较脆弱，且血压偏高，故游泳时水的温度要适中，不能太冷。否则，低水温会引起血管骤然收缩，血压大幅度上升，加重心脏负担，不利于安全。

3. 游泳前要做好准备活动。适当的准备活动不仅能使老年人比较僵硬的肌肉、韧带和关节活动开，还能提高神经的兴奋性，增强心血管系统及呼吸系统的适应能力。

4. 老年人的体温调节机能较差，故在水中活动的时间不宜过长，适可而止，防止着凉。

5. 游泳时不要憋气，以免增加肺部压力，加重心脏负担，对身体没有好处。

6. 最好结伴旅游，避免发生意外。

（十一）老年简易保健功

1. 头面功

（1）假梳头。两手十指微屈，以指尖接触头皮，从前额到枕后，再从额侧至头顶进行梳头，来回共50~60次，以头部有微热感为度，有醒目、止痛、降压、乌发等作用。

（2）干擦面。两手作掩面状，五指并拢，由额向下拂面，似洗脸状，20~30次，有醒脑、降压、预防感冒作用。

（3）轻叩齿。口轻闭，上下牙齿相互轻叩20次，同时两腮和舌配合做漱口动作，边叩边漱，使唾液分泌增加，等津液满口时，徐徐咽下，有保护牙齿和促进消化作用。

（4）按太阳穴。用两手食指端分别压在双侧太阳穴上旋转，顺、逆时针各10~15次，有通经活络、止痛醒脑作用。

（5）捏印堂。用拇指与食指轻捏印堂（两眉之间）30~40次，有明目醒脑作用。

2. 躯干功

（1）揉胸脯。以两手按在两乳外上方，旋转揉动顺、逆时针各揉10~20次，有加速血流作用。

（2）抓肩肌。右手拇指与食指、中指配合捏提左肩肌，然后再以左手依上法捏提右肩肌，如此左右交叉进行，各捏提10~15次，有舒筋活血、消除疲劳作用。

（3）点膻中。以拇指指腹用力压两乳头连线中点处，约30秒钟后骤然开放，再压再放，重复7~10次，有宽胸、顺气、镇痛、止喘作用。

（4）扩胸廓。两手微张五指，分别置于胸骨左右两旁的胸壁上，手指端沿肋间隙从内向外滑动，各重复20~30次，有宽胸、顺气、止痛、止喘的作用。

（5）搓腰眼。两手掌按腰眼，用力向下搓，至尾骶部，共搓揉30次，有壮腰强肾、防治腰痛的作用。

3. 四肢功

（1）甩双手。两臂自然下垂，由前向后甩动30~50次，有放松肩、臂、腕、指关节功能，能通畅气血、增强手臂功能，对肝、心、肺有益，并能舒筋活血。

（2）旋膝盖。两手掌心紧按双膝，先齐向外旋转15~20次，后齐向内旋转10余次，可增强膝盖的活力、驱散风寒、灵活筋骨。

（3）擦大腿。两手抱紧一侧大腿根部，用力下擦到膝盖，然后擦回大腿根，来回共10~15次，有促使关节灵活、防止腿痛的作用。

（4）揉腓肠。以两手掌挟紧一侧小腿腿肚，旋转揉动，每侧15~20次，有流通气血、加强肌力的功能。

（5）搓涌泉先把两手搓热，然后搓两脚心涌泉穴各50次，有舒肝明目作用。

（十二）弹性跑步增进老人健康

跑步开始之前，先要做一下热身运动。常用的方法就是脚踝骨、腰和颈，还有肩、肘、腕做圆周活动。随即就是跑步，即利用呼吸调整周身运动的跑步。弹性跑步，一般是吸一口气，跑3步；在3步中把气呼出。吸气、呼气都是在运动当中进行。这样依次循环，表现得很有节奏，一直跑到感觉到身体发热了，就可以改为慢跑，再渐渐停止跑步。在跑动中，步伐要随着身高的不同而自然向前伸曲跨出，步子不宜过大，也不要过小，要有弹性，不要为周围的事情而影响跑步的注意力。要用前脚掌着地。如果有慢性疾病，步子可以放慢点，吐气可以分4次吐完。这样在跑1～2千米后，会感到很有劲，似乎还能跑很远。大约跑到用了3／4的力量时，就可以停止跑动。如果经常坚持进行这样的跑步，对于有呼吸障碍型疾病或神经衰弱、内脏器官不健康的人来说是颇有益处的。

第十八章 中老年养生保健与医疗

一、医疗养生保健知识

（一）如何从中医获得保健

1. 中医的"辨证"。在中医中，有阴阳、虚实、表里、寒热、气血津液的"辨证"。所谓疾病，就是机体所具备的防卫军对由内部或外部侵害机体的各种致病因素，即机体的敌我力量所进行的战斗。来自内部的有癌变、病变以及自身免疫病等。来自外部的有细菌、病毒、疟原虫等病原微生物，以及光线、尘土和烟雾等。所谓防卫军就是由机体的网状内皮系统，即通过体液免疫和细胞免疫等维持机体健康。疾病就是这两种力量以身体作为战场进行交战的一种状态，交战双方，必有胜负。

在中医中，将处于优势的时期叫作"阳"，将处于劣势的时期叫作"阴"。这就是说，阴阳既是表示疾病发展的"标准"，同时是表示体力消耗和增长的"标准"。

2. 中医的治疗方法。阴阳这一"标志"，是表示机体处于优势还是处于劣势的一种状态。就是在一般的战斗中（指战场上的战斗），在处于优势而不断向敌人发起进攻的时期，或是处于劣势而不得不采取守卫的时期，其战术是完全不同的。

机体内的战斗也是这样。当机体处于优势，即在"阳"的时期里，由于体力（即战斗力）仍然非常旺盛，就会主动出击，由此身体如同战斗进入白热化状态那样而出现发烧、出汗、说胡话、躁动不安、脸色发红等症状。这样，在治疗上就要以用让患者出汗、呕吐或者腹泻等积极用体力去战胜敌人的处方为原则。

相反，在处于劣势的"阴"的时期里，就必须像战场上所采取的利用战壕去进行守卫的消极战术那样去保存剩下来的较少体力，通过各个击破的办法，逐渐地消灭敌人。具体来说，就是要采用保暖、促进血液循环、恢复体力的处方，慢慢使身体康复。

由于在"阳"的时期与"阴"的时期，其处方性质完全不同，所以在诊断时，如果将"阴阳"诊断错了，有时就会导致难以挽回的后果。上面提到虚实"辨证"也是同样如此。当处于实证状态时，就要把不利于身体的外邪排出。相反，在虚证时，就要补充身体的正气。这样看来，虚实的诊断同阴阳的诊断是一样的，如果将虚实弄颠倒了，同样也会出现严重的后果。

事实说明，中医治疗的根本所在就是在诊断上。

3. 中药汤剂的煎服方法。汤剂是将药物放在水中煎煮，然后取汁服用。汤剂既可由单味中药煎煮而成，也可由几味、十几味，甚至几十味中药配伍组合的复方煎煮而成。

　　水是汤剂的主要溶媒，煎药用水以洁净为原则，可以是井水、泉水或自来水。煎汤时的加水量也是个不容忽视的问题，因为加水量的多少直接影响汤剂的质量。一般认为，水要加到超出药物3～5厘米为宜，煎第二次时应加水到超出药物1～2厘米。药物加水后，还必须浸泡一段时间，使中药湿润软化，细胞膨胀，以便有效成分的浸出，避免加热煎煮时，药材组织中蛋白质凝固，淀粉糊化，阻碍有效成分的利用。一般浸泡时间约为30～60分钟，第二次煎煮时浸泡时间应缩短。煎药以陶罐为好，也可用玻璃或陶瓷制品，忌用铁器、铜器和锡器。一般煎药时先用武火将药品煮开，然后改用文火使药液保持微沸状态约30分钟即可，滋补保健类药品煎煮时间可以稍长，可煮1小时左右。一剂药一般应煎2次，然后把2次煎取的药液合起来分次服下。中药汤剂一般每天1剂，分早晚两次服用。滋补类药物最好在饭后服用，使之同食物混合，延长在消化道的停留时间，并与饮食中的营养成分一并吸收，以利身体保健。服药后，应少饮茶，少食萝卜，因茶叶、萝卜会降低补益药物特别是参类药物特有疗效。

　　4. 膏滋剂的使用方法。膏滋剂是将中药材加水煎煮后，去渣取汤，然后经浓缩，再加入糖或炼蜜制成。在家庭中自制膏滋，需备齐煎药锅、小棉布袋或淘箩、纱布、陶瓷罐、大玻璃瓶等物品。

　　具体的制作过程和操作步骤如下：将处方中的药物洗净，然后置于陶瓷锅内，加入适量的水浸泡6～12小时。用武火将药物煮沸，然后改用文火微煮3小时，倒出汤汁，加水入锅再煎取汁，连续3次，最后将3次所煎之汤汁混合。

　　将药渣倒入小棉布口袋或放入淘箩中榨出剩余药汁，倒入汤汁中。在陶瓷罐或大口玻璃瓶口上蒙3～4层纱布，将上述汤汁混合液缓缓倒入瓶罐中过滤。将过滤后的汤汁放入敞口煎锅内，不要盖锅盖，先用武火烧开，捞去浮沫，待汤汁变浓时改用文火保持微沸，并不断搅拌，避免焦化粘锅，直到汤液浓缩到用筷子挑起呈片状落下如薄粥汤时为止。取上述浓缩液与等量的炼制蜂蜜搅拌混匀，用文火再熬片刻，除去浮沫，装入陶罐或大口瓶中即成膏滋。需要注意的是：在膏滋制作过程中，应做好有关工具和容器的清洁卫生工作，避免遭受致病微生物的污染，刚熬好的膏滋，可先在其容器口上盖两层清洁纱布，待其冷却后再盖上盖子密封贮存备用，防止水蒸气落在膏滋表面日久霉变。

　　5. 药酒的制作方法。药酒是用白酒浸泡药材而制成，对风湿疼痛、跌打损伤等病症有良好疗效。酒剂的制作方法简单，具体的方法可分为两类，一为冷浸法，另一为热浸法。冷浸法的具体步骤是：首先将药物配齐、洗净、晒干、切碎。然后放入瓷坛或玻璃瓶内，加入白酒或黄酒，密闭浸泡。每天将瓷坛或玻璃瓶拿起倒1～2次，达到搅拌的目的。1周后，每周倒搅拌1次。浸泡30天后，将酒液倒出。把剩下的药渣压榨一下，榨出液与酒液混合后，加入适量的糖液或蜂蜜，搅拌均匀，再密封静置半月。取3～4层纱布，将静置液过滤后，酒剂便制成了。

热浸法的具体步骤是：先将药材和酒放入瓷坛或玻璃瓶内，然后将瓷坛或玻璃瓶放入锅中，在锅内加水，紧接着像蒸鸡蛋一样用武火隔水加热到沸腾，立即将其取出倒入清洁容器中，加糖或蜂蜜，待溶解混合均匀后，密封30天。最后将酒液与药渣榨出液合并，静置一段时间后，过滤，即成酒剂。

6. 药补与食补的方法。任何事物都有双重性，有一利，就有一弊，补药也是如此。比如长期过量服用维生素C，可引起呕吐、腹泻；又如人参是补药，可是阴虚火盛的人服用人参则有害无益。

俗话说，药补常常不如食补。人体所需的六大营养素——蛋白质、脂肪、维生素、糖、无机盐和微量元素，都可从食物中摄取，所以只要不是严重疾病造成特殊需要，就不必花大钱去吃补药。

二、医疗养生保健方法

（一）捏脊疗法

捏脊是一种简单易行的民间疗法。主要治疗小儿营养不良、消化不良、消化功能紊乱而产生的食欲不振、腹胀、呕吐、腹泻、便秘等症。具体做法是：让患者卧床或端坐。操作者将双手握成空拳状，沿脊柱两旁，用拇指、食指两个手指将皮肤提起，由长强穴起顺背部正中，自下而上，左手和右手交替捏提，向前推进至大椎穴为止，依病情轻重重复3~5遍，每天1~2次，6天为一疗程。捏脊宜在清晨空腹时进行，操作者双手用力要均匀，捏拿皮肤的厚薄松紧要适度，一般捏起皮肤高度在0.5~1厘米左右为宜。捏脊疗法对心脏患病者及背部化脓感染者不宜采用。

（二）刮痧疗法

用汤匙、硬币等蘸豆油或麻油，选定一定部位，以一定方向轻刮，至皮肤出现紫红色条痕（痧）为止。可采用食指和中指沾白酒或水，夹住皮肤用一定力量捏，滑落后再捏，重复此动作，至局部出现痧痕。

1. 头痛、头晕。刮前后颈部6~8条，前部用提法，后侧用刮法。

2. 恶心、胸中闷。刮前胸及两锁骨窝。

3. 食欲不振、腹痛、腹泻。刮胸部、背部。关节炎刮局部。

刮时要注意用力适当，避免刮破皮肤。急性传染病、急腹症不宜刮；毛发部位、静脉曲张部位不宜刮。

（三）拔罐疗法

拔火罐可以散寒、化瘀、止痛，是民间常用的治病方法。具体做法是，取一只边缘光滑的玻璃瓶或雪花膏瓶、小陶瓷杯等，当作火罐用。让患者躺好或坐好，露出要拔罐的部位，将酒精的棉花球用夹子夹住点燃，放入罐内，几秒钟后迅速抽出，随即将罐子扣在患处，放置10~20分钟取下。亦可用一小张薄纸点燃放入罐内，待纸烧灭，立即将火罐扣在患部。启时，只要用手压一下患部旁的皮肤，使空气进入罐内，火罐就自然脱离患部。启罐后，患部皮肤呈紫红色隆起，患者顿觉轻松。

拔火罐具有简便易行、疗效显著等优点，但并不是包治百病的，也不是随便什么人都可以用的。心脏部位、乳头部位、毛发部位及生湿病和患有皮肤病的地方不要拔；急性传染病、严重心脏病、水肿、腹水及婴幼儿、久病体弱患者，以及孕妇的腰部和腹部都不能拔火罐。

（四）按摩疗法

按摩是运用手指、手掌在人体上进行连续性的揉按动作，以达到一定的医疗保健目的的治疗方法。按摩可分为按、摩、推、拿、揉、捏六法。

1. 按法。即用手指、手掌、单手或双手摩压的方法，常用于治疗局部肌肉肿胀麻木、四肢疼痛等。

2. 摩法。用手指或手掌，单手或双手，依靠腕力，由内向外，由上至下，由轻到重在病体适当部位做轻揉研摩。常用于四肢关节、头部、胸部、腰部、背部。具有舒筋活血、消肿止痛、祛风散寒的作用。

3. 推法。用手指或手掌，单手或双手，向前后左右用力推动，可分拳推、侧推、指推，根据病情部位又可分为直推、平推。肝胃不和者，取仰卧位，用平推法；腰背痛者取俯卧位，用由上至下的直推法；四肢麻木者采取侧卧位，用侧推法。常配合摩法使用。

4. 拿法。用拇指和其他四指对称用劲，把皮肤用力提拿起来，或单手或双手，以患者拿后感觉轻松为宜，适于四肢疼痛、落枕等症。

5. 揉法。用手指或手掌贴附在皮肤上，做转移性的回环揉动，揉时不能离开患者的皮肤，适于四肢扭伤、脾胃虚弱、消化不良等症。常配合捏法。

6. 捏法。用指挤捏皮肤、肌肉，可单手也可双手，适于治疗头、颈、背、腰四肢疼痛。常配合拿法用。

按摩手法要先轻后重，由慢而快，由浅入深，先治急，后治缓。

患有内科急性炎症、传染性皮肤病、妊娠期中期的腰腿疼、恶性肿瘤者不宜接受按摩。

（五）中华气功疗法

气功在我国至少有三千年以上的历史了，是我国文化遗产的珍宝。它是以中医学理论为基础的，是中医学的一个重要组成部分。中医学认为，人体是"形""神"统一的有机整体，精神对人体起着巨大的作用。气功则是运用意识对机体进行自我调节的一种锻炼方法。通过主动控制意识，掌握自身内在行动调动和增强人体各部分的机能，激发和启发人体的固有潜在力，从而使人体心身机能得到加强，收到病可除、弱可强、老可壮的功效。

气功总的可分静功、动功两大类。静功是采取坐、卧、站等姿势，运用松、静、宁、息等练意方法，着重于身体内部精神、脏腑、气血、津液的锻炼，所以也叫作"内功"。动功是采取与意气相结合的各种肢体运动、拍打及自我按摩等方法，以锻炼脏腑、筋骨、肌肤。因为它有动作表现在外，所以也叫作"外功"。气功中的"硬气功"是"内练一口气，外练筋骨皮"的有机结合，就是通过吸气、运气、屏气、充气等，加上借助外部拍打撞击，使肌肉更加健壮结实。近些年来，我国科学工作者曾从不同的角度研究气功，已证明这看不见、摸不着的气是有客观物质基础的，是物质运动的一种形式，是生命形象的一种特殊表现。

练气功看上去很简单，其实每个动作都有严格的要求，如果乱练一气，不仅对身体无益，还会有害。所以练气功要在气功师指导下，选择适合自己年龄、体质、疾病的功法，根据练功要求，循序渐进地进行，才能收到效果。

（六）耳针疗法

中医认为，人的耳朵是人体全身的缩影，耳朵上分布着许多穴位（称为耳穴），与全身各脏器或部位密切相关。耳针疗法就是指针刺耳穴以防治疾病的一种方法，由于它具有操作简便、奏效迅速等特点，很受医生和患者的欢迎。

耳穴的分布有一定的规律性，整体来看犹如一个倒置的胎儿。一般地说，与头面部相应的穴位在耳垂上，与上肢相应的穴位在耳舟，与躯干和下肢相应的穴位在对耳轮和对耳轮上下脚，与内脏相应的穴位多集中在耳甲艇和耳甲腔。耳穴的主治一般也以各点同名部位的疾病为主。

人体有病时，往往耳郭相应的区域内会出现反映。一般认为针刺反映点的疗效较好，但到底反映点出现在这一区域的哪一点，各个患者是不完全一致的，即使同一个患者，处于不同的病理阶段，其反映点也略有差异。所以在针刺时除参考耳穴分布图外，还应结合探查来确定耳穴的位置，以助提高疗效。寻找反映点的方法有：①用肉眼观察耳郭上的病理反映点（如鳞屑、水泡、丘疹、硬结色素沉着等）；②用探针、火柴头、针柄按压，有压痛的地方即是反映点。

治疗时可使用较短的（半寸）毫针或皮内针或压将法（王不留行籽、菜花籽等）按贴。值得注意的是，不论使用何种方法，必须注意严格消毒，以防耳部感染。

（七）药枕疗法

药枕可以疏通经络、安和五脏、健身益寿，一般适应于头痛头昏、失眠健忘、耳鸣目花、神经衰弱颈椎病、高血压、脑动脉硬化、中风口歪、肩关节周围炎等。下面介绍一些药枕。

1. 菊花枕。菊花吹干入枕，有清心祛风、平肝明目功效，多治疗心烦失眠、高血压、目赤头晕。

2. 降压枕。菊花、川芎、丹皮、细辛、白芷入枕，有降压止头痛作用。

3. 抗衰老药枕。由当归、杏仁、蛤粉等多种中药组成，对哮喘、气管炎、失眠、头痛有较好疗效，并有戒烟作用。

4. 颈椎保健药枕。主治颈椎病、肩关节周围炎等。

5. 康复药枕。当归等中药制成，对颈椎病、肩关节周围炎、高血压引起的头痛、失眠也有较好疗效。

6. 安神枕。由龟板、龙骨、远志、菖蒲等中药制成，治疗神经衰弱、失眠等症，民间有茶叶枕、荞麦皮枕、蚕沙枕等，大多具清热作用，以便尽早进入梦乡。

药枕使用时应放在枕骨上，仰卧位都有功效。对治疗颈椎病、肩关节周围炎的药枕则应放在颈椎下，以耳下肩前为度，使负重点下移，形成头和躯干部的对抗牵引，这等于在做持续的颈椎牵引治疗。在使用药枕时，要注意药枕的有效期，一般有效期为1~3年，使用2~3周后应放在室外吹一吹。

（八）家务疗法

对担心发胖、影响形体美的女性来说，养成勤劳的好习惯，尽可能操持点家务活将受益匪浅。因为短时间内强度极大的剧烈运动，使身体处于供氧不足的状态，所消耗的不是体内多余的脂肪而是糖，故而并非控制体重的有效办法。至于盲目节食就更非良策，而家务活是经常性的，持续的时间长，可发挥体内多余的脂肪分解功能，倒是减肥和防止发胖的妙方，并且这样还可以减轻家人的负担，融洽家庭成员之间的感情。

（九）蒸汽浴疗法

人进行蒸汽浴大量出汗，可引起神经系统、血液循环、心率和呼吸等方面一系列变化，蒸汽浴的温度应保持在32~43℃，这样可以增加肺活量，使血乳酸浓度明显降低，但如过热，则效果不佳。蒸汽浴可分3次进行，每次5~7分钟，每次之后冷淋浴20~30秒钟，做完最后一次蒸汽浴要休息10分钟，如果条件允许，最好再在水温25℃的游泳池里游几百米。

（十）沙疗法

沙疗的治疗方法是：患者或躺或卧、或跪或坐，将半身埋在滚烫的沙子里，在骄阳下进行日光浴。对各种类型的关节炎、慢性腰腿痛、坐骨神经痛及脉管炎疗效都较好。

（十一）睡眠疗法

睡眠在人的生命中占有极其重要的地位，是天然补药。睡眠时间的长短因人而异，青壮年人睡眠较多，老年人睡眠较少，体力劳动者睡眠较多，脑力劳动者睡眠较少。

在实际生活中，常有这样的情况，某些人即使是睡8小时，起床后仍然无精打采，相反，另一些人虽然只睡6小时，醒来后却轻松愉快。这是因为睡眠是有节奏的，能掌握节奏，效果就好，反之就差。一般来讲，上床半小时之内能入睡者为最佳，如躺在床上辗转反侧睡不着，则不应硬睡，可冲一杯热牛奶喝下再睡，或到外面散散步再睡，可有一定效果。

（十二）"瑜伽"疗法

"瑜伽"是古印度佛教中的术语，意即修行，主要强调调息、静坐等修行方法。国外施行的瑜伽锻炼法的要点就是使"身体伸长"，恢复和保持优雅、健美的体态，促进骨骼的生长。锻炼方法如下：

身体直立，两腿并拢，收紧肛门，挺直背骨。在呼气的同时将两手臂举在头上，左右两手互相握住肘部，保持住这个姿势，反复进行脚跟离地、着地运动。离地时吐气，以脚尖着地，重心落于双脚拇趾收紧骨盘，脚跟着地时吸气。

这套锻炼法的重点在于，注意力要集中在背部，身体好像由上面牵引似的向上。

（十三）胸部保健法

1. 衣服护胸。胸部的保护以保暖御寒为主，目的在于保护胸阳，年老体弱者更应注意。日常生活中，人们常穿背心、上衣，均以保护胸背的阳气为主。

2. 胸部按摩。取坐位或仰卧位，用左手掌在胸部从左上向右下推摩，右手从右上向左下推摩，双手交叉进行，推摩30次。然后，两只手同时揉乳房正反方向各30圈，再左右与上下各揉按30次。女性还能够做抓拿乳房保健：两小臂交叉，右手扶左侧乳房，左手扶右侧乳房，接着用手指抓拿乳房，一抓一放为一次，可连续做30次。胸部按摩能够振奋阳气，促进气血运行，增强心肺功能。

（十四）背部保健法

背部的运动、按摩保健可提高人体的免疫力，调节血压，增强心肌活动的能力，促进消化机能等，有助于防病治病。

1. 背部宜常暖。背部保暖方法有：

（1）衣服护背。平时穿衣服注意保暖，随时加减，以护其背。

（2）晒背取暖。避风晒背，能暖背通阳，增进健康。

（3）慎避风寒。因为背为五脏俞穴所会，尤其是天热汗出腠开时，若被风吹，则风寒之邪易于内侵，引起疾病。夏日汗出后不可背向电扇，以免风寒之邪伤人。

2. 背宜常捶摩。保护背部对身体健康很重要，而且还提出了捶背、搓背、捏脊等活动背部的保健方法。

（1）捶背：捶背又分自我捶打和他人捶打。本法可以舒经活血，振奋阳气，强心益肾，增强人体生命活力。

（2）搓背：搓背也分自我搓和他人搓。自搓方法可在洗浴时进行。以湿毛巾搭于背后，双手扯紧毛巾两端，用力搓背，直至背部发热为止。他人搓法：取俯卧位，裸背。请他人以手掌沿脊柱上下按搓，至发热为止。注意用力不宜过猛，以免搓伤皮肤。搓背法有防治感冒、腰背酸痛、胸闷、腹胀之功效。

（3）捏脊：取俯卧位，裸背。请他人用双手（拇指与食指合作）将脊柱中间的皮肤捏拿起来，自大椎开始，自上而下，连续捻动，直至骶部。可连续捏拿3次。此法对成人、小儿皆宜，可调和脏腑、疏通气血、健脾和胃，对调整血压也有一定作用。注意用力不宜过大、过猛，速度不宜太快，动作要协调。

（十五）腰部保健法

通过松胯、转腰、俯仰等活动，达到强腰健体的作用。下面仅举几个练腰动作。

1. 转胯运腰。取站立姿势，双手叉腰，拇指在前，其余四指在后，中指按在肾俞穴上，吸气时，将胯由左向右摆动，呼气时，由右向左摆动，一呼一吸为一次，可连续做8~32次。

2. 腰宜常按摩。腰为"肾之府"，经常按摩腰部有壮腰强肾之功。

（十六）腹部保健法

1. 腹部宜保暖。古代养生家很注意腹部的保暖，并主张对老年人和体弱者进行"兜肚"或"吐束"保健。

（1）兜肚：将蕲艾捶软铺匀，盖上丝棉（或棉花），装入双层肚兜内，将兜系于腹部即可。

（2）肚带：又称为"腰彩"，即为宽约7、8寸的布带系于腰腹部。

2. 腹宜常按摩。腹是胃肠的一部分，腹部按摩实际上是胃肠按摩。故此，摩腹是历代养生家一致提倡的保健方法之尤宜食后进行。摩腹的方法很多，现仅举其中一种，具体做法是：先搓热双手，然后双手相重叠，置于腹部，用掌心绕脐沿顺时针方向由小到大转摩36周，再沿逆时针方向由大到小绕脐转摩36周。古人称此为"摩脐腹"或"摩生门"。它有增加胃肠蠕动、理气消滞、增强消化功能和防治胃肠疾病等作用。

（十七）心脏保健法

1. 科学配膳。心脏饮食保健的基本要求是：营养丰富，清淡多样。提倡高蛋白、低脂肪、高维生素、低盐饮食。心肌的发育和血脉运行都需要消耗高级蛋白质，要及时补充；脂肪食品食用过多，易引起动脉硬化，在饮食中宜适当食植物蛋白、牛奶、瘦肉之类，并选用能降血脂的食物，如大豆、蘑菇、花生、生姜、大蒜、洋葱、茶叶、酸牛奶、甲鱼、海藻、玉米油、山楂、蜂王浆等；少吃含胆固醇高的食物，如蛋黄、猪脑、猪肝、蟹黄、鱼子、奶油等。饮食习惯提倡混合饮食，这样维生素和微量元素吸收比较广泛，饮食中要适当多选食谷类、豆类、粗糙米面等，并多食绿叶蔬菜和水果。低盐饮食对预防心血管疾病大有好处，钠盐食盐食用过多，增加心脏负担，又易引起高血压等，故清淡饮食为宜。总之，科学配膳是预防心血管疾病的重要环节。

2. 切忌暴饮。因为一次喝大量的水或饮料，会迅速增加血容量，增加心脏负担，年高或心脏功能欠佳者，要特别注意。一般而言，每次进饮料不要超过500毫升，可采取少饮多次之法。

3. 戒过食刺激物。凡刺激性食物和兴奋性药物，都会给心脏带来一定的负担，故应戒烟少酒，不宜大量饮浓茶，辣椒、胡椒等物也要适量，对于咖啡因、苯丙胺等兴奋药物也须慎用。

4. 适量减肥。体重过重也会加重心脏负担，因此，青春期以后应注意减少脂肪赘生，避免发胖，控制体重和减肥的方法多种多样，可因人而异的选择，如运动锻炼、饮食减肥等，就饮食而言，即限制总热量的摄入和储存，尤其是晚餐不过量，就餐时间宜稍早，对控制体重是有意义的。

5. 卧具适当。一般而言，床头比床尾适当高一些，枕头高低适度，对心脏血液回流有好处。心脏功能较弱者，休息时可采取半卧式，这样可减轻心脏的负担。

6. 运动锻炼。经常参加运动锻炼，可以增强冠状动脉的血流量，对心脏大有益处。经常参加运动和体力劳动的人，心肌功能要比不活动的人强壮的多。一般认为，太极拳、导引、气功、散步、中慢速度的跑步、体操、骑自行车、爬山、游泳等，都适用于心脏的保健锻炼，具体运动项目要根据各自的实际情况辨证施练，中老年则不宜参加过于刺激的竞技活动。因为过于激烈，心脏负荷量太大，对心脏会产生不利影响。此外，结合运动锻炼还可以做按摩保健。

7. 情志平和。若七情过极，则可使心神受伤。情绪变化分属五脏，但总统于心，故应保持七情平和、情绪乐观，避免过度的喜怒、忧愁等不良情绪，尤其是大喜、暴怒直接影响心之神明，进而影响其他脏腑功能。对于生活中的重大变故，宜保持冷静的头脑，既不可漫不经心，又不必操之过急，以保证稳定的心理状态。

8. 环境适宜。良好的生活环境和工作环境对人的心理健康是十分重要的。生活在社会之中，首先要有良好的自我意识，承担与自己脑力或体力相适应的工作和学习。正确认识自己，正确对待别人和正确对待客观环境。要热爱生活，同社会环境保持密切联系，建立融洽的人际关系，使人们的精神生活得到互相纠正、互相补充，保持稳定的情绪。

（十八）肝脏保健法

1. 饮食保健。肝的疏泄功能是促进脾胃运化功能的一个极其重要的环节，肝脏本身必需的蛋白质和糖类等，要从饮食中获得。因此，宜食些易消化的高蛋白食物，如鱼类、蛋类、乳类、动物肝脏、豆制品等，还应适当吃些糖。肝脏对维生素K、A、C的需求量较大，故适当多食些富含维生素的食物，如新鲜蔬菜和水果之类，同时，还宜适当食用含纤维的食物，高纤维食物有助于保持大便通畅，有利于胆汁的分泌和排泄，这是保抑肝脏疏泄功能的一项重要措施。肝脏需要丰富的营养，但不宜给予太多的脂肪，否则，有引起"脂肪肝"的可能性。

2. 切忌嗜酒。过量饮酒可以引起食欲减退，造成蛋白质及B族维生素缺乏，发生酒精中毒，还可以导致脂肪肝、肝硬化、急性中毒，甚至可引起死亡。因此日常生活中切忌过量饮酒，以免损伤肝脏。

3. 戒怒防郁。人的情志调畅与肝的疏泄功能密切相关。反复持久或过激的情志，都会直接影响肝的疏泄功能。肝喜调达，在志为怒。抑郁、暴怒最易伤肝，导致肝气郁结或肝火旺盛的病理变化。因此，要重视培养控制过激情绪和疏导不良情绪的能力，保持情绪畅达平和。

4. 预防传染性肝炎。预防肝炎是保护肝脏的一项积极、主动措施。其有效的方法是搞好清洁卫生，把好饮食卫生关，同时结合药物防治。在目前肝炎很普遍的情况下，可服用预防药物，如茵陈、板蓝根各20克，金钱草15克，甘草10克，焦三仙各10克，大枣5枚，水煎服，1日1剂，服用1周，对预防甲肝有良效。

另外，避免长期大量服用损害肝脏的药物，如氯丙嗪、磺胺、异烟肼、鲁米那类巴比妥制剂等，如因治疗需要，则应配合一些保肝药物及其他综合性保肝措施，以免损伤肝脏功能。

5. 健肝锻炼。保健肝脏的运动锻炼的原则是动作舒展、流畅缓慢，符合肝气生发、畅达的特点，可选择太极拳、八段锦、易筋经、气功、导功等。此外，也可配合简易的养肝保健锻炼法，其法取右侧卧，略抬高臀部的体位，缓慢做腹式呼吸动作，连续做20～30分钟，每日做2～3次，有利于肝脏休息，还可防治肝脏下垂。

（十九）肺脏保健法

1. 避免吸入空气中的杂质和有毒气体。例如：二氧化硅、煤尘、棉纱纤维、二氧化碳、氧化碳、二氧化硫、氯气、甲醛、有机磷农药等，这些有毒物、有害物质吸入过多，则可引起肺部病变和全身病变。因此，要积极预防和控制空气污染，改善劳动环境、居住环境、居室环境，对灰尘多的环境进行"静化"处理，搞好卫生，加强预防措施，如防尘器、防尘口罩、通风设备等，多呼吸新鲜空气，吸烟者要下决心戒烟，对肺脏保护是很有好处的。

2. 积极参加运动锻炼，改善肺功能。比如早晚到空气新鲜的地方散步、做广播体操、打太极拳、练气功等，可有效地增强体质、改善心肺功能。同时，经常训练腹式呼吸以代替胸式呼吸，每次持续5～10分钟，可以增强膈肌、腹肌和下胸肌活动，加深呼吸幅度，增大通气量，减少残气量，从而改善肺功能。

3. 注意饮食宜忌。肺脏保健要少吃辛辣厚味，宜淡食，少盐忌咸，饮食切勿过寒过热，尤其是寒凉饮冷。在饮食上一定要合理调摄。

4. 防寒保暖。寒冷季节或气温突变时，最易患感冒，诱发支气管炎。因此，要适应自然，防寒保暖，随气温变化而随时增减衣服，汗出时要避风；室内温、湿度要适宜，通风良好，但不宜直接吹风；胸宜常护，背宜常暖，暖则肺气不伤。

5. 耐寒锻炼。耐寒锻炼的目的，在于增强机体免疫功能，预防感冒。具体方法可采用冷水浴面、空气浴和健鼻的保健。长期锻炼，获益匪浅。

6. 疾病防治。积极预防感冒是有效方法之一，患有发作性呼吸系统疾病者，如慢性支气管炎、哮喘等，在气温变化时，大的节气交接前，更应做好预防保健和治疗措施，以免诱发旧疾或加重病情。

（二十）肾脏保健法

1. 饮食保健。肾脏本身需要较大量的蛋白质和糖类，有利于肾脏的饮食宜选择高蛋白、高维生素、低脂肪、低胆固醇、低盐的食物。高脂和高胆固醇饮食易产生肾动脉硬化，使肾脏萎缩变性，高盐饮食影响水液代谢。常选用的食品，如瘦肉、鱼类、豆制品、蘑菇、水果、蔬菜、冬瓜、西瓜、绿豆、赤小豆等。另外，适当配用一些碱性食物，可以缓和代谢性酸性产物的刺激，有益肾脏保健。

2. 节欲保精。精为人身三宝之一，保精是强身的重要环节。在未婚之前要防止

"手淫"，即婚则需节欲，绝不可放纵性欲。自古就有"强力和入房则伤肾"之说。所谓伤肾实由失精过多引起。因此，节欲保精，是强肾的重要方法之一。

3. 药物保健。体质虚弱者，可根据具体情况，辅以药物保健。肾阳虚者，可选用金匮肾气丸、右归丸等，单味药如鹿茸、海马、紫河车、巴戟天、冬虫夏草、核桃肉、肉苁蓉等。肾阴虚者可选用六味地黄丸、左归丸等，单味药如枸杞子、楮实子、龟鳖等。阴阳两虚者，可先用全鹿丸、二仙汤等，单味药如何首乌、山药、黑芝麻等。药物保健的要求，应做到阴阳协调，不可偏执。

4. 保持小便通畅。小便通畅，在维持体内水液代谢平衡中起着关键性的作用。小便代谢障碍，会增加肾盂和肾实质发炎的机会，还可以发生尿中毒或其他疾病。因此，要积极防治影响小便功能的疾病。服用某些易结晶的药物，如磺胺类药物，宜多喝水，并同时服用苏打，使尿液变成碱性，以免沉淀结晶。

5. 预防肾脏感染。防止肾脏感染要从两方面入手，一是防止逆行性尿道感染、方法是讲卫生，适当多喝水；二是防止血液循环和淋巴循环的途径感染肾脏。积极防治上呼吸道感染，皮肤感染，如对扁桃腺炎、龋齿、鼻窦炎、疮疖、皮肤脓肿、结核病等，必须及时防治，以免引起肾脏感染。

6. 慎用损害肾脏的药物

有些药物对肾脏有损害，如氯化汞、四氯化碳、巴比妥类、磺胺制剂、多黏菌素、头孢菌素、卡那霉素、新霉素、灰黄霉素、链霉素等，这些药宜慎用。非用不可时，应采取短期少量或适当配伍，以免损伤肾功能。此外，已患肾炎者，应积极防治。患过敏性紫癜、系统性红斑狼疮及其他结缔组织病时应及时加强对肾脏的保护措施。

7. 运动保健。积极参加各项运动锻炼，对强肾健身颇为有益。同时，还需结合对肾脏有特殊作用的按摩保健，如，腰部按摩法。此外，腰部热敷与腹压按摩法也可采用。

（1）腰部热敷：取仰卧位，用热水袋垫于腰部，仰卧30～40分钟，使腰部有温热感。此法可松弛腰部肌肉，温养肾脏，增加肾血流量，每日可做1～2次。

（2）腹压按摩肾脏：取坐位，吸气之后用力憋气3～5秒，同时收缩腹肌增加腹部压力，如此反复有节奏地进行锻炼。此法利用腹压的升高和降低来挤压按摩肾脏，对肾脏是一种具有节奏性的冲击，有补肾固精、通经活血之效。

（二十一）老年高血压患者保健方法

老年高血压是老年常见病，并且很影响老年人的身体健康，但随着老年人生活水平的提高和医疗条件的改善，做到健康生活方式和日常的保健习惯，高血压会远离老年人。

1. 要控制"发福"。超重是发生高血压病的一个危险因素，肥胖者的高血压患病率是正常人的2～6倍，并且与脂肪的分布有很大关系。

2. 坚持适宜的体力活动。有句老话"生命在于运动"，坚持运动可控制和预防高血压。体力活动少的人，发生高血压的危险为体力活动多的人的1.5倍。老年人不宜进行激烈运动，应选择简化太极拳和散步等慢运动为宜，每天坚持步行万步，运动量就足够了。

3. 要保持有规律的生活。定时睡觉起床，切忌过度兴奋和悲伤，多培养自己的兴趣和爱好，书法绘画陶冶性情，有益于身体健康。

4. 选择合理的保健品。有病治病，没病防病。人体就像一部机器，随着年龄增长，各部件就会松动，运转到一个阶段，就应大修理一次。随着我国生物工程的开发，人体内所需要的许多物质，都可以从动植物中提炼出来，补充给人体，延长人类的寿命。

（二十二）心脑血管患者夏季保健方法

在夏季病情比较平稳，患者便时常对自己的病情放松警惕，忽视了日常保健和调理。实际上炎热季节尤其是三伏天，经常出现持续高温、无风、潮湿、气压低等各种复杂气候，加之酷热难熬睡眠不足，常导致精神不振、郁闷烦躁，这对身体调节和适应能力均较差的心脑血管患者更易发生意外。因此，患高血压、冠心病、脑动脉硬化的老年人，在炎热的夏季，更要时刻注意防范，谨防发生意外。

尽力改善闷热环境，保证充足睡眠，避免情绪郁闷、烦躁，适当参加有益于身心健康的活动，既不消耗过多的体力，又能怡情养性，自得其乐。

注意冷暖变化，及时添加衣服。温差骤然变化会引起交感神经兴奋，使血压上升，心跳加快，心脏工作量突然加大，冠状动脉突然遇冷则发生痉挛，致使心肌缺血，诱发心肌梗死，造成严重后果。

食物应以清淡为主，切忌暴饮暴食。摄入过多高脂肪食品，常成为夏季发生心肌梗死的诱因。在炎热的夏季，肌体所需热量很少，胃肠分泌功能减弱，消化功能降低，暴饮暴食必然加重胃肠道和心脏负担致使冠状动脉血液供应减少而引发心脑血管疾病。此外，还要特别注意食品卫生，防止病从口入。

力戒烟酒。吸烟是冠状动脉痉挛、心绞痛发作和心肌梗死的易患因素。夏季人们出汗较多，而饮酒时血液循环加快，出汗量大大增加，此时若补水不足可使体内血容量减少，血液黏稠度增加，容易导致血栓在心脑血管中形成。

（二十三）糖尿病患者保健方法

由于糖尿病是一种慢性持续性疾病，血糖值高低与患者的衣、食、住、行及精神情绪密切相关。所以，患者掌握糖尿病的基本知识，学会日常生活的自我保健方法十分重要。

保持乐观情绪和积极的生活态度。应该懂得，只要控制好病情，同样能健康长寿。

养成有规律的生活习惯。定时定量进餐、运动、工作和就寝，因为它们直接影响到用药剂量和时间。

饮食宜淡、多样，不要过咸和偏食，忌高甜食。食量按每日所需总热量计算，不要贪饱，宜少吃多餐。

运动宜循序渐进，持之以恒，不宜空腹运动，不要过度疲乏。

要了解和掌握低血糖反应的知识，尤其外出活动时或运动量大时要随身携带食品，及时加餐，预防低血糖反应。

应戒烟忌酒，尤其不要空腹饮酒及饮烈性酒。饮用啤酒要适量，并且要减少主食。

注意足部卫生，坚持每晚用温水洗脚。因通常足部感觉迟钝，所以水温不要过热以免烫伤。鞋袜要松紧合适，不要穿硬质鞋袜。冬季要注意足部保暖。

注意口腔及眼部卫生。早晚洗漱，避免视力疲劳。

每日自测4次尿糖，即三餐前及睡前记录检测结果，尤其注射胰岛素的患者应该坚持。血糖和尿糖不平衡的患者应常测血糖。如果用试纸测尿糖，应注意测定时间的准确及看试纸是否过期、失效。有条件的患者可购袖珍血糖仪，方法简便迅速，有利于病情控制。

定期到医院检测肝、肾功能、血脂、糖化血红蛋白、尿常规、血压、心电图及眼底，根据病情可3～6月检查1次。血糖、尿糖应常测，即使病情稳定者，也至少每月1次进行空腹血糖及餐后2小时血糖检查。

（二十四）颈椎病患者保健方法

颈椎病是一种缓慢进展的退行性颈椎疾病。此病多发于中老年人，尤其是长期从事伏案工作的教师、编辑、作家、会计以及外科医生、缝纫工等。颈椎病发展缓慢，病程较长，给患者造成很大的痛苦，影响日常工作、学习和生活，严重者可丧失工作、生活能力。颈椎病的症状十分复杂，如神经根压迫引起的颈、肩、背疼痛，上肢麻木酸胀、肌肉萎缩；椎间动脉受压迫引起的头晕、头痛、恶心、呕吐、耳鸣、耳聋、视物不清等脑供血不足症状。近年来，发现颈椎病还可引起大小便障碍、瘫痪、失明、血压异常、类似冠心病病变、神经性皮炎、结肠炎、溃疡病、胃出血、肠功能紊乱、神经官能症、顽固性头痛、尿失禁、肩周炎等。因此，当患有类似症状，经多方面治疗而疗效不显时，切莫忘了去医院检查一下颈椎。

目前颈椎病的治疗方法主要有手术治疗和非手术治疗两种。多数颈椎病可采用非手术疗法，如颈椎牵引、手法按摩和医疗体操等。下面给患有颈椎病的患者介绍一套简单易行的医疗体操，它有助于改善颈部血液循环，促进炎症的消退，解除肌肉痉挛，减轻疼痛，防止肌肉萎缩。

1. 左右旋转。取站位或坐位，双手叉腰，头轮流向左右旋转，动作要缓慢，幅度要大，每当旋转到最大限度时停顿3～5秒，左右旋转15～20次，头晕、心慌时应停止旋转。

2. 前屈后伸。做时伴随深呼吸，呼气时颈部前屈，下颌接近胸骨柄上缘；吸气时颈部伸至最大限度，反复做10次。

3. 侧展。吸气时头向左展，呼气时头还原。接着吸气时头向右展，呼气时头还原，反复做10次。

4. 按摩颈部。两手轮流按摩颈部20～30次，然后按压"风池穴"，再用双手大拇指第一节掌面用力向上向下按摩30～60次。

以上医疗体操，每日做1～2遍。颈椎病患者进行医疗体操时一定要遵照规律，切不可将头、颈部做无规律的动作。

参考文献

1. 李小寒，尚少梅. 基础护理学［M］. 北京：人民卫生出版社，2008.

2. 丰有吉. 妇产科学［M］. 北京：人民卫生出版社，2010.

3. 刘玲，李晓玲. 临床护理指南丛书：泌尿外科护理手册［M］. 北京：科学出版社，2011.

4. 刘新民. 现代妇产科疾病诊断与治疗［M］. 北京：人民卫生出版社，2012.

5. 郑修霞. 妇产科护理学［M］. 北京：人民卫生出版社，2012.